Ganzheitlich Heilen

Buch

Mehr als ein halbes Jahrhundert ist vergangen, seit Dr. Edward Bach mit der Entdeckung der nach ihm benannten Blütenmittel eine neue Epoche der Pflanzenheilkunde einleitete. Seitdem haben überall auf der Welt sensitive Therapeuten und Pflanzenkundler den Impuls aufgegriffen und die energetischen Heilinformationen der Pflanzen weiter erforscht. Entstanden ist eine Vielzahl von Systemen der Blütentherapie – von den australischen Buschblüten über Aum-Sajeevini-Essenzen aus dem Himalaya, Orchideenessenzen vom Amazonas bis zu den nordamerikanischen Blütenessenzen.
Dieses Fachlexikon der Blütenessenzen stellt erstmals umfassend alle gebräuchlichen Pflanzenessenzen und ihre Wirkungen einzeln vor.

Autorinnen

Amanda Cochrane ist freie Autorin mit dem Themenschwerpunkt »Natürliche Heilweisen« und »Sanfte Heilmethoden«.
Clare G. Harvey ist eine in Großbritannien hochangesehene Heilpraktikerin und Blütentherapeutin.

AMANDA COCHRANE
CLARE G. HARVEY

DIE ENZYKLOPÄDIE DER BLÜTENESSENZEN

GANZHEITLICH HEILEN
GOLDMANN

Umwelthinweis:
Alle bedruckten Materialien dieses Taschenbuches
sind chlorfrei und umweltschonend.
Das Papier enthält Recycling-Anteile.

Vollständige Taschenbuchausgabe April 1999
Wilhelm Goldmann Verlag, München
in der Verlagsgruppe Bertelsmann GmbH

Übersetzung: Martin Rometsch
Umschlaggestaltung: Design Team München
Umschlagabbildung: G+J Fotoservice, Photonica, Ryo Konno
Druck: Elsnerdruck, Berlin
Verlagsnummer 14155
WL · Herstellung: Stefan Hansen
Made in Germany
ISBN 3-442-14155-9

1. Auflage

Inhalt

Dieses Buch ist dem Geist der Blumen gewidmet,
als Dank für das Geschenk der Heilung.

Danksagungen

Ein großes »Danke« an alle in der Welt der Blütenessenzen für ihre Großzügigkeit und Unterstützung.

Für ihre unermüdliche Hilfe danken wir besonders Steve Johnson (Blüten Alaskas), Andreas Korte (Blüten Amazoniens und Afrikas), Penny Medeiros (Blüten Hawaiis), Julian und Martine Barnard (Bach-Blüten), Ian und Kirstin White (australische Blüten), Fred Rubenfeld (Pegasus), Tanmaya (Himalayan Flower Enhancers), Philippe Deroide (Deva), Mary Garbely (neuseeländische Blüten), Patricia Kaminski und Richard Katz (kalifornische Blütenessenzen), Machaelle Small Wright (Perelandra), Vasudeva und Kadambii Barnao (Living Essences of Australia), Judy Griffin (Petite Fleur), Sabina Pettitt (pazifische Blüten), Dr. Rupa und Dr. Atul Shah (Blüten vom Himalaya), Simon Lilly und Sue Griffin (Green Man), Cynthia Athina Kemp und Alana Mari Davis (Desert Alchemy), Arthur Bailey (Bailey), Lila Devi (Master's), Marion Stoker (Findhorn), Ellie Webb (Harebell).

Wir danken auch Harry Oldfield und Erik Pelham für ihre wertvollen Hinweise, Gregory Vlamis und Marion Bielby für ihre Informationen über die Bach-Blüten, Sally Hamilton für den Fragebogen, Zhi-xing Wang (Qi-Gong-Meister), Wa-Nach-Nee-Che (Schamane) und Wladimir Riabolow (russischer Kräuterkenner) für ihre weisen Worte, Jane Graham-Maw, unserer Verlegerin, und Susan Mears, unserer Agentin, für ihr Vertrauen und für ihre Ermutigung.

Ein besonderer Dank gilt Dr. Richard Gerber und Dr. George Lewith, die ihre wertvolle Zeit geopfert und die beiden Vorworte geschrieben haben.

Schließlich danken wir Dr. Edward Bach, dem Vater der Blütenheilkunde, der uns inspiriert und von neuem auf die Heilkraft der Blüten aufmerksam gemacht hat.

Clare Harvey und Amanda Cochrane

Ich danke Jeremy für seine Liebe, seine Geduld und seinen Glauben an mich, dem kleinen Hamish, dessen Fröhlichkeit und Lebensfreude für uns beide eine Quelle der Inspiration waren, während wir dieses Buch schrieben, und Penny für ihre überaus wertvolle Hilfe.

Amanda Cochrane

Vorwort

Dieses Buch ist das erste umfassende Werk über Blütenarzneien. Es ist gründlich, gut recherchiert und eine hervorragende Quelle für interessierte Patienten und Ärzte.

Trotz ihrer langen Geschichte wurden Blütenessenzen im Westen erst in den zwanziger Jahren von Homöopathen angewandt. Das war vor allem den sehr wirksamen Blütenarzneien Dr. Edward Bachs Anfang dieses Jahrhunderts zu verdanken. Seine intensiven Forschungen, gestützt auf Intuition und exakte Beobachtungen an Kranken, legten den Grundstein für das heute rasch zunehmende Wissen, das es dem Therapeuten erlaubt, körperliche und seelische Störungen mit den einzigartigen Blütenessenzen zu behandeln. Diese Arzneien bedeuten für die Medizin eine neue Dimension, besonders für die Homöopathie. Mit ihnen können wir seelische und körperliche Probleme gefahrlos und wohlüberlegt behandeln.

Die *Enzyklopädie* stellt verschiedene Blütenarzneien vor, die auf der ganzen Welt erhältlich sind; sie nennt ihre Indikationen und erläutert, aufgrund welcher klinischer Erfahrungen sie angewandt und verordnet werden.

Ich hoffe, daß in den kommenden Jahren mehr Menschen diese wirksamen Arzneien anwenden und wir unser Wissen darüber vertiefen können. Zur Zeit ist dieses Wissen noch weitgehend empirischer Art; es stützt sich ausschließlich auf klinische Beobachtungen an einzelnen Patienten. Ich glaube, daß sich aus diesem Wissen Methoden entwickeln lassen, die eine wissenschaftlich exaktere Bewertung ermöglichen. Aus meiner eigenen klinischen Erfahrung weiß ich, daß die Blütenessenzen überaus wirksam bei der Behandlung von Krankheiten sind, vor allem bei seelischen Symptomen. Sollte sich dies wissenschaftlich bestätigen lassen, erleben wir vielleicht bald eine echte medizinische Revolution.

Dr. George Lewith, Zentrum für das Studium der ergänzenden Medizin, 1995

Wir leben in einer einzigartigen Phase der Menschheitsgeschichte. In den vergangenen fünfzig Jahren hat die Wissenschaft viele Methoden entdeckt, die Welt zu erforschen, und infolgedessen hat sie sogar die Natur des Menschen neu definiert. Dank umwälzender Entdeckungen in der Medizin wissen wir heute mehr darüber, wie der Körper arbeitet und wie eng er mit der Seele verbunden ist. Eine neue Generation von spirituellen Wissenschaftlern hat damit begonnen, die Zusammenhänge zwischen Körper, Seele und Geist zu erforschen. Die Schwingungsmedizin ist ein Zweig der Heilkunde, der sich immer weiter entwickelt und sich auf diese Verbindungen konzentriert. Obwohl die Grundlagen der Schwingungsmedizin sehr alt sind, ist die moderne Technik, welche die energetischen Verbindungen zwischen Körper, Seele und Geist sichtbar machen und quantifizieren kann, noch ganz neu.

Die Idee, daß Menschen multidimensionale Energiesysteme sind, geht zum Teil auf Einsteins Erkenntnis zurück, daß Materie und Energie zwei Ausdrücke desselben universellen Substrates sind, aus dem alle Dinge bestehen. Quantenphysiker kommen allmählich dahinter, daß die subatomaren Teilchen, die Bausteine des gesamten Universums – auch der Menschen –, im Grunde erstarrte Energie- und Lichtmuster sind. Viele andere Wissenschaftler haben heute schon eine ähnliche Auffassung von der Welt und lassen sich dabei nicht von ihrer Spiritualität und Intuition leiten, sondern von der Wissenschaft. Wir sind buchstäblich Lichtwesen, deren Entstehung unseren beschränkten körperlichen Sinnen verborgen ist. Daher betrachtet die Schwingungsmedizin den Menschen als multidimensionales Wesen, das viel mehr ist als ein physischer Körper mit Gehirn. In diesem neuen Bereich der Medizin verschmelzen Wissenschaft und Spiritualität, und ein Energienetz verbindet den Körper und seine feinstofflichen Substrate mit der ätherischen Welt des Geistes. Für die Schwingungsmedizin ist die ganze Welt Schwingung und Energie, und sie ist davon überzeugt, daß ein tieferes Verständnis unserer energetischen Natur zu vielen neuen und wunderbaren Formen der Diagnose und der Therapie führen kann.

Unseren physischen Körper steuern zahlreiche biochemische Zellsysteme, die ihrerseits von subtilen Energiesystemen – einschließlich der Akupunktur-Meridiane und der Chakras – reguliert werden. Unser Körper ist auf Nährstoffe und Sauerstoff angewiesen; aber er lebt auch von subtilen Energien, die ihn umgeben, zum Beispiel vom *Ch'i* oder *Prana*, das er durch das Netzwerk der Meridiane und Chakras aufnimmt. Die alten Chinesen und Inder verstanden, daß diese subtilen Energieformen für das Leben ebenso wichtig sind wie Nahrung und Wasser. Das subtile Energienetz verbindet auch den physischen Körper mit einem Energiesystem anderer Art – dem feinstofflichen Körper –, einer holographischen Energieschablone, die das Wachstum und die Entwicklung unsichtbar steuert. Es gibt immer mehr wissenschaftliche Beweise für diese subtilen Energiesysteme. Die moderne Technik beginnt, das alte Wissen ernstzunehmen, und Wissenschaft und Spiritualität bilden heute eine Einheit, wie es sie auf diesem Planeten seit Tausenden von Jahren nicht mehr gegeben hat.

Wir können Therapien, die mit subtiler Energie arbeiten, zum Beispiel mit Blütenessenzen, nur dann verstehen, wenn wir ein multidimensionales Modell vom Menschen zugrunde legen. Die moderne Medizin ist starr und einem mechanistischen Modell verhaftet, das nicht erklären kann, wie subtile Lebensenergien die Zellen beeinflussen. Nur wenn wir den Menschen als multidimensionales Wesen begreifen, können wir Blütenessenzen als Heilmittel akzeptieren. Sie wirken nicht wie Medikamente, deren Molekülmuster sich oft mit speziellen Zellrezeptoren verbinden, sondern wirken auf die subtilen Energiestrukturen ein, die Körper und Geist mit Lebensenergie versorgen. Blütenessenzen verändern den Energiestrom in den Akupunktur-Meridianen, den Chakras, den subtilen Körpern und letztlich auch den Energiemustern, die das Bewußtsein beeinflussen.

Blütenessenzen werden seit Jahrhunderten, vielleicht seit Jahrtausenden zum Heilen benutzt. Dr. Edward Bach war einer der modernen Pioniere der Blütenessenzen. Er war nicht nur Arzt, sondern auch ein sensitiver Mensch, der von Gefühlen überwältigt wurde, wenn er sich bestimmten Blüten näherte. Bach lernte, daß die Essenz dieser Blüten seine seelischen Störungen neutralisierte und ähnliche Symptome auch bei anderen heilte. Bach war einer der ersten Schwingungsmediziner des 20. Jahrhunderts, die erkannten, daß die Heilung der Emotionen die Heilung jeder körperlichen Krankheit fördert, einerlei, welche Ursache sie hat. Genau in diesem Bereich – dem energetischen Heilen und Harmonisieren von Emotionen – eröffnen Blütenessenzen vielfältige Anwendungsmöglichkeiten.

Seit Dr. Bachs Pionierarbeit, in der ersten Hälfte des 20. Jahrhunderts, ist das Interesse an Blütenessenzen geradezu explosionsartig gestiegen. Arbeitsgruppen, die die lokale Wirkung von Blütenessenzen studieren, gibt es heute überall auf der Welt, von England und Nordamerika bis zum australischen Hinterland. Außerdem beginnen sich traditionelle Heilverfahren zu vermischen. Therapeuten lernen, die Prinzipien der Akupunktur auf das Heilen mit Blütenessenzen anzuwenden und die Essenzen auf bestimmte Akupunkturpunkte aufzutragen. Wegen der vielfältigen Anwendungsmöglichkeiten hat die Blütentherapie sich zu einem besonderen Zweig der Schwingungsmedizin entwickelt.

Gerade wegen des wiedererwachten Interesses an Blütenessenzen ist die *Enzyklopädie der Blütenessenzen* so wichtig. Clare Harvey und Amanda Cochrane haben wertvolle Arbeit geleistet, indem sie das Wissen und die Weisheit des Heilens mit Blütenessenzen aus der ganzen Welt zusammengetragen haben. Man hat gesagt, die Natur könne alle Krankheiten des Menschen heilen. Dieses Buch trägt dazu bei, die unglaubliche Heilkraft der Natur zu entschleiern, deren Entdeckung erst begonnen hat. Schließlich kann die moderne Medizin nicht alle Leiden heilen, die in unserer industrialisierten Gesellschaft auftreten. Um »moderne« Krankheiten zu heilen, müssen wir wohl uraltes Wissen mit neuen Erkenntnissen verbinden und daraus die Heilkunde des 21. Jahrhunderts formen.

Ich rate Ihnen sehr, dieses Buch zu lesen und mit der heilenden und transformierenden Lebensenergie der Essenzen zu experimentieren. Das Studium und die Anwendung der Blütenessenzen und -arzneien helfen uns, neue Heilmethoden zu entdecken und zu begreifen, daß wir in Wahrheit Lichtwesen sind, die sich immer höher entwickeln. Wer diese Reise unternimmt, wird für seine Mühe reichen Lohn empfangen.

Dr. Richard Gerber, Autor von
Vibrational Medicine: New Choices for Healing Ourselves
Februar 1995

Einführung

Waren Sie schon einmal glücklicher, wenn Sie frische Blumen in die Wohnung gestellt haben? Fühlen Sie sich von manchen Blumen besonders angezogen? Finden Sie es beruhigend und entspannend, zwischen Feldern oder in Blumengärten spazierenzugehen? Wenn ja, haben Sie die Heilkraft der Blüten bereits kennengelernt.

Blumen symbolisieren Freundschaft und Liebe. Sie waren schon immer eine Quelle der Freude und des Glückes – und das sind Arzneien in ihrer fundamentalen Form. Die sinnliche Rose, das schlichte Gänseblümchen, all die zerbrechlichen Blüten, die Gärten, Wiesen, Hecken, Berge, Wälder und Urwälder schmücken, besitzen Eigenschaften, die emotionale Störungen lindern, das Selbstvertrauen stärken, den Energiepegel heben, die Widerstandskraft gegen Krankheiten aller Art vergrößern und sogar unsere Beziehungen bereichern können. Und vor allem sind sie das vollkommene Serum gegen Streß in seinen vielen Formen.

Seit Urzeiten weiß der Mensch instinktiv, daß Blüten die Stimmung heben können. Blüten und ihre Arzneien sind überall auf der Welt Teil der Volksmedizin. Sie spielen eine wichtige Rolle, wenn es gilt, Körper, Seele und Geist zu harmonisieren. Dieser Gedanke der Ganzheit durchzieht die antike Philosophie wie ein roter Faden, und heute entdecken wir seine Bedeutung neu. Wir sind endlich dabei, die Idee zu überwinden, Gesundheit sei lediglich die Abwesenheit von Krankheiten. Wahres Wohlbefinden geht über diese begrenzte Vorstellung hinaus; es umfaßt Zufriedenheit, Sicherheit, Seelenfrieden und überreichliche Vitalität. Das alles ist unerläßlich, wenn wir unser Leben genießen und darin Erfüllung finden wollen.

Viele alte Kulturen und Naturvölker glauben, daß alles in der Natur mit Lebensenergie, mit einem göttlichen Funken erfüllt ist. Weise

Männer lehrten schon vor mehreren tausend Jahren, diese Lebenskraft gehe mit Gesundheit und Glück einher, wenn Körper, Seele und Geist völlig ausgewogen seien. Innere Harmonie, sagten sie, können wir erreichen, wenn wir die Natur und ihre Methoden achten.

Unser Leben wird immer künstlicher. Wir leben in Städten und Großstädten und fühlen uns mehr und mehr der Natur entfremdet. Wir sehen nicht mehr nach den Blüten verschiedener Pflanzen, wenn wir wissen wollen, in welcher Jahreszeit wir uns befinden, so wie unsere fernen Vorfahren es taten. Indem wir die Verbindung mit der Natur lockern, verlieren wir allmählich den Sinn für Ganzheit und leiden immer mehr unter Streß.

Streß gilt als wichtige Ursache für mangelnde Lebensfreude und Krankheiten. Viele Menschen fühlen sich dem Streß hilflos ausgeliefert und glauben, sie könnten ihn weder vermeiden noch seinen schädlichen Wirkungen begegnen.

Die Schulmedizin hat kaum ein Rezept gegen streßbedingte Störungen. Medikamente, zum Beispiel Beruhigungsmittel, können zwar Unbehagen lindern, indem sie uns abstumpfen; aber sie helfen uns nicht wirklich dabei, in der aufgewühlten See über Wasser zu bleiben. Hier können Blütenarzneien die Rettung sein.

Essenzen unterscheiden sich von Medikamenten. Sie enthalten keine aktiven Chemikalien und haben keine pharmazeutischen Eigenschaften. Sie lassen sich am besten als flüssige Energie, als Schwingungsarznei beschreiben, die auf die Lebenskraft des Menschen positiv einwirkt. Wenn Sie diese Heilmittel anwenden, umgeben Sie sich in gewisser Weise mit Blumen, die niemals welken.

In den letzten fünfzig Jahren hat die Welt sich drastisch verändert, und der Streß hat viele neue Gesichter angenommen. Schreckliche Ereignisse wie Kriege, Hungersnöte, tragische Unfälle, Gewalttaten und Naturkatastrophen sind zwar nicht neu, doch Fernsehen, Rundfunk und Zeitungen bombardieren uns heute unaufhörlich mit Einzelheiten darüber. Selbst wenn wir uns bemühen, nicht daran zu denken, erschüttern uns diese Nachrichten.

Überbevölkerung in vielen Gebieten der Erde führt dazu, daß Menschen um lebenswichtige Ressourcen und Arbeit kämpfen. Gier und Unsicherheit sind die Folge. Der Zusammenbruch der Familie und anderer Gemeinschaften läßt einsame und isolierte Individuen zurück.

Streß ist ansteckend. Wenn Sie in einem Büro voller ängstlicher, ausgebrannter Menschen arbeiten, fällt es Ihnen schwer, gelassen zu bleiben. Hinzu kommen das Gefühl des Eingeengtseins in der Masse, der ständige Verkehrslärm und die nahezu erstickende Umweltverschmutzung in manchen Städten. Es ist kein Wunder, daß Streß das Leiden des 20. Jahrhunderts geworden ist. Er ruiniert nicht nur unsere Nerven, sondern schwächt auch das Immunsystem, so daß wir den neuen Krankheitserregern zum Opfer fallen, die immer wieder auftauchen.

Wir brauchen heute Blütenarzneien mehr denn je. Als Reaktion auf diesen Hilferuf haben einige Menschen die therapeutischen Eigenschaften der Blüten in aller Welt untersucht und neu entdeckt. Die neuen Blütenessenzen bestehen aus vielen verschiedenen Pflanzen, aus schlichten Heckenblüten und Alpenblumen ebenso wie aus romantischen Rosen, exotischen Orchideen und Bananen- oder Avocadoblüten. Einige Blüten, vor allem jene aus dem australischen Busch und dem Himalaya, werden seit langer Zeit als Naturheilmittel verwendet. Die wertvollen Eigenschaften anderer warten noch auf ihre Entdeckung.

Einige Blütenessenzen befreien uns von schlechter Stimmung, andere gehen noch weiter und helfen uns, Verhaltensmuster zu erkennen und abzulegen, die negative Gefühle hervorrufen.

Wenn eine Situation oder eine Beziehung uns verwirrt, helfen uns Essenzen, die Dinge aus einem völlig anderen Blickwinkel zu sehen – so wie ein schöner Platz in der Natur uns zu der Einsicht verhilft, daß unsere Sorgen und Probleme zu Hause kleiner sind, als wir sie uns vorgestellt haben.

Manche Essenzen wirken auf den Körper ein; sie stärken und harmonisieren verschiedene Körperteile, zum Beispiel das Immunsystem. Andere schützen vor neuen Formen des Streß. Viele beeinflussen den Geist und helfen uns, die Richtung und den Sinn unseres Lebens zu finden.

Ich behandle seit mehr als zehn Jahren mit Blütenarzneien und bin sogar mit ihnen aufgewachsen. Als Kind schaute ich zu, wie meine Großmutter mit Bachblüten arbeitete. Es hat mich immer fasziniert, wie intensiv die Menschen auf diese sanfte Therapie reagieren. Nach und nach habe ich auch neue Essenzen in mein Repertoire aufgenommen. Mit speziell zusammengestellten Essenzen aus aller Welt habe ich Menschen geholfen, die an allen möglichen Krankheiten litten. Zu den typischen Beschwerden, die ich behandle, gehören Unfruchtbarkeit, prämenstruelle Spannungen, Heuschnupfen, Arthritis und nervöse Erschöpfung. Ich bin davon überzeugt, daß Blütenessenzen sich von anderen Arzneien und Therapien unterscheiden: Sie beeinflussen Körper, Seele und Geist zugleich und bewirken dadurch eine vollständige Heilung.

Das Schöne an den Blütenarzneien ist, daß sie relativ billig, leicht anzuwenden und völlig frei von unerwünschten Nebenwirkungen sind. Außerdem können Sie sich Blütenessenzen selbst verordnen. Wir alle haben verschiedene Bedürfnisse, und die Blüten, die Ihnen helfen, sind bei einem anderen vielleicht weniger wirksam. Es kann sein, daß Sie sich zu bestimmten Blüten, zum Beispiel Rosen, besonders hingezogen fühlen, so wie Sie beim Kochen ganz bestimmte Kräuter bevorzugen. Sehr oft handelt es sich um die Blüten, die Sie brauchen.

Wenn Sie anfangen, Blütenessenzen zu verwenden, begeben Sie sich auf eine Reise, deren Ziel die Selbstentdeckung ist. Sie werden sich Ihrer Stärken und Schwächen ebenso bewußt werden wie der »stressigen« Verhaltensweisen, die Sie sich im Laufe der Jahre angeeignet haben. Wenn Sie sich nicht um solche Reaktionen auf Situationen und Personen kümmern, untergraben Sie Ihre Gesundheit und machen sich unglücklich.

Blütenessenzen geben Ihnen die Kraft, die Sie brauchen, um mit Veränderungen im Leben und mit den viel weiter reichenden globalen Umwälzungen fertigzuwerden. Jeder Wandel im Leben und Denken bedeutet Streß. Je mehr wir uns gegen die Herausforderungen und Veränderungen wehren, mit denen wir konfrontiert sind, desto schmerzhafter erleben wir sie. Blütenessenzen können uns helfen, mit dem Strom zu schwimmen, flexibler zu sein und auf die wachsenden Anforderungen der modernen Welt angemessen zu reagieren.

Lassen Sie sich in dieser harten Zeit von Essenzen helfen, Ihr Leben und Ihr Schicksal wieder in den Griff zu bekommen, die Vitalität zu erlangen, die Sie brauchen, um Ihre Ziele und Träume zu verwirklichen und das Leben wieder zu genießen.

Wie Sie dieses Buch nutzen

Dieses Buch wendet sich an alle, die Blütenessenzen erforschen und anwenden möchten.

Teil I informiert Sie darüber, was Blütenessenzen sind und wie sie wirken. Sie werden lernen, wie Sie Essenzen auswählen, die Ihnen und anderen helfen.

Teil II ist eine Enzyklopädie, die 23 Gruppen von Blütenessenzen aus aller Welt und die Eigenschaften von über 1200 Arzneien beschreibt.

Teil III ist eine Liste, in der Sie typische körperliche, seelische und geistige Beschwerden nachschlagen können. Dort finden Sie Arzneien, die Ihnen helfen, und Rezepte, die Sie selbst zusammenstellen können, zum Beispiel meine Mixturen gegen Streß und Infektionen. Dieser Teil enthält auch Fallgeschichten über Patienten, die ich erfolgreich behandelt habe, und Hinweise für Blütentherapeuten.

Teil I

– 1 –

Die Geschichte der heilenden Blüten

Der Gedanke, daß Blüten Heilkräfte haben, scheint neu und revolutionär zu sein. Es handelt sich jedoch um eine uralte Idee, deren Ursprung im Nebel der Zeit verschwimmt.

Seit mindestens 40 000 Jahren benutzen die australischen Ureinwohner Blüten im Rahmen ihrer natürlichen Heilkunde. In anderen Teilen der Welt, wo die Volksheilkunde noch lebt, hat die Anwendung von Blüten und ihren Essenzen zur Heilung von Körper, Seele und Geist eine jahrhundertelange Tradition.

Viele Menschen umgeben sich instinktiv mit Blumen, um die Stimmung zu heben und sich wohler zu fühlen. Es ist ganz natürlich, kranken Menschen Blumensträuße zu bringen. Ohne Blumenschmuck wären Feste und religiöse Zeremonien eintönig und unvollständig.

Vor uns liegt die Aufgabe, das Wissen über die Welt der Natur, die seit Äonen existiert, zu entschleiern und neu zu entdecken.

Geschichten aus dem goldenen Zeitalter

Lemuria und Atlantis

Mythen berichten, daß Blütenessenzen schon vor etwa 500 000 Jahren in sagenhaften Ländern wie Lemuria oder Mu angewandt wurden. Lemuria soll im Pazifischen Ozean gelegen haben und ein wahres Paradies gewesen sein. Das Land war sehr fruchtbar, und dank eines fast idealen Klimas gediehen herrliche Blütenpflanzen aller

Art. Wir können uns die Bewohner als sanfte, sensible Seelen vorstellen, welche die Schönheit ihres Landes zu schätzen wußten und zufrieden im Einklang mit der Erde lebten.

Sie kannten auch das natürliche Einfühlungsvermögen zwischen Menschen und Pflanzen. Für sie war jede Pflanze etwas Besonderes, ein Wesen mit eigener Persönlichkeit.

Manche glauben, diese Menschen seien ätherische Geschöpfe gewesen, die die Energie oder Schwingung aller Lebewesen spüren konnten und Menschen, Tiere und Pflanzen als leuchtende Objekte sahen.

Diese Menschen wußten, daß die Blüten einer Pflanze am meisten Lebenskraft enthalten. Sie brauchten sich nur in die Nähe einer zarten Blüte zu begeben, um herauszufinden, welche Heilkräfte sie besaß. Allerdings wurden die Lemurier nicht von körperlichen Leiden geplagt – man sagt, sie seien etwa zweitausend Jahre alt geworden. Sie benutzten Blütenessenzen vielmehr, um spirituell zu wachsen und die Erleuchtung zu erlangen.

Der Mythos berichtet, daß auf Lemuria Atlantis folgte. Diejenigen, die an eine atlantische Kultur glauben, sind der Meinung, daß sie wahrscheinlich vor 12 000 bis 150 000 Jahren existierte.

Im Gegensatz zu den Lemuriern begnügten sich die Atlanter angeblich nicht damit, im Einklang mit der Natur zu leben. Sie wollten sie zu ihrem Vorteil beherrschen und ausnutzen. Als ihre Technik immer größere Fortschritte machte, schlich sich auch der Streß in ihr Leben und brachte neue körperliche, seelische und geistige Krankheiten mit sich. Damals sollen Blütenessenzen zum ersten Mal als Heilmittel benutzt worden sein.

Das alte Ägypten, Kreta und Indien

Die alten Ägypter nutzten mit Sicherheit die Heilkräfte der Blüten. Schließlich vervollkommneten sie die Aromatherapie. In herrlichen Tempeln bauten die Priester Labors, in denen sie Blütensäfte destillierten, um aromatische Öle zu erhalten. Diese mischten sie und schufen so die Arzneien, mit denen sie zahlreiche Krankheiten behandelten. Beachten Sie, daß aromatische Öle nicht dasselbe sind wie Blütenessenzen. Die alten Ägypter wußten aber, daß beide eine therapeutische Wirkung haben; denn sie sammelten auch den Tau von den Blüten und setzten ihn der Sonne aus, um seine Wirkung zu vergrößern.

Die Lotosblume, die am Ufer des Nils reichlich wuchs, war den Ägyptern heilig. Nach ihren Mythen war sie das erste lebende Wesen auf Erden. Wenn ihre Blütenblätter sich entfalteten, enthüllten sie den höchsten Gott, das Symbol der intellektuellen Herrschaft. Ihre Blütenessenz wurde ebenso wie die Essenzen anderer Pflanzen, zum Beispiel Bambus und Papyrus, bei Riten benutzt. Manche Menschen glauben, daß die Ägypter bestimmten Pflanzen »Gedanken einflößten«, weil sie wußten, daß sie uns damit heute erreichen und helfen können.

Auch die minoische Kultur Kretas war hoch entwickelt, und sie kannte die Heilkräfte der Blüten. Angeblich widmeten die Kreter der Suche nach spiritueller Erkenntnis spezielle Riten. Während dieser Zeremonien pflegten sie eine prächtige Blütenpflanze, beispielsweise eine wilde Rose, in die Mitte des Raumes zu stellen. Außerdem legten sie Blumen oder Blütenzweige in Wasserschalen, die in diesem Raum aufgestellt wurden. Während der Zeremonie nippten die Teilnehmer am Wasser oder aßen die Blütenblätter, um sich von störenden Gedanken oder Gefühlen zu reinigen.

Etwa um diese Zeit spielten Blüten auch im fernen Himalaya im *Ayurveda* (der »Wissenschaft vom Leben«) eine Rolle. Der Ayurveda ist ein mindestens 5000 Jahre altes naturheilkundliches System. Wir kennen es, weil die ayurvedischen Prinzipien von Generation zu Generation weitergereicht wurden und heute noch lebendig sind. Blüten mit spiritueller Bedeutung, zum Beispiel die Lotosblume, benutzt man immer noch bei ayurvedischen Heilungszeremonien. Die Blütenblätter werden entsprechend der Tradition in Wasserschalen gestreut, und die Kranken trinken das Wasser und reiben damit den Körper ein.

Blüten und Volksmedizin

Wenn wir die Volksmedizin der eingeborenen Völker auf der ganzen Welt untersuchen, stellen wir fest, daß sie fast immer die Pflanzen und Blüten ihrer Region anwendet.

Die australischen Ureinwohner

Die »Aborigines« haben schon immer in ihrer exotischen Flora Hilfe gesucht, um Körper, Seele und Geist zu heilen. Sie sammeln den Tau, der morgens auf den Blütenblättern liegt, und sie glauben, er verbessere das emotionale Wohlbefinden und helfe ihnen, in die »Traumzeit« zu gelangen.

Die Geschichte von der Geburt der Pflanzen und ihrer Heilkräfte wird von Generation zu Generation weitergereicht. Ken Colbung vom Volk der Bibulmun erzählt sie so:

Die Aborigines im Südwesten Australiens werden Bibulmun genannt. Ihre Mythen erhielten sie von den Demagumba, den Geistern der alten Menschen, die früher dort lebten. Gujub, der Schöpfergott, das höchste Wesen, sandte Waugal, die Regenbogenschlange, als lebenspendendes Element hinab auf die Erde. Sie landete an einem Ort im Südwesten des Landes, der Broiungarup heißt.

Zur Zeit der Schöpfung gaben die Farben der Regenbogenschlange ihre Farben den Blumen. Bei Broiungarup sieht man immer schöne Regenbögen, und dort findet man auch die kleinsten und seltensten Blumen.

Broiunga ist ein Clan. Er gibt dem Menschen seine Spiritualität und seine sterbliche Seele. Ein Mensch kann zum Clan der Vögel, eines Baumes oder einer Blume gehören. Wenn dein Clan eine Blume ist, mußt du für diese Blume sorgen, und sie ist ihrerseits für dich verantwortlich. Sie gibt dir ein schönes Gefühl für Farben, für ihre Essenz, die dich mit der Regenbogenschlange verbindet. Die Blumen der Erde stellen für die Bedürfnisse des Menschen verschiedene Verbindungen her.

Der Körper braucht häufig Blumen verschiedener Art. Die Es-

senzen sind wichtig für Djugubra, den Geist. Wir besitzen also Kaba nji njung (Kaba ist die Blütenessenz, nji das Ich, njung Verständnis).

Wenn wir eine Blume zum ersten Mal sehen, macht sie uns glücklich; wenn wir aus ihren Blüten eine Essenz herstellen, macht sie uns gesund; und wenn wir gesund und glücklich sind, sind wir reich an Djugubra.

Die Blütensauna ist ein einzigartiges Element der australischen Volksmedizin und vermutlich eine der ältesten Arten der Blütentherapie – es gibt sie seit etwa zehntausend Jahren. Für die Zeremonie, die heute noch unverändert abgehalten wird, ist ein *Maban* verantwortlich, ein Heiler und Hüter des Gesetzes. Er füllt eine flache Grube mit heißer Kohle und bedeckt sie mit Erde. Dann schüttet er Wasser darauf, um Dampf zu erzeugen. Auf dem Körper des Kranken verteilt er ein Gemisch aus Lehm und ausgewählten Blüten, damit die Essenz in die Haut eindringen kann.

Der Kranke legt sich in die Grube und wird mit einem Tierfell bedeckt, das ihn warmhält. Er bleibt dort bis zum Sonnenaufgang des nächsten Tages und steigt dann heraus, vom Geist der Blüten mit neuer Kraft erfüllt.

Bei einem anderen Ritus setzen die Eingeborenen sich zwischen Blumen, um ihre Seele zu reinigen und eine spirituelle Neugeburt zu erfahren.

Indianer

In der alten Zeit waren die nordamerikanischen Indianer mit der Fähigkeit gesegnet, Energie aus Blüten und Pflanzen zu schöpfen. Als sie diese Gabe verloren, nahmen sie die therapeutischen Eigenschaften der Blüten in Form von Tee und Extrakten zu sich. Einige spirituelle Medizinmänner können diese Energie heute noch nutzen; aber sie bitten die Blüte vorher immer um Erlaubnis. Welche Blüten sie auswählen, hängt davon ab, welchem Körperteil es an Ausgewogenheit fehlt. Nach dem indianischen Schöpfungsmythos wurde der menschliche Körper zum größten Teil aus Pflanzen, Steinen und Wasser der Erdmutter geschaffen, während der Geist oder die Seele vom Himmel kam. Das erklärt, warum bestimmte Pflanzen bestimmten Teilen des Körpers entsprechen. Dieser Gedanke spiegelt sich in den Sagen wider, die von Lemuria handeln, aber auch in den Schöpfungsgeschichten anderer Naturvölker.

Russische Medizinmänner

Auch in Rußland heilen Medizinmänner oder Schamanen nach natürlichen Methoden, die sie von ihren Vätern gelernt haben. Alles Wissen wird von Mund zu Mund weitergegeben, nichts wird geschrieben. Die Medizinmänner im blütenreichen Kaukasus heißen *Koldum*. Fast die Hälfte aller dort wachsenden Blumen gedeiht nirgendwo sonst. Die Arzneien – Essenzen und Tinkturen – sind so berühmt, daß manche Menschen meilenweit in diese Gegend reisen – sogar der berüchtigte Dschingis Khan, der aus der Mongolei kam. Angeblich verordnete er die Essenzen seinen Männern, um sie für den Kampf zu stärken.

Der geheimnisvolle Paracelsus

Der berühmte Arzt und Mystiker Paracelsus – sein richtiger Name war Philippus Aureolus Theophrastus Bombast von Hohenheim – führte das Heilen mit Blüten im 15. Jahrhundert in Europa ein.

Bereits als Zwanzigjähriger verließ Paracelsus seine schweizerische Heimat und begab sich auf eine zehnjährige Reise, die ihn nach Rußland, England und Nordafrika führte. Dabei lernte er die Medizin vieler Völker kennen.

Man sagt, er habe den Morgentau von Blüten gesammelt und getrunken oder anderen verabreicht, um emotionale Störungen zu behandeln. Paracelsus belebte die alte »Signaturenlehre« von neuem, die Zusammenhänge zwischen den äußeren Merkmalen einer Pflanze – Gestalt, Farbe, Duft, Geschmack oder Lebensraum – und ihren Heilkräften herstellt.

Augentrost, eine blaue Blume mit gelber Blütenmitte, sieht beispielsweise wie ein Auge aus und soll daher bei Augenbeschwerden helfen. Das Helmkraut ähnelt dem menschlichen Schädel und wird deshalb gegen Kopfschmerzen und Schlafstörungen angewandt. Die Rinde der Weide, eines Baumes, der an feuchten Plätzen wächst, lindert Rheuma und andere Krankheiten, die sich bei feuchtem Wetter verschlimmern. Heute wissen wir, daß die Weidenrinde eine entzündungshemmende Substanz namens Salizin enthält, die rheumatische Beschwerden und Kopfschmerzen lindert. Ihre synthetische Form, das Aspirin, nehmen Millionen Menschen jeden Tag ein.

Paracelsus glaubte auch, daß Pflanzen dort wachsen, wo man sie am dringendsten benötigt. Ampferblätter, die bei Ausschlag helfen, wachsen stets in der Nähe von Brennesseln; Pflanzen, die Fieber senken, findet man oft in sumpfigen Gebieten.

Die Sprache der Blüten

Mit dem Aufkommen der modernen Medizin schien der Glaube an die Heilkraft der Blüten auszusterben. Aber es kam anders. Heute glauben viele Menschen daran, daß bestimmte Eigenschaften oder Tugenden mit Blumen zusammenhängen. Rosen bedeuten zum Beispiel Liebe und Romantik, und darum schenken Liebende einander rote Rosen am Valentinstag.

Schon vor Jahrhunderten, lange bevor der Werbespruch »Laßt Blumen sprechen« geprägt wurde, kannten die Menschen instinktiv die verschiedenen Bedeutungen der Blumen. Im alten Ägypten war die Irisblüte ein Symbol der Macht. Sie schmückte die Stirn der Sphinx und das Zepter des Königs. In den Augen der Ägypter symbolisierten Blumen auch bestimmte Gedanken und Gefühle. So wie wir Briefe oder Telegramme schicken, um Kranken gute Besserung zu wünschen oder um Liebe und Zuneigung zu bekunden, schickten die Ägypter die passende Blume.

Seit Urzeiten ist die Rose ein Symbol der Liebe. Kleopatra vertraute dem romantischen Zauber dieser Blume so sehr, daß sie angeblich den Boden ihres Schlafzimmers mit Millionen frischer Rosenblüten bedecken ließ, um Marcus Antonius leichter verführen zu können.

Für die alten Griechen und Römer hatten Blumen ebenfalls eine eigene Sprache und Bedeutung. Es ist gewiß keine Überraschung, daß sie die Rose mit Aphrodite – Venus, der Göttin der Liebe, assoziierten.

Allerdings ist die Rose bei weitem nicht die einzige Blume, die mit der Liebe in Verbindung gebracht wird. Auch die Iris ist eine Blume der Liebe. Sie wurde nach der Göttin des Regenbogens benannt, welche die Seelen der Frauen zu ihrer letzten Ruhestätte geleitete.

Nelken drücken ebenfalls reine Liebe und Treue aus, und die Tulpe begleitet häufig eine Liebeserklärung.

Viele klassische Götter, Göttinnen und Nymphen, zum Beispiel Hyacinthos, Narzissos und Iris, sind heute noch bekannt, weil Blumen ihre Namen tragen. Die Narzisse verdankt ihren Namen einem jungen Mann, dem ein langes, glückliches Leben prophezeit worden war, der sich jedoch in sein eigenes Spiegelbild verliebte. Darum symbolisiert die Narzisse in den meisten Büchern über die Sprache der Blumen den Egoismus. Im Nahen Osten ist sie jedoch das Symbol einer neuen oder inniger gewordenen Liebe.

Blumensymbolik finden wir überall auf der Welt. In Indien werden Blumen mit Gottheiten und Zeremonien, mit Pujas, Gebeten und bestimmten Festen assoziiert. Viele Menschen hängen einen Zweig der magischen Mimose über das Bett, um Unglück abzuwehren. Ihre gelben Blüten haben ein süßes Aroma, das angeblich auch hellsichtige Träume auslöst. Für die Chinesen symbolisiert der Jasmin weiblichen Charme, den Indern ist er heilig. Er ist auch die Blume der Sinnlichkeit und der körperlichen Anziehung, und man glaubt, er stärke das Selbstwertgefühl. Jasmin in Brautkränze zu flechten, ist ein alter Brauch.

Oft haben Blumen eine religiöse Bedeutung. Die Lotosblume ist überall auf der Welt das Symbol der Spiritualität. Sie war nicht nur den alten Ägyptern heilig. In ganz Asien und im Fernen Osten wird sie mit dem Buddhismus und mit Erleuchtung assoziiert. Buddha wird oft auf einer Lotosblüte sitzend abgebildet.

Daß Blumen Glück, Schutz und Stärke bringen, ist ein alter Glaube. Darum wählten Könige und Führer häufig Blumen als Wahrzeichen. Die Sonnenblume war das Symbol von Atahualpa, des Gottkönigs der Inkas, da man ihr große magische Kräfte zuschrieb. Wie die Sonne selbst besitzt sie eine starke Lebenskraft; sie ermuntert zur Tat und stärkt die Willenskraft.

Die Plantagenets (englische Könige von Heinrich II. bis Richard II.) leiteten ihren Namen von *planta genista* (lateinisch für Ginster) ab, seitdem Geoffrey Graf von Anjou 1140 in einer Schlacht ein Wappen an seinem Helm getragen hatte, auf dem Ginster abgebildet war. Der angenehme Duft frischer Blumen reinigt Gedanken und Gefühle; wer ihn einatmet, empfindet ein Gefühl der Ruhe und des Friedens.

Zur Zeit Shakespeares waren die Menschen mit den uralten Eigenschaften der Pflanzen und Blüten wohlvertraut. »Hier ist Rosmarin, das ist für die Erinnerung«, ruft Ophelia im *Hamlet*. Aber erst dreihundert Jahre später nahm die Sprache der Blumen Gestalt an. 1817 wurde in Paris das erste echte Wörterbuch der Blumensprache veröffentlicht, *Le Langage des Fleurs* von Madame Charlotte de la Tour. Es wurde so populär und erregte derart viel Aufmerksamkeit, daß bald ähnliche Bücher folgten.

Diese »Wörterbücher« ermöglichten es schüchternen Viktorianern auszudrücken, was sie nicht laut sagen wollten. Sie schickten einander Blumensträuße, in denen jede Blüte, jedes Blatt und jeder Stengel eine Bedeutung besaß. Die Blumensprache blühte und erhielt sogar einen besonderen Namen: Florigraphie.

Zu Beginn dieses Jahrhunderts kamen auch »Blumenfeen« in Mode. Sie verkörperten die Persönlichkeit verschiedener Blumen und Knospen. Diese winzigen ätherischen Wesen mit hauchdünnen Flügeln lebten angeblich im Garten mit den Blumen zusammen. Sie regten die Phantasie von Schriftstellern wie J. M. Barrie an, der Glöckchen, Peter Pans ziemlich eigenwilligen Schutzengel, erdachte. Conan Doyle, der Schöpfer Sherlock Holmes', war von diesen Naturgeistern ebenfalls fasziniert, wie sein Buch *The Coming of the Fairies* zeigt. Alten Sagen zufolge erschienen Naturgeister oder Devas zuerst zur Zeit Lemurias. Jeder Fee war eine andere Blume anvertraut, und allen Feen oblag es, den Menschen zu lehren, wie er im Einklang mit der Natur leben kann.

Nach der Überlieferung können wir das Reich der Feen sehen, wenn wir eine Tinktur aus Rosenwasser, Ringelblumen und wildem Thymian bereiten, sie drei Tage lang in die Sonne stellen und dann die Augen damit einreiben – sie öffnet die Tore zur Feenwelt auf magische Weise!

Blumen und Tierkreiszeichen
Als die Astrologie salonfähig wurde, ordnete man den Tierkreiszeichen Blumen (und Edelsteine) zu:

Widder	*Geranie, Geißblatt*
Stier	*Rose, Veilchen*
Zwillinge	*Forsythie, Winde*
Krebs	*Bärenklau, Jasmin*
Löwe	*Ringelblume, Sonnenblume*
Jungfrau	*Anemone, Melisse*
Waage	*Akelei, Orchidee*
Skorpion	*Enzian, Hyazinthe*
Schütze	*Nelke, Löwenzahn*
Steinbock	*Stiefmütterchen, Tulpe*
Wassermann	*Orchidee, Schlüsselblume*
Fische	*Klematis, Hortensie*

Die Heilkraft der Blüten wird wiederentdeckt

Dr. Edward Bach war der bemerkenswerte Mann, der in den dreißiger Jahren die Blütentherapie neu entdeckte. Dank seiner Pionierarbeit haben Blütenessenzen Millionen von Menschen auf der ganzen Welt geholfen.

Bach wurde 1886 in der Nähe von Birmingham in England geboren. Schon als Kind faszinierte ihn die Natur, und er liebte es, auf dem Land spazierenzugehen.

Er studierte Medizin und spezialisierte sich auf Pathologie und Bakteriologie. 1920 eröffnete er in der Harley Street in London eine erfolgreiche Praxis.

In den folgenden Jahren enttäuschte ihn die Schulmedizin immer mehr. Seiner Meinung nach beschäftigte sie sich zu sehr mit den Symptomen der Krankheiten anstatt mit den wahren Ursachen. Gleichzeitig fühlte Bach sich immer mehr zur Homöopathie hingezogen, weil sie den ganzen Menschen behandelt.

Er begann selbst zu forschen. Er isolierte bestimmte Bakterien aus dem Darm und stellte daraus Impfstoffe nach homöopathischen Grundsätzen her. Diese Impfstoffe erwiesen sich als äußerst hilfreich für chronisch Kranke, und man konnte sie schlucken, anstatt sie zu injizieren (letzteres mißfiel Bach ganz besonders). Arzneien aus Giften oder Viren wurden als *Bachnosoden* bekannt und werden heute noch von vielen Homöopathen verordnet.

Während seiner Arbeit fiel Bach auf, daß seine Patienten sich meist in bestimmte Persönlichkeitstypen einordnen ließen. Die Angehörigen einer Gruppe sprachen häufig auf die gleiche Behandlung an. Da er seiner Zeit voraus war, erkannte er auch den Zusammenhang zwischen Streß, Emotionen und Krankheiten. Bach glaubte, daß negative Stimmungen oder Gefühle zu den wichtigsten Krankheitsursachen gehören. In *Heal Thyself*, einer Broschüre, die er schrieb, faßte er seine Ansichten über die Heilkunde und die Probleme der Schulmedizin zusammen. Darin heißt es:

Die grundlegenden Krankheiten des Menschen sind Störungen wie Stolz, Grausamkeit, Haß, Selbstliebe, Unwissenheit, Instabilität und Gier. Jeder dieser Defekte ... ruft Konflikte hervor, die sich notwendigerweise im Körper widerspiegeln und spezifische Krankheiten auslösen.

Die Heilung emotionaler Störungen ist nach Bach ein wichtiger Schritt zu größerer körperlicher und seelischer Vitalität und somit auch zur Heilung physischer Krankheiten.

Bach dachte auch darüber nach, wie man Impfstoffe aus Bakterien – die ja Krankheitserreger sind – durch gesündere Arzneien ersetzen kann. Er entdeckte sie in den Blumen auf den Wiesen und in den Blüten der Hecken. Bach war eine empfindsame Seele, die sich auf ihre Intuition verließ. Während einer Reise nach Wales fühlte er sich zu zwei Wildpflanzen hingezogen: Springkraut und Gauklerblume. Diese Blumen, so glaubte er, strahlen eine spezielle Energie oder Schwingung aus, die negative Gemütszustände günstig beeinflussen kann.

1930 beschloß Bach, seine einträgliche Praxis in London aufzugeben. Die folgenden sechs Jahre verbrachte er in verschiedenen ländlichen Teilen Englands und suchte nach einer neuen Blütentherapie.

Da er wußte, daß die Persönlichkeit unsere Reaktion auf Streß beeinflußt, ordnete er seine ersten Arzneien den zwölf Persönlichkeitstypen zu, die er selbst beschrieb (siehe Kapitel 4). Seiner Meinung nach haben Blüten ihre eigenen kleinen Persönlichkeiten, die bestimmten Merkmalen des Menschen ähneln. Die schwermütige Klematis erinnerte ihn an ruhige, verträumte Menschen, die sich in ihre Gedanken und Phantasien zurückziehen und infolgedessen anfällig für Schläfrigkeit, Gleichgültigkeit, Lärmempfindlichkeit und Konzentrationsschwäche sind und nur schwer von einer Krankheit genesen. Als Heilmittel hilft Klematis Menschen mit diesen Problemen, weil sie ihre Anfälligkeit verringert.

Aus der Farbe, der Textur, dem Blütenmuster und dem Wachstum der Blumen zog Bach Rückschlüsse auf ihre Heilkräfte. Die robuste Eiche erinnerte ihn beispielsweise an starke, zuverlässige, geduldige Menschen, die ihre Last tragen, ohne zu klagen.

Die nächsten 26 Blütenarzneien, die er zusammenstellte, sollten verschiedene emotionale Störungen lindern. Bach glaubte, sie könnten negative Emotionen wie Furcht, Apathie, Einsamkeit und Verzweiflung heilen, die seiner Meinung nach kein echter Bestandteil unserer Persönlichkeit sind, sondern uns in schwierigen und harten Zeiten überfallen.

Nach Bach besitzen die Blüten besondere Fähigkeiten, die exakt den menschlichen Emotionen entsprechen. Die wilde Rose, ein Mittel gegen Apathie und Resignation, ist eine positive Entsprechung dieses Zustandes. Mit anderen Worten: Sie ersetzt diese negativen Gefühle durch Dynamik und Optimismus.

Für Bach waren die Farben der Blüten auch ein Indiz für ihre Heilkräfte. Die blauen Blüten der Bleiwurz drücken Aufgeschlossenheit aus, rote oder gelbe Blüten sind dynamischer, und grüne Blüten wie Skleranthus signalisieren Ausgewogenheit. Arzneien gegen Furcht haben dynamische Farben, die ihre kräftige Schwingung widerspiegeln.

Bach bestätigte die Wirkungen der Blüten, indem er beobachtete, wie sie seine eigenen Emotionen beeinflußten. Man sagt, er habe bestimmte Gefühle in sich wachgerufen und dann nach Arzneien gesucht, die ihn wieder ruhig und zufrieden machten.

Von einigen Ausnahmen abgesehen – z. B. Weinreben, Oliven, Bleiwurz und Geißblatt – wachsen Bachs heilende Blumen immer noch wild auf den Wiesen und an den Hecken von Oxfordshire. Fast die Hälfte von ihnen sind Baumblüten, andere (z. B. Stechginster und Bleiwurz) wachsen an Hecken.

Bach starb 1936, befriedigt darüber, daß sein Werk vollendet war. Es war vor allem seiner Freundin und Gefährtin Nora Weeks zu verdanken, daß Bachs Blütentherapie lebendig blieb. Heute noch werden in Oxfordshire Blüten gesammelt und in Mount Vernon so zubereitet und in Flaschen abgefüllt, wie Bach selbst es tat.

Jedes Jahr pilgern Hunderte von Menschen aus allen Teilen der Welt nach Mount Vernon, um den Ort kennenzulernen, an dem Bach seine Pionierarbeit leistete.

Viele Jahre lang waren Bachs Essenzen die einzigen ihrer Art. Erst Mitte der siebziger Jahre erwachte das Interesse an der Heilkraft der Blüten neu. Richard Katz war einer der wenigen, die dazu beitrugen. Er gründete die Gesellschaft für Blütenessenzen in Kalifornien. Er wollte neue Blütenessenzen erforschen und Menschen zusammenbringen, die mit den Essenzen arbeiteten, damit sie Ideen und Informationen austauschen konnten.

Auch andere ließen sich inspirieren und untersuchten die Heilkräfte der Blüten in ihrer Umgebung. Von Alaska bis Australien, vom Mittelmeer bis Neuseeland, von Hawaii bis zum Himalaya wurden Arzneien in einheimischen Blütenpflanzen wiederentdeckt. Die Orchideen des Amazonas wachsen beispielsweise im kolumbianischen Regenwald in einer Höhe von dreißig Metern auf den Ästen und Wipfeln der Bäume.

Diese neuen Essenzen werden gerade in unserer Zeit dringend gebraucht; denn die Welt hat sich in den vergangenen fünfzig Jahren erheblich verändert und verändert sich weiter in beängstigendem Tempo. Viele Blüten lindern nicht nur emotionale Störungen, sondern erreichen auch die spirituelle und die physische Ebene. Sie wirken also auf den ganzen Menschen ein, auf Körper, Seele und Geist.

– 2 –
Energiefelder

Was sie sind, und wie sie wirken

Wenn wir verstehen wollen, wie Blütenessenzen wirken, müssen wir uns mit dem Gedanken vertraut machen, daß alle Lebewesen Energie oder Lebenskraft enthalten. Wir können diese Energie weder sehen noch berühren; dennoch ist sie so lebenswichtig wie die Luft, die wir atmen.

Den meisten Menschen im Westen fällt es schwer zu glauben, daß es Dinge gibt, die unsere Augen nicht sehen. In anderen Teilen der Welt, vor allem im Fernen Osten und in Asien, ist diese Erkenntnis Allgemeingut.

Vor mehr als 5000 Jahren sprachen indische Heilige von *Prana*, der universellen Energie. Sie gilt heute noch als Hauptbestandteil und Quelle allen Lebens. Prana, der Atem des Lebens, strömt durch alle Dinge. Der gleiche Gedanke bildet die Grundlage des Taoismus, der alten chinesischen Philosophie, die ebenfalls im dritten Jahrtausend v. Chr. entstand. Sie lehrt, daß das Universum ein lebender Organismus ist, den eine rhythmische Schwingungsenergie namens *chi* oder *qi* durchdringt.

Der Gedanke an eine Energie, die alle Dinge durchströmt, ist nicht so mystisch, wie es scheint. Die moderne Physik ist dabei zu bestätigen, was die Weisen der Antike lehrten. Im vergangenen Jahrhundert wurde immer offensichtlicher, daß es altmodisch ist, sich die Dinge als feste Gegenstände vorzustellen, wie Newton und seine Kollegen es Ende des 17. und Anfang des 18. Jahrhunderts bereits vermutet hatten.

Nach der Entdeckung des Atoms glaubten die Physiker, sie hätten die letzten Bausteine des Universums gefunden. Doch als sie tiefer drangen, erkannten sie, daß Atome aus noch kleineren Teilchen bestehen, die sich unaufhörlich bewegen. Das Verhalten dieser Partikel unterscheidet sich sehr von allem, was wir uns vorstellen.

Im Jahre 1905 erschütterte Albert Einstein die Fundamente der Newtonschen Welt, als er seine Relativitätstheorie veröffentlichte, die Materie und Energie für austauschbar erklärt. Alle atomaren Teilchen können aus Energie entstehen, und Materie ist nichts weiter als »gebremste« oder »kristallisierte« Energie.

Einige Jahre später gelang Max Planck eine weitere wichtige Entdeckung. Er stellte fest, daß Licht und andere Arten der elektromagnetischen Strahlung in Form von Energieteilchen abgestrahlt werden, die er *Quanten* nannte. Diese Lichtquanten sind als echte Partikel anerkannt, obgleich sie sich merkwürdigerweise auch wie Wellen verhalten.

Die neuesten »Superstring«-Theorien, die zum erstenmal in den sechziger Jahren aufgestellt wurden, nehmen nun an, daß diese fundamentalen Teilchen in Wirklichkeit gar keine Teilchen sind – es sind eher Schnipsel von unendlich dünnen Fäden. Was man bisher für Lichtpunkte hielt, gilt jetzt als Welle, die am »String« entlangläuft wie an einer schwingenden Drachenschnur. Das bedeutet, daß alle Dinge letztlich aus Lichtwellen bestehen.

Unsere Welt aus scheinbar festen Objekten setzt sich also aus wellenförmigen Mustern und Energiefeldern zusammen, die unablässig aufeinander einwirken. Manche Physiker halten heute das Universum für eine Art Spinnengewebe aus untrennbaren Energiemustern.

1964 veröffentlichte der Physiker Bell eine mathematische Formel, die heute als »Bells Theorem« bekannt ist. Sie stützt die Theorie, daß subatomare Teilchen auf irgendeine Weise miteinander verbunden sind, so daß alles, was ein Teilchen beeinflußt, zugleich sämtliche anderen Teilchen beeinflußt.

Der verstorbene David Bohm, Professor für theoretische Physik am Birkbeck College in London, kam nach vierzigjähriger Forschungsarbeit ebenfalls zu dem Schluß, daß das Universum ein zusammengesetztes Ganzes ist. Wäre er nicht 1993 gestorben, hätte er für sein Werk den Nobelpreis bekommen.

In seinem Buch *Die implizite Ordnung* erörtert Bohm die Idee, daß die Dinge in Wirklichkeit nicht voneinander getrennt sind, wie wir es uns vorstellen. Wir trennen die Dinge und stecken sie in ordentliche Schubladen, damit wir unsere Umwelt besser handhaben können. Alles als separate Einheiten zu sehen, ist jedoch eine Illusion, die zu Verwirrung und endlosen Konflikten in uns selbst und in der Gesellschaft führt. Da der Mensch nicht merkt, daß diese Trennung nur in seinem Kopf existiert, ist er ständig auf der Suche nach der Ganzheit. Das Wort »heil« bedeutet übrigens sowohl »gesund« als auch »ganz«.

Das alles bestätigt die alte Philosophie, die uns lehrt, daß wir kein völliges Wohlbefinden genießen können, wenn nicht alle Aspekte unseres Seins – Körper, Seele und Geist – ausgewogen sind. Ausgewogenheit erlangen wir, wenn wir in Einklang mit der Natur leben. Wenn wir diese Harmonie verloren haben, finden wir in der Natur Arzneien, die uns wieder heil machen.

Die Essenz einer Blüte

Man glaubt, die Heilkraft der Blüten gehe auf ihre speziellen energetischen oder Schwingungseigenschaften zurück. Das Energiemuster jeder Blüte ist einzigartig und hat seine eigenen, spezifischen Merkmale.

Naturvölker haben Pflanzen immer als Lebewesen betrachtet, deren Energie oder Lebenskraft sich vor allem in den Blüten konzentriert.

Wir sind zwar unfähig, diese Energiefelder zu sehen oder zu berühren; aber Sensitive behaupten, daß sie ihre Stärke und ihre Qualität spüren können. Diese Menschen wenden eine Technik an, die man Deva-Analyse nennt, um sich auf die Blüten einzustimmen und herauszufinden, welche Heilkräfte sie entfalten. Erik Pelham hat diese Methode benutzt, um die Eigenschaften der hawaiischen Blütenessenzen zu beschreiben.

Schon in den vierziger Jahren gab es erste Beweise dafür, daß diese Energiefelder tatsächlich existieren. Als Harold Syxton, ein Anatomieprofessor an der Universität Yale, elektrische Phänomene untersuchte, entdeckte er zufällig Energiefelder, die lebende Pflanzen und Tiere umgeben. Er bezeichnete diese Felder als »bioelektrische« oder »elektrodynamische L-Felder« (Lebensfelder). Nachdem er festgestellt hatte, daß die elektrischen Felder, die winzige Samen einhüllen, den Feldern der ausgewachsenen Pflanze ähneln, stellte er die These auf, daß das elektrische Feld die Organisation eines Lebewesens, sein »Muster«, bestimmt. Ein elektrisches Feld ist für ein bestimmtes Lebewesen typisch wie ein Fingerabdruck und hat einen gestaltenden Einfluß; es hält seinen energetischen Status quo, seinen Plan, aufrecht.

Heute gibt es Verfahren, mit denen wir diese Felder nachweisen können. Das bekannteste ist die Kirlianfotografie, eine Elektrofotografie, die mit hohen Frequenzen und hoher Spannung arbeitet. Sie wurde von dem russischen Forscher Semjon Kirlian entwickelt. Einfach ausgedrückt, fängt ein Kirlianfoto das Interferenzmuster ein, das sich bildet, wenn eine hochfrequente elektrische Ladung auf das Energiefeld eines Lebewesens einwirkt. Das Muster hat meist die Form von Lichtstreifen, die das Objekt – z. B. ein Blatt oder eine Hand – umrahmen.

Erik Pelham hat die Kirlianfotografie als erster benutzt, um nachzuweisen, daß Blütenessenzen Energiefelder besitzen. Außerdem entdeckte er, daß die Energiemuster verschiedener Blütenessenzen sich oft drastisch voneinander unterscheiden. Das bestätigt die Annahme, daß jede Blüte ihre eigene Persönlichkeit hat. Pelham fotografiert zunächst einen gereinigten Quarzkristall, um eine »Kontrolle« zu besitzen. Dann träufelt er einige Tropfen einer Blütenessenz auf den Kristall und macht eine Reihe von Aufnahmen. Dadurch wird das individuelle Energiemuster sichtbar, das die einzigartigen Merkmale der Blüte widerspiegelt.

Blütenenergie wird eingefangen

Blütenessenzen lassen sich am besten als eine Art »flüssiger Energie« beschreiben. Sie fangen buchstäblich das Energiemuster oder die Schwingung einer Blüte ein.

Nach einem uralten Glauben nimmt der Morgentau, der auf Blütenblätter fällt, die Energie der Blüte auf. Doch erst Edward Bach gelang es, diese Energie so zu speichern, daß man sie als Arznei verwenden kann. Anfangs sammelte Bach den Morgentau von den Blüten, so wie es die Menschen der alten Kulturen taten. Dann fiel ihm auf, daß die Tropfen auf sonnenbeschienenen Blüten wirksamer waren als die Tropfen auf beschatteten Blüten. Sonnenlicht schien die Arznei zu verstärken.

Zu seiner Freude entdeckte Bach auch, daß er sehr wirksame Schwingungstinkturen herstellen konnte, indem er Blüten in eine mit reinem Quellwasser gefüllte Schale legte und sie mehrere Stunden in die Sonne stellte. Die Methode, die er entwickelte, ist erstaunlich einfach, und viele Menschen benutzen sie heute noch, um Blütenessenzen herzustellen.

Die Sonnenmethode

Am besten pflücken Sie die Blüten, kurz nachdem die Knospen sich geöffnet haben. Streuen Sie frisch gepflückte und unbeschädigte Blüten in eine mit Quellwasser gefüllte Schale, so daß sie die Wasseroberfläche bedecken. Stellen Sie die Schale an einem klaren, wolkenlosen Tag drei bis vier Stunden lang in die Sonne (es sei denn, die Blüten beginnen zu welken).

Bach glaubte, daß das Wasser dabei die Energie der Blüten absorbiert. Das Licht der Sonne lädt das Wasser mit der Schwingungssignatur der Blüten auf. Holen Sie die Blüten mit einem Zweig heraus, und werfen Sie sie weg. Das energiegeladene Wasser, die »Essenz«, gießen Sie in Flaschen, die eine gleiche Menge Brandy enthalten. Der Brandy konserviert und stabilisiert die Energie der Blüten.

Die Kochmethode

Füllen Sie eine saubere emaillierte Soßenpfanne zu drei Vierteln mit frisch gepflückten Blüten und Stielen. Gießen Sie Quellwasser darüber, und lassen Sie es aufgedeckt kochen. Wenn die Flüssigkeit 30 Minuten gesiedet hat, lassen Sie sie abkühlen und entfernen Sie die Blüten. Auch dieses Wasser mischen Sie mit einer gleichen Menge Brandy.

Beide Methoden sind in dem Buch *Das Bach-Blüten-Wunder* von Julian und Martine Barnard genauer beschrieben.

Wenn möglich, sollten Blüten, die zum Heilen bestimmt sind, an wenig zugänglichen Orten wachsen, die frei von Umweltschmutz sind. Wenn sie nicht von wilden Pflanzen stammen, ist es wichtig, daß sie liebevoll behandelt und ohne Pestizide und Kunstdünger angebaut werden.

Heute gibt es neue, umweltfreundliche Methoden, die Energie einer Blüte einzufangen. In Indien haben Atul und Rupa Shah ein Verfahren entwickelt, bei dem sie die Blüten nicht zu pflücken brauchen. Andreas Korte führte die Kristallmethode ein, die er anwandte, um seine Essenzen aus amazonischen Orchideen und Rosen herzustellen. In dem Bewußtsein, daß die steigende Nachfrage nach einigen seltenen Blüten deren Existenz gefährden kann, wenden sich viele diesen und anderen alternativen Herstellungsmethoden zu.

Wasser bewahrt die Erinnerung

Wasser spielt bei der Herstellung von Blütenessenzen oft eine wichtige Rolle. Man glaubt, daß es die Energie der Blüten aufnimmt. Erwarten Sie aber nicht, Chemikalien aus den Blüten im Wasser zu finden! Es enthält lediglich ihre *Energie*.

Vielleicht fällt es Ihnen schwer zu glauben, daß energetisch aufgeladenes Wasser heilen kann. Aber im Jahre 1987 entdeckte Jacques Benveniste, ein französischer Immunbiologe, der in einem Labor bei Paris arbeitete, daß bestimmte stark verdünnte Substanzen ebenso wirksam sein können wie sehr viel größere Mengen der gleichen Substanz. Mit Hilfe einer Konstante, der Avagadro-Zahl, bewies Benveniste mathematisch exakt, daß Wasser kein einziges Molekül des aktiven Antikörpers Immunoglobulin E absorbieren kann. Dennoch löste das Wasser im Reagenzglas eine starke Reaktion aus – es hatte irgendwie die »Erinnerung« oder die »Schwingung« der Moleküle bewahrt.

Edelstein- oder Kristallessenzen sind erwähnenswert, weil sie ähnlich wirken und zubereitet werden wie Blütenarzneien. Blüten- und Edelsteinessenzen ergänzen sich gut, und man kann sie miteinander kombinieren.

Körperenergie

Alle Lebewesen sind mit Energie erfüllt. Sie durchdringt jeden Teil unseres Körpers, und je reichlicher sie vorhanden ist, desto gesünder und vitaler sind wir. Diese Energie fließt in Neugeborenen noch ungehindert; aber wenn wir auf unserem Lebensweg ein größeres Stück zurückgelegt haben, beginnt sie schwächer zu werden. Die Gründe dafür besprechen wir im Kapitel 3. Die traditionellen Heilweisen der Chinesen, Japaner, Tibeter, Indianer und Australier betrachten diese Energie als greifbar.

Da die Wissenschaft die Existenz dieser Energie noch nicht nachgewiesen hat, weiß niemand genau, welche Form sie annimmt. Dennoch arbeiten Heiler seit Jahrhunderten mit Energien, die uralte medizinische und esoterische Lehren beschreiben. Da Blütenessenzen diese Energie verstärken sollen, lohnt es sich, mehr über die verschiedenen Systeme zu wissen.

Der Strom des Lebens

Das Meridiansystem

Nach der traditionellen chinesischen Heilkunde ist jede Materie mit einer subtilen Energie erfüllt, die *chi* oder *qi* heißt. Sie manifestiert sich durch Schwingung, Zirkulation und wellenförmige Bewegung. Diese Energie fließt in einem Netz von Kanälen, die man *Meridiane* nennt. Es durchzieht den ganzen Körper wie ein kompliziertes Geflecht. Man könnte es mit einem zweiten Nervensystem vergleichen, das den physischen Körper mit einem subtileren Energiesystem verbindet. Wir können es auch als Aura aus Licht betrachten, die mitunter auch bunt sein kann. Nach diesem chinesischen Modell gibt es zwölf Meridianpaare, die jeweils mit einem bestimmten Organsystem oder einer Funktion zusammenhängen.

Den ersten Hinweis auf diese Energie enthält das *Nei Ching*, ein klassisches Werk über innere Medizin, das während der Regierungszeit des Kaisers Huang Ti zwischen 2697 und 2596 v. Chr. geschrieben wurde. Die Lehre vom Chi ist heute noch lebendig, und Millionen von Menschen glauben, daß Gesundheit und Seelenfrieden vom gleichmäßigen, ungestörten Fließen dieser Energie abhängen.

Die alte chinesische Medizin kennt verschiedene Methoden, um den Energiefluß zu verbessern, das Wohlbefinden zu erhalten und die spirituelle Entwicklung zu fördern. Die fließenden Bewegungen des Qi Gong und des T'ai Chi sowie Akupunktur und Akupressur nutzen das Wissen über die Meridiane, um Energiestaus zu beseitigen und Krankheiten zu heilen. Alle Qi-Gong-Meister können Krankheiten aus der Ferne diagnostizieren, indem sie die subtile Anatomie studieren. Für den Qi-Gong-Meister Zhi-xing Wang ist jede Krankheit eine Energieblockade im Körper. Die Zirkulation und die Bewegung der subtilen Energie kann diesen Stau beseitigen und so die Krankheit heilen.

Vielleicht fragen Sie sich, ob es wissenschaftliche Beweise für diese Energiekanäle oder Meridiane gibt. Vor mehr als zwanzig Jahren entwickelte Dr. Hiroshi Motoyama, ein japanischer Forscher, ein Gerät, mit dem er die elektrischen Eigenschaften der zwölf Hauptmeridiane messen konnte. Dabei werden an den »Eingangspunkten« der Meridiane auf der Haut 28 Elektroden angelegt. Motoyama untersuchte mehr als 5000 Menschen und fand einen eindeutigen Zusammenhang zwischen den Meridianen, die aus dem elektrischen Gleichgewicht geraten sind, und Erkrankungen der mit ihnen verbundenen Organe.

Eine neuere Studie an der staatlichen Universität Los Angeles befaßte sich mit der elektrischen Leitfähigkeit der distalen Akupunkturpunkte in den Lungen bei dreißig Patienten. Röntgenuntersuchungen hatten bereits gezeigt, daß vier Mitglieder der Gruppe Lungenkrebs hatten; die Tester wußten allerdings nicht, welche. Durch die Messung der elektrischen Leitfähigkeit der Akupunkturpunkte in den Lungen konnten sie die vier Patienten identifizieren.

Energiezentren

Die Chakras

In der östlichen Medizin und in mystischen Lehren ist der Gedanke verbreitet, daß bestimmte Zentren, *Chakras* genannt, eine wichtige Rolle beim Transport von Energie durch den Körper spielen. Es gibt sieben Haupt-Chakras, die unlösbar mit dem Meridiansystem verbunden sind.

Wir können die Chakras als »Transformatoren« ansehen, die Energie empfangen, absorbieren und übertragen. Sie speichern verschiedene Arten von Energie und können ihre Schwingung so verändern, daß sie zu verschiedenen Zwecken verwendbar ist – indem sie beispielsweise höhere Schwingungen auf die körperliche Ebene reduzieren. Sie können sich die Chakras als bunte, vielblättrige Blüten vorstellen, die mit unsichtbaren Fäden an der Wirbelsäule befestigt sind. Diese »Blütenblätter«, *nadis* genannt, sind mit dem Nervensystem verwoben und verteilen die Energie jedes Chakras im physischen Körper. Die Chakras öffnen sich, um neue Informationen über den Zustand der subtilen Körper aufzunehmen, und schließen sich dann wieder. Sie gleichen dem Immergrün, dessen Blüten sich entfalten, wenn die Sonne scheint.

Die sieben Haupt-Chakras steuern die wichtigen Drüsen des endokrinen Systems und beeinflussen die körperliche und seelische Gesundheit. Die Beschreibung der Chakras unterscheidet sich im Osten und im Westen ein wenig. Dies könnte erklären, warum Menschen sich in einer fremden Kultur nicht ganz wohl fühlen. Beachten Sie, daß die folgenden Beschreibungen sich hauptsächlich auf die westliche Tradition stützen.

Jedes Chakra hat eine bestimmte »Pulsfrequenz«. Einige schwingen sehr schnell, andere langsamer, je nachdem, wie wir den Körper benutzen. Manche behaupten, jedes Chakra habe seinen eigenen »Klang«. Wenn ein Chakra nicht richtig arbeitet, stört es die benachbarten Chakras. Im Idealfall sollten die oberen Chakras schneller und subtiler schwingen als die unteren; aber das ist nicht immer der Fall, und starke Schwingungen kommen bei allen Chakras vor.

Das erste oder Wurzel-Chakra
Es befindet sich am Steißbein und wird mit der Grundenergie assoziiert.
- Farbe: Rot
- Körperliche Verbindungen: Dickdarm, Beine, Füße, Skelett. Störungen führen zu Übergewicht, Verstopfung, Hämorrhoiden, Gicht, Arthritis, Kniebeschwerden und schlechter Durchblutung in Beinen und Armen.
- Seelische Einflüsse: Verbindung mit der Erde, Überleben, Abbau seelischer Spannungen. Störungen können Unfallneigung, Abhängigkeit, Identitätskrisen und schwaches Selbstbewußtsein zur Folge haben.

Zweites oder Sakral-Chakra
Es liegt in der Mitte des Bauches, knapp unterhalb des Nabels, und gilt als Sitz der Kraft und der Vitalität.
- Farbe: Orange
- Körperliche Verbindungen: Ovarien, Hoden, Uterus, Blase, Kreislauf. Störungen führen zu Rückenschmerzen, Unfruchtbarkeit, prämenstruellem Syndrom, Krankheiten des Urogenitalsystems und Arthritis.
- Seelische Einflüsse: Sexualität, Kreativität. Störungen führen zu einer schwachen Persönlichkeit, Depressionen, Hysterie oder Impotenz.

Drittes oder Solarplexus-Chakra
Es liegt oberhalb des Nabels und ist der Sitz der Emotionen.
- Farbe: Gelb
- Körperliche Verbindungen: Nebennieren, Solarplexus, Milz, Pankreas, Magen. Störungen führen zu nervösem Magen, Anorexie, Diabetes, Blutzuckerschwankungen, Anämie, Allergien, Übergewicht sowie Leber-, Nebennieren- und Milzkrankheiten.
- Seelische Einflüsse: Gefühl der Macht. Störungen führen zu Sucht, zwanghaftem Verhalten, Wut, Furcht, manischer Depression, Schlaflosigkeit und psychosomatischen Krankheiten aller Art.

Viertes oder Herz-Chakra
Es liegt in der Mitte der Brust und gilt als Zentrum der Selbstliebe und des allumfassenden Wohlwollens.
- Farbe: Grün
- Körperliche Verbindungen: Herz, Thymus, Immunsystem, Kreislauf, Lungen und andere Atemorgane. Störungen führen zu Herz-Kreislauf-Beschwerden und Krankheiten der Atemwege, hohem Blutdruck, Schmerzen im oberen Rücken und Kinderkrankheiten.
- Seelische Einflüsse: Verständnis, Mitgefühl, bedingungslose Liebe. Störungen führen zu inneren Konflikten, Neigungen zur Selbstzerstörung, Beziehungsproblemen und Gefühlen der Entfremdung und der Einsamkeit.

Fünftes oder Kehlkopf-Chakra
Es liegt in der Mitte der Kehle und ist das Zentrum des Vertrauens.
- Farbe: Türkis
- Körperliche Verbindungen: Schilddrüse, Nebenschilddrüsen, Lymphsystem, Immunsystem, Nervensystem. Störungen führen zu Zahn-, Ohren-, Hals- und Schulterbeschwerden, Krankheiten der Bronchien und Schwierigkeiten beim Hören oder Sprechen.
- Seelische Einflüsse: Vertrauen, Ausdruck, Kreativität, Kommunikation. Wenn dieses Chakra gestört ist, hat der Betroffene ein schlechtes Gedächtnis und Probleme zu sprechen, er stottert oder zweifelt an der Aufrichtigkeit anderer.

Sechstes Chakra oder Drittes Auge
Es liegt in der Mitte der Stirn und steuert Wahrnehmung, kritisches Urteilsvermögen und Hellsehen.
- Farbe: Indigo
- Körperliche Verbindungen: Hirnanhangdrüse, linke Hirnhälfte, Zentralnervensystem. Störungen verursachen Nervosität, Augenprobleme, Kopfschmerzen und Sinusitis.
- Seelische Einflüsse: Klarheit und Einsicht, Interesse an spirituellen Fragen. Störungen führen zu Verwirrung, schlechtem Gedächtnis, Konzentrationsschwäche, Paranoia, Realitätsverlust, in schweren Fällen Schizophrenie.

Siebtes oder Kronen-Chakra
Es liegt am Scheitelpunkt des Kopfes und ist der Sitz des Bewußtseins.

- Farbe: Weiß
- Körperliche Verbindungen: Hypophyse, rechte Hirnhälfte, Kleinhirn. Störungen verursachen Migräne, Krankheiten der Hypophyse und Epilepsie.
- Seelische Einflüsse: Intuition, Aufgeschlossenheit, Glauben, Zugang zu höheren Energien oder Ebenen. Störungen führen zu Leichtgläubigkeit, Alpträumen, multipler Persönlichkeit, spirituellem Desinteresse.

Das Energiefeld

Seit Jahrhunderten reden Mystiker über einen Ätherkörper, der den physischen Körper als Aura einhüllt. Die Pythagoräer (etwa 500 v. Chr.) erwähnen diesen strahlenden Körper zum ersten Mal. Sie glaubten, sein Licht könne im Organismus verschiedene Wirkungen haben und auch Krankheiten heilen.

Anfang des 12. Jahrhunderts behaupteten zwei berühmte Gelehrte, Boirac und Liebeault, der Mensch besitze eine Energie, die mit anderen Kontakt aufnehmen könne, selbst wenn sie weit entfernt seien.

Graf Wilhelm von Reichenbach experimentierte im 19. Jahrhundert dreißig Jahre lang mit einer Energie, die er *Od* nannte. Doch erst 1911 begann das Wissen um das menschliche Energiefeld Gestalt anzunehmen.

Mit Hilfe farbiger Schirme und Filter beschrieb der Arzt William Kilner die Aura als strahlenden, den Körper einhüllenden Nebel mit drei deutlich abgegrenzten Zonen. Er stellte fest, daß sie bei jedem Menschen anders aussah, je nach Alter, Geschlecht, geistigen Fähigkeiten und Gesundheitszustand. Bei bestimmten Krankheiten traten Unregelmäßigkeiten in der Aura auf, und daher entwickelte Kilner ein Diagnosesystem, das sich an Farbe, Textur, Größe und allgemeinem Aussehen des ätherischen Körpers orientiert.

Etwa zur selben Zeit interessierte sich Dr. Wilhelm Reich, ein humanistischer Psychologe und Freud-Schüler, für eine universelle Energie, die er *Orgon* nannte. Er studierte den Zusammenhang zwischen Störungen des Orgonflusses im Körper einerseits und seelischen und körperlichen Krankheiten andererseits. Seiner Meinung nach führen unterdrückte starke Gefühle wie Wut, Frustration, Trauer und sogar Freude dazu, daß die aufgestaute Energie blokkiert wird und die Vitalität schwächt.

Mitte des Jahrhunderts erfanden Dr. George De La Warr und Dr. Ruth Drown neue Instrumente, mit denen sie die Strahlung messen konnten, die vom menschlichen Gewebe ausgeht. De La Warr entwickelte außerdem Radionics, ein System zur Diagnose und Heilung aus der Ferne mit Hilfe des biologischen Energiefeldes.

Heute anerkennt die Medizin, daß der Körper ein schwaches elektromagnetisches Feld hat, das durch Gehirnwellen und Nervenimpulse erzeugt wird.

Eine Gruppe sowjetischer Wissenschaftler vom A.-S.-Popow-Institut für Bioinformation berichtete kürzlich, sie habe Energieschwingungen mit einer Frequenz von 300 bis 2000 Nanometern entdeckt, die von lebenden Organismen ausgehen. Sie bezeichnen dieses Energiefeld als *Biofeld* oder *Bioplasma.*

Niemand weiß genau, ob die Aura, das elektromagnetische Feld und andere Strahlungen, die der Körper abgibt, ein und dasselbe sind. Es ist mehr als wahrscheinlich, daß das Energiefeld des Menschen aus vielen verschiedenen Schwingungen besteht. Gestützt auf ihre Beobachtungen und andere Befunde, haben Forscher theoretische Modelle der Aura und der subtilen Körper entwickelt.

Die Aura

Die Aura ist eine unsichtbare Strahlung, die den physischen Körper wie eine Lichtstrahlung umgibt. Künstler und Mystiker »sehen« die Aura seit uralten Zeiten. Auf alten indischen Skulpturen, Felsmalereien in Australien und indianischen Totempfählen sehen wir Gestalten, die von Licht umgeben sind oder Licht ausstrahlen. Sensitive Menschen, die behaupten, sie könnten die Aura sehen, beschreiben sie oft als glänzendes Licht, das Menschen, Tiere, Pflanzen und andere Dinge wie ein Nebel einhüllt.

Trotz ihres mystischen Beigeschmacks gibt es eindeutige Parallelen zwischen der Aura und dem elektromagnetischen Kraftfeld.

Alle Lebewesen besitzen eine Aura. Beim Menschen sind ihre Größe, Dichte und Farbe sehr unterschiedlich. Man sagt, ihre Schwingungen und ihre Farbe hingen von der spirituellen Entwicklung des Trägers und seinem Gesundheitszustand ab. Aus der Aura kann man auch auf die Persönlichkeit und auf die Emotionen schließen. Wer eine Aura mit sanft ausgefransten Kanten hat, ist für äußere Einflüsse empfänglich, während deutlich sichtbare Umrisse ein Zeichen für eine ablehnende oder feindselige Haltung und tiefe Unsicherheit sind.

Die Aura unterscheidet sich beträchtlich von anderen Energiefeldern, die wir subtile Körper nennen (siehe unten). Sie ist ein allgemeines Energiefeld, das der physische Körper abstrahlt. Dagegen sind die subtilen Körper Energiebänder, die den physischen Körper in einiger Entfernung einhüllen. Die Aura umgibt den Körper mit einem Feld aus biomagnetischer Energie, das eine Art Barometer für die physiologischen Vorgänge im Körper darstellt. Obwohl wir die Aura gewöhnlich nicht sehen, entscheidet sie über unsere erste Reaktion auf Menschen und Situationen. Das ungute Gefühl, das wir in Gesellschaft bestimmter Menschen empfinden, könnte darauf zurückzuführen sein, daß die beiden Auren nicht harmonieren. Die Aura arbeitet schneller und zuverlässiger als unsere Vernunft.

Die Aura beeinflußt die Ausgewogenheit des Organismus und ist die direkte Folge der Körperaktivitäten. Dagegen ist die Funktion der subtilen Körper spezifischer.

Die subtilen Körper

Die sieben subtilen Körper sind Energiebänder, die den physischen Körper in festgelegten Abständen umgeben, ähnlich wie die Ringe den Saturn. Sie sollen mit der Seele und ihrer Koordinierung auf der physischen Ebene zusammenhängen.

Jede dieser Energiehüllen, die von den Chakras des physischen Körpers ausgehen, hat eine andere Schwingungsfrequenz und ihre spezielle Aufgabe. Die Hüllen unterscheiden sich, was Farbe, Dichte und Aussehen betrifft, und jede ist mit einem anderen Chakra verbunden, durch das sie auf verschiedene seelische und physiologische Prozesse einwirkt. Wir können diese Hüllen mit einer »russischen Puppe« vergleichen: Jeder subtile Körper nimmt seinen eigenen Raum ein, und zusammen bilden diese Körper ein Ganzes. Jeder ist mit einem bestimmten Chakra verbunden.

Es lohnt sich, ein wenig über die subtilen Körper zu wissen, wenn Sie verstehen wollen, wie die Blütenessenzen ihre Wunder wirken.

Der Ätherkörper

Er geht vom Wurzel-Chakra aus und hat eine blaugraue Farbe. Dieser erste subtile Körper befindet sich zwischen dem physischen Körper und den anderen subtilen Körpern, und er hält das dynamische Gleichgewicht zwischen ihnen aufrecht. Das ist eine seiner wichtigsten Aufgaben.

Der Ätherkörper ist das genaue Ebenbild, ein energetisches Duplikat des dichteren sichtbaren Körpers und enthält den Plan aller Organe. Die Lebenskraft fließt immer durch den ätherischen Körper, und zwar in beide Richtungen. Die ätherischen Kräfte sind kreativ. Sie erfüllen Materie mit Leben, Form und Energie. Diese kosmischen Energien lassen sich durch Willenskraft steuern. Die Lehre, daß eine bestimmte Schwingung unorganisierte Materie formen kann, wird *Kymatik* genannt. Viele Experimente belegen, daß Töne Muster in willkürlich ausgestreutem Sand erzeugen können. Das klassische Beispiel ist die Silbe *Om*, die eine Art Mandala formt.

Wenn der Ätherkörper aus dem Gleichgewicht geraten ist, können Störungen in der Aura und in den subtilen Körpern den physischen Körper negativ beeinflussen; denn dieser ist das Medium, durch das alle elektromagnetischen Strahlen und Energien sich ausdrücken.

Das Immunfluid ist ein integraler Bestandteil des Ätherkörpers. Es ist eine Art flüssiger Energie, die alle Zellen des physischen Körpers umgibt und ernährt. Sie befördert Energie zwischen den ätherischen Ebenen und dem physischen Körper und speist jede Zelle mit Lebenskraft oder Qi. Das Immunfluid strömt ungehindert und gleichmäßig durch den Körper und erhält seine Gesundheit.

Wenn diese flüssige Energie ihre Aufgabe erfüllt, ist der Körper vor genetischen Defekten sowie vor Infektionen geschützt.

Der emotionale Körper

Dieses Energieband ist mit dem Solarplexus und dem Herz-Chakra verbunden. Es ist heller als der Ätherkörper und ähnelt bunten Wolken, die sich ständig bewegen.

Wenn der emotionale Körper ausgeglichen ist, gibt er uns ein starkes Gefühl der emotionalen Sicherheit und Stabilität auf der seelischen Ebene. Negative Emotionen trüben den emotionalen Körper, während positive Gefühle wie Liebe und Freude seine Farben und seinen Glanz verstärken.

Der mentale Körper

Dieses pulsierende Energieband hat einen hellgelben Farbton, der sich aber mit den Gedanken verändert. Es ähnelt dem emotionalen Körper, ist jedoch heller als der Ätherkörper. Dank dieser mentalen Energie können wir klar und vernünftig denken. Sie enthält die Strukturen unserer Gedanken und Ideen. Unruhe im mentalen Körper hemmt die Ausscheidungsorgane, vor allem die Nieren. Das führt zur Anhäufung von Giftstoffen im physischen Körper und häufig zu Allergien. Streß und Spannungen auf dieser Ebene spiegeln sich meist auch in der Muskulatur wider – viele Menschen leiden an »Spannungskopfschmerzen« oder Muskelschmerzen (besonders im Nacken und in den Schultern), wenn sie unter Streß stehen.

Der Astralkörper

Der Astralkörper ist intensiver als der Mentalkörper und strahlt wie er in vielen sanften Farben. Er ist mit dem Solarplexus und dem Herz-Chakra verbunden und enthält die gesamte Persönlichkeit. Wenn der Astralkörper sich im Gleichgewicht befindet, verstehen wir Ereignisse und den Strom des Lebens besser und haben vielleicht sogar eine gewisse Ahnung von der Zukunft. Der Astralkörper sammelt alle Erfahrungen der vergangenen Leben und verhindert, daß sie in unser Bewußtsein dringen und unsere derzeitige Inkarnation stören.

Wir können uns diesen Körper als durchsichtigen Schild vorstellen, der karmisches Wissen filtert, das wir in vergangenen Existenzen erworben haben und das im Unterbewußtsein ruht.

Der Kausalkörper

Diese Energieschicht ist kristallklar und tiefblau. Sie ist mit dem Hals-Chakra verbunden. Der Kausalkörper ist der Sitz der Willenskraft. Er fördert unsere Interaktionen mit Ereignissen und anderen Menschen und ermöglicht es uns, unsere Bestimmung zu erfüllen. Wir können ihn als Tor zum höheren Bewußtsein betrachten. Dieser subtile Körper sichtet Informationen aus vergangenen Leben, bevor er sie an den Astralkörper weiterleitet, wenn es angebracht ist.

Der himmlische Körper oder Seelenkörper

Dieses strahlend goldene Energieband ist mit dem Dritten Auge (dem sechsten Chakra) verbunden. Es enthält unser spirituelles Wesen und ist in gewisser Weise das höhere Selbst, das es der Seele ermöglicht, uns ungehindert zu durchströmen. Der Seelenkörper hat über die Zirbeldrüse mit dem physischen Körper Kontakt.

Der spirituelle oder erleuchtete Körper

Diese Energiehülle ist ein leuchtendes, buntes Band, das mit dem Herz-Chakra verbunden ist. In ihm verschmelzen alle subtilen Körper mit dem physischen Körper, und er enthält unseren feinstofflichen Plan.

Die ätherische Hülle bildet eine Art Schutzschild über den subtilen Körpern und trennt sie von anderen Energien in der Umgebung.

Außer den subtilen Körpern besitzen wir noch einen Wärmekörper, der sich über den Ätherkörper hinaus erstreckt. Die Wärme entsteht durch normale Zellfunktionen und wird vom Stoffwechsel beeinflußt. Sie ist ein Nebenprodukt der körperlichen Aktivität.

Die subtilen Körper

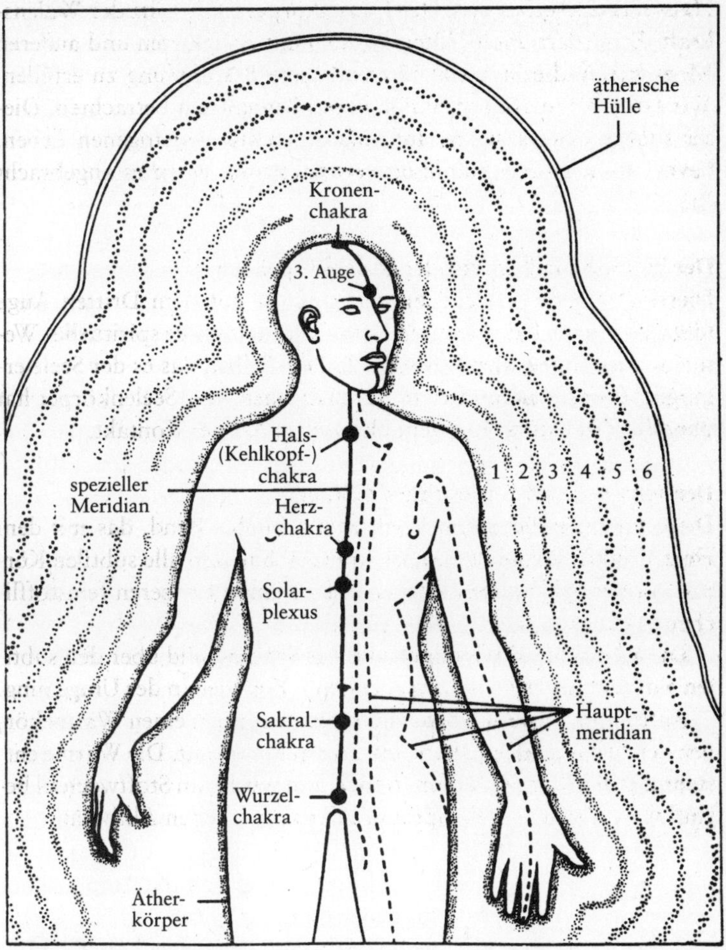

1. emotionaler Körper
2. Mentalkörper
3. Astralkörper
4. Kausalkörper
5. himmlischer oder Seelenkörper
6. erleuchteter oder spiritueller Körper

Wie die Energiefelder zusammenwirken

Wir haben die Energiefelder der Einfachheit halber separat betrachtet. In Wirklichkeit sind sie ineinander verwoben und beeinflussen sich gegenseitig, so daß sie ein energetisches Ganzes bilden. Die Meridiane verbinden die Organe des Körpers. Wir können sie uns als Energieströme vorstellen, die sich ständig bewegen und ineinander übergehen. Es gibt noch acht weitere Energiekanäle (die sogenannten speziellen Meridiane), die zwischen dem ätherischen und dem physischen Körper fließen. Sie bilden eine Art Energiespeicher, und sie kreuzen an bestimmten Punkten die organischen Meridiane, obwohl sie ansonsten auf eigenen Bahnen zwischen dem Nervensystem und dem Blutkreislauf verlaufen.

Diese Meridiane stehen in engem Zusammenhang mit unserer Vitalität und mit unseren Emotionen. Ihre wichtigste Aufgabe besteht darin, die Hauptmeridiane mit Energie (Qi oder Lebenskraft) zu versorgen. Der wichtigste spezielle Meridian verläuft von oben nach unten durch die Körpermitte und durchquert die Haupt-Chakras. Wie bereits erwähnt, stehen diese ihrerseits mit den subtilen Körpern in Verbindung. Alle sieben subtilen Körper haben durch die Chakras Kontakt mit dem physischen Körper.

Das subtile Energiesystem besteht also aus transparenten Hüllen, die von dünnen Membranen getrennt werden, was sie jedoch nicht daran hindert, sich teilweise zu durchdringen.

Die Aura spielt eine besondere Rolle: Sie spiegelt die körperliche Vitalität wider. Je ausgewogener und gesünder wir sind, desto größer ist die Aura. Dieses Kraftfeld reicht etwa einen Meter über den Körper hinaus, und seine Energie speist das gesamte System der subtilen Körper. Wenn wir krank sind, schrumpft die Aura fast auf Körpergröße zusammen, um Lebenskraft zu sparen.

Dieses ganze Energiesystem ist in ständiger Bewegung. Sie können sich die verschiedenen Energien als wirbelnde Nebel aus Farbe und Licht vorstellen, die zusammenwirken und voneinander Informationen empfangen – eine vielschichtige Verbindung. Die Energien verändern sich ständig; sie verteilen und harmonisieren sich immer wieder neu.

Energie wird sichtbar

Die Wissenschaft muß noch ein Gerät erfinden, das die Existenz dieser subtilen Energien eindeutig belegt. Viele Forscher haben es bereits versucht und mit speziellen Techniken, die der Kirlianfotografie ähneln, einige interessante Phänomene entdeckt.

Harry Oldfield hat fünfzehn Jahre seines Lebens damit verbracht, subtile Energie sichtbar zu machen. Als er mit der Kirlianfotografie arbeitete, stellte er fest, daß Objekte Töne, Radiowellen und Licht abstrahlen. Das inspirierte ihn, den Elektroscanner zu entwickeln. Dieses Gerät hüllt einen Gegenstand oder Menschen in ein elektrisches Referenzfeld ein, das sich in der Umgebung des Körpers dreidimensional messen läßt. Oldfield glaubt, daß Fluktuationen in diesem Feld Ereignisse auf subtileren Ebenen widerspiegeln. Für seine Forschungen konstruierte er einen Apparat, der mit Hilfe eines Computers einige bemerkenswerte Energiewirkungen sichtbar zu machen scheint. Er nennt das Polykontrast-Grenzflächen-Fotografie.

Oldfield ist der Meinung, daß die Farbwirbel, die er im Körper und in dessen Umgebung sieht, etwas mit den subtilen Energien und vielleicht auch mit den Chakras zu tun haben. Im Laufe der Jahre hat er die Energien von etlichen hundert Menschen fotografiert. Er glaubt, er könne jetzt die Unterschiede zwischen den Energiefeldern gesunder und kranker Menschen messen.

Oldfield benutzt seine Detektoren vor allem zur Messung von Schwäche, Streß oder Krankheiten im Energiefeld. Seine Befunde wurden schon oft von Ärzten bestätigt, die übliche medizinische Verfahren wie Röntgenstrahlen und Bluttests anwandten. Oldfield weist allerdings darauf hin, daß seine Arbeit sich noch im Versuchsstadium befindet und daß es noch lange dauern wird, bis die Wissenschaft sie anerkennt.

Im Kapitel 4 werden wir sehen, daß zwischen Blüten und ihren Essenzen einerseits und dem Energiefeld des Körpers andererseits offenbar eine ständige Wechselwirkung besteht.

– 3 –
Schock, Streß und Umweltschmutz

Das gesamte Energiesystem jedes Menschen –
Aura, subtile Körper, Chakras und Meridiane –
ist eine Art Plan oder Landkarte des Körpers.
Wir werden alle mit diesem energetischen Plan geboren,
der ebenso einzigartig ist wie ein Fingerabdruck
und sich vom Plan anderer Menschen unterscheidet,
und sei es noch so subtil.
Dank dieses feinstofflichen Musters haben wir die
Möglichkeit, in körperlicher, mentaler, emotionaler und
spiritueller Hinsicht vollkommen zu sein.

Wenn alle Elemente unseres Energiesystems sich im Gleichgewicht befinden, verspüren wir tiefe Zufriedenheit und fühlen uns wohl. Dann macht das Leben Freude, und alles ist angenehm. Denken Sie an die Tage, als Sie sprühend vor Energie aufwachten und sich auf den bevorstehenden Tag freuten. Diese Energiefülle geht mit klarem, konzentriertem Denken einher. Sie sind mit innerer Ruhe gesegnet, und andere Menschen oder das hektische Treiben in der Welt können Sie nicht erschüttern. Sie empfinden eine tiefe Sicherheit, als seien Sie gefeit gegen alle Gefahren der Außenwelt, und gleichzeitig sind Sie total im Hier und Jetzt verwurzelt. Sie wissen, daß Sie den richtigen Weg eingeschlagen haben, den Weg zum wahren Sinn Ihres Lebens.

Viele Menschen erleben diesen Zustand nur selten und flüchtig. Der Streß des Lebens hält sie davon ab, zu wachsen und ihr Potential zu verwirklichen.

Wir alle sind jedoch imstande, uns fast immer so gut zu fühlen, weil wir über ein intelligentes höheres Selbst verfügen, das den energetischen Plan kennt und weiß, wie es das ganze Energienetz instandhält. Mit anderen Worten: Wir wissen instinktiv oder intuitiv, was für uns am besten ist.

Leider hören wir diese innere Stimme nicht immer, oder wir richten uns nicht nach ihr.

In der Kindheit spielt es keine sehr große Rolle, ob unser Energiesystem aus dem Gleichgewicht gerät; denn Kinder besitzen Energie oder Chi in Fülle und können damit jede Störung ausgleichen. Eines Tages sind diese Reserven jedoch erschöpft, und das Ungleichgewicht wird zum Teil des Systems.

Das höhere Selbst erkennt die Gefahr und schickt uns Warnsignale in Form von körperlichen, emotionalen und seelischen Symptomen. Typische Anzeichen für ein energetisches Ungleichgewicht sind Müdigkeit, Unruhe, Reizbarkeit, Depressionen und Anfälligkeit für Erkältungen und andere Infektionen. Wenn eine Disharmonie nicht beseitigt wird, setzt sie sich im Energiesystem fest, und die Symptome verschlimmern sich mit der Zeit. Meiner Meinung nach wird der physische Körper erst dann krank, wenn Störungen des Energieflusses sich in den subtilen Strukturmustern der höherfrequenten Körper kristallisiert haben.

Ich glaube, daß die Natur für jede Krankheit ein Heilmittel bereithält. Das höhere Selbst führt uns zu bestimmten Pflanzen, Kräutern und Blüten, die das Gleichgewicht in unserem energetischen System wiederherstellen können. Im Kapitel 4 erfahren Sie, wie Sie Ihrer Intuition folgen und eine Kombination von Blütenessenzen zusammenstellen können, die Ihr Energiesystem harmonisiert.

Bevor wir genauer untersuchen, wie Blütenessenzen ihre Wunder vollbringen, wollen wir erörtern, wie das Energiesystem aus den Fugen geraten kann.

Was erschüttert das Gleichgewicht?

Schock und Streß in ihren vielen Formen haben eine verheerende Wirkung auf das subtile Energiesystem. Sie können sich diesen plötzlichen Schock als einen Kieselstein vorstellen, den jemand in einen ruhigen Teich wirft. Er ruft Wellen hervor, die sich im Wasser – in den subtilen Körpern – ausbreiten. Der »Kiesel« ist die eigentliche Ursache jeder Störung, während die Wellen die physikalische Widerspiegelung des Schocks sind. Im Gegensatz zum Teich, der bald wieder ruhig wird, wirkt die Störung in unserem subtilen Energiesystem jedoch fort, solange wir nichts tun, um es wieder ins Gleichgewicht zu bringen.

Als Folge des Schocks verschieben sich die subtilen Körper, so daß ihre Abstände entweder zu groß oder zu klein sind. Wenn beispielsweise der mentale und emotionale Körper nicht den korrekten Abstand zum Ätherkörper haben, empfinden wir Unruhe. Wenn der mentale und der emotionale Körper sich zu weit nähern, fühlen wir uns frustriert und ängstlich und können keine klaren Entscheidungen treffen. Manchmal gehen die Eigenschaften der subtilen Körper ineinander über. Wenn der mentale Körper in den emotionalen strömt, sind Lethargie und Verlust des Selbstvertrauens die Folge.

Jede derartige Störung in den subtilen Körpern wirkt sich mit der Zeit auf den physischen Körper aus und erzeugt Symptome in verschiedenen Körperteilen.

Es gibt zwei Arten des Schocks: den traumatischen und den lang anhaltenden, langsam wirkenden Schock.

Der traumatische Schock

Wir leben in einer Welt voller schrecklicher Ereignisse, an die wir oft gar nicht zu denken wagen. Einige von ihnen, zum Beispiel Naturkatastrophen, unvorhersehbare Gewalt und der Tod eines geliebten Menschen, gibt es seit Urzeiten. Andere, etwa Autounfälle und Bombenattentate, sind relativ neue Phänomene.

Wir alle erleben irgendwann einmal ein traumatisches Ereignis. Am schlimmsten sind zweifellos unerwartete Schocks, weil wir darauf nicht vorbereitet sind und sie uns daher im Kern unseres Wesens erschüttern.

Die Medizin hat erst damit begonnen, die Auswirkungen solcher Schocks auf unser körperliches und seelisches Wohlbefinden zu untersuchen. Sie hat aber erkannt, daß die Symptome, die von solchen Traumata ausgelöst werden, jenen Symptomen vergleichbar sind, an denen manche Soldaten nach erschütternden Kriegserlebnissen leiden. Diese Symptome können ein Leben lang auftreten, es sei denn, es werden Maßnahmen ergriffen, um ihre Ursachen zu beseitigen.

Die Folgen eines Schocks bezeichnet man heute als psychisches Belastungstrauma (PBT). Sie erreichen jede Ebene unseres Seins.

Wer an einem traumatischen Schock leidet, fühlt sich körperlich müde und kraftlos. Mit der Zeit verschwindet die Müdigkeit vielleicht; aber sie weicht unweigerlich kleinen Beschwerden aller Art, zum Beispiel Magenverstimmungen, steifem Nacken und so weiter. Da solche Symptome einige Zeit nach dem Trauma auftreten, scheinen sie oft keine ersichtliche Ursache zu haben. Darum ist es kein Wunder, daß Menschen, die am PBT leiden, häufig als Hypochonder gelten.

Ein Schock hat einen sehr starken Einfluß auf die Psyche. Dem Kranken fällt es schwer, sich zu konzentrieren, sein Denkvermögen ist getrübt, und alltägliche Entscheidungen – z. B. wann er einkaufen gehen sollte – können zum Problem werden. Der Kranke ist sehr sprunghaft; seine Stimmung schwankt zwischen Wut und Depression, zwischen Reizbarkeit und Verzweiflung. Er neigt zu Überreaktionen auf Ereignisse, die ihn im Normalzustand nicht verstören würden, und er weicht jeder Belastung aus. Vielleicht gerät er hin und wieder sogar in Panik.

Das Selbstvertrauen und das Selbstwertgefühl schwinden, so daß der Kranke keine Lust hat, neue Projekte in Angriff zu nehmen, die er früher als Herausforderung betrachtet hätte.

Auf der spirituellen Ebene fühlen sich viele Kranke gezwungen, ihr Leben neu zu bewerten. Schlimmstenfalls beginnen sie daran zu zweifeln, daß ihr Leben wirklich lebenswert ist.

Der lang anhaltende, langsam wirkende Schock
Dieser Zustand ist noch heimtückischer als der traumatische Schock; denn oft wissen wir gar nichts von seiner Existenz, und er wird zum integralen Bestandteil unseres Lebens.

Der lang anhaltende Schock kann uns bereits schaden, bevor wir geboren werden. Obwohl der Fetus im Mutterleib sicher ist, nimmt er den Streß der Mutter wahr und reagiert darauf. Das Ungeborene spürt es, wenn die Mutter über ihre Beziehung zum Partner und ihre Schwangerschaft besorgt ist.

Die Kindheit kann eine Belastung sein, wenn es an Liebe und Zuwendung fehlt. Doch auch zuviel Liebe bedeutet Streß, weil sie übermäßig fürsorglich und besitzergreifend ist. Eltern, die mit Liebesentzug drohen, damit das Kind gehorcht, setzen es ebenfalls unter Streß. Auch Kinder, deren Eltern sich ständig streiten, leiden unter den Auswirkungen eines lang anhaltenden Schocks, ebenso jene, deren Mutter oder Vater Alkoholprobleme oder eine schwere Krankheit hat.

Da Streß dieser Art oft unbemerkt bleibt und lange anhält, wird er so vertraut, daß man ihn für normal hält. Oft merken wir nicht einmal, daß es sich um einen Schock handelt.

Die Folgen des lang anhaltenden Schocks summieren sich; das heißt, daß er das subtile Energiesystem genauso geschädigt hat wie ein plötzliches Trauma, wenn der Betroffene erwachsen ist.

Schock und Streß erzeugen aggressive Schwingungen, die dem natürlichen Rhythmus der Zellen zuwiderlaufen und ihn zwingen, »nach einer anderen Melodie zu tanzen«. Das stört mit der Zeit die Funktion aller Organe und Gewebe, und wenn das Problem nicht beseitigt wird, sind körperliche, seelische und geistige Krankheiten die Folge.

Auch die Medizin ist heute der Meinung, daß Streß krank machen kann. Ein belastendes Ereignis oder zu großer Streß zu Hause oder am Arbeitsplatz sind oft die Ursache einer Erkältung oder einer anderen Infektion. Einige fortschrittliche Ärzte glauben, daß negative Emotionen wie Sorgen, Furcht, Wut, Frustration und Reizbarkeit dazu beitragen, die Widerstandskraft des Körpers zu untergraben.

Forscher auf dem relativ neuen Gebiet der Psychoneuroimmunologie versuchen, den Zusammenhang zwischen diesen negativen Emotionen und verschiedenen Krankheiten zu entdecken. Sie sind der Meinung, daß seelische Faktoren die Widerstandskraft schwächen können, weil sie das Nervensystem, die endokrinen Drüsen und das Immunsystem beeinflussen. Aus einem energetischen Blickwinkel betrachtet, bringt ein Schock den emotionalen und den mentalen Körper aus dem Gleichgewicht, so daß sie sich miteinander und mit dem Ätherkörper ein wenig vermischen. Der Ätherkörper kann dann seine Konturen nicht mehr aufrechterhalten und den physischen Körper nicht mehr vor Störungen in den subtilen Körpern schützen.

Der Ätherkörper steht mit dem Nervensystem in enger Verbindung, und die Nerven arbeiten mit dem Immunsystem zusammen. Darum unterdrücken emotionale Störungen das Immunsystem, schwächen die natürliche Abwehr des Körpers und machen ihn anfälliger für Krankheiten.

Ein schweres Trauma, zum Beispiel der Tod eines Angehörigen oder ein Gewaltverbrechen, verschiebt den astralen und den Ätherkörper plötzlich und drastisch. Die Aura wird beschädigt und weist Lücken auf. Diese Löcher sind gefährlich, weil der physische Körper nicht mehr vollständig geschützt ist und verwundbar wird.

Es ist sehr wichtig, den Organismus von den Wirkungen eines Schocks zu befreien; denn wenn die subtilen Körper verschoben sind, kann die Lebenskraft, die uns erhält, nicht mehr durchdringen und den physischen Körper versorgen.

Schon vor Jahren erkannte Edward Bach, daß seelische Störungen die eigentliche Ursache einer Krankheit sein können. Bach wußte auch, daß Streß Disharmonien in der Persönlichkeit verstärkt. Wer schon im Normalzustand zu Ungeduld neigt und gerne nach seinem eigenen Tempo arbeitet, wird unter Streßeinfluß reizbar, unbeherrscht und nervös.

Bach entdeckte und beschrieb Blütenarzneien für 38 negative seelische Zustände. Diese Heilmittel haben das Ziel, das emotionale Gleichgewicht wiederherzustellen. In Übereinstimmung mit einigen Philosophen der Antike glaubte Bach, daß Seelenfrieden und körperliches Wohlbefinden untrennbar sind. In seinem Buch *Heal Thyself* schrieb er:

Wir müssen standhaft nach Frieden streben. Stellen wir uns die Seele als Teich vor, der immer ruhig bleiben muß, ohne daß auch nur die kleinste Welle seine Ruhe stört. Diesen Frieden müssen wir so lange pflegen, bis kein Ereignis, keine Situation, kein anderer Mensch mehr imstande ist, die Oberfläche dieses Teiches zu kräuseln oder in uns Reizbarkeit, Depression oder Zweifel hervorzurufen.

In der Enzyklopädie der Blütenarzneien und im Verzeichnis der Krankheiten finden Sie Essenzen, die bei fast allen Folgen von Streß hilfreich sind. Dazu gehören auch Einsamkeit, Isolation und Identitätsverlust, an denen wir leiden, weil die gemütlichen Städtchen und Dörfer samt ihren engen zwischenmenschlichen Beziehungen verschwinden und der technische Fortschritt und die Umweltverschmutzung unser Leben drastisch verändern. Im Kapitel 6 finden Sie hervorragende Kombinationen, die Sie als Erste Hilfe bereithalten sollten, um gegen Schocks und Notfälle gewappnet zu sein.

Giftige Chemikalien

Sauberes Wasser, frische Luft und natürliche Nahrung sind unerläßlich für die Gesundheit; aber giftige Chemikalien zerstören sie langsam und heimtückisch.

Autoabgase enthalten ein giftiges Gemisch aus Chemikalien, die die Lungen reizen, Asthmaanfälle auslösen und die Neigung zu Krankheiten der Atemwege vergrößern. Kohlenmonoxid verdrängt den Sauerstoff aus dem Blut und kann in hoher Dosis das Gewebe ersticken. Atemnot, Benommenheit, Übelkeit, Lethargie und Schwäche sind typische Symptome. Im Sommer verschlimmert sich die Situation; denn starke Sonnenstrahlung fördert die Bildung von Ozon in den Abgasen. Nahe der Erdoberfläche erzeugt Ozon einen Smog, der Augenbeschwerden, Kopfschmerzen und Atemnot hervorruft und die Pflanzen schädigt.

Sogar in der Wohnung ist die Luft oft unrein. In Gebäuden, die hermetisch abgeschlossen sind, um Energie zu sparen, bilden sich reizende Substanzen. Oft ist Zigarettenrauch das Hauptproblem; aber Chemikalien, die Kopiergeräte und Teppichböden absondern, vergrößern es noch. Giftige Gase können aus Konservierungs- und Klebstoffen entweichen, die man beim Bauen verwendet. Verschmutzte Luft kann Kopfschmerzen, Konzentrationsstörungen, Augenschmerzen, Halsentzündung, Hautreizungen und hartnäckige Erkältungen hervorrufen, unter anderem deshalb, weil sie eine graue, schleimähnliche ätherische Substanz erzeugt, die das Energiesystem verstopft.

Chemikalien in der Nahrung und im Wasser können aus Industriemüll stammen, der in die Flüsse und ins Meer geleitet wird und so in die Nahrungskette gelangt. Einige dieser synthetischen Chemikalien, zum Beispiel Fluorchlorkohlenwasserstoff, sind nur sehr schwer loszuwerden. Wenn bestimmte Substanzen erst einmal in die Umwelt gelangt sind, reichern sie sich im Fleisch von Tieren an, manchmal in hohen Dosen. Ein typisches Beispiel sind PCBs (polychlorierte Biphenyle), die heute verboten, aber immer noch in vielen Nahrungsmitteln – vor allem im Fisch – enthalten sind.

Neben diesen langlebigen Chemikalien gibt es eine gewaltige Menge von Substanzen, die wir täglich verwenden. Kommerziell angebautes Obst, Gemüse und Getreide wird während des Wachstums und der Lagerung mindestens mit einer, meist mit mehreren Chemikalien behandelt. Einige Feldfrüchte werden mit bis zu sechs verschiedenen Chemikalien eingespritzt, ehe sie in den Supermarkt gelangen.

Ein besonderer Grund zur Sorge ist der kaum bekannte »Cocktaileffekt« – die kombinierte Wirkung – vieler verschiedener Chemikalien. Es gibt immer mehr Indizien dafür, daß Pestizide und PCBs das Immunsystem unterdrücken und dadurch Virusinfektionen und Allergien begünstigen.

Auf der energetischen Ebene verschmutzen solche Chemikalien die subtilen Körper und verhindern, daß sie ihren natürlichen Platz einnehmen. Außerdem stören diese Gifte das Öffnen und Schließen der Chakras. Wenn sie nicht beseitigt werden, können sie diese Energiezentren schädigen.

So schützen Sie sich vor chemischen Umweltgiften

- Die Vitamine A und E schützen Lungen und Atemwege vor Rauch und chemischem Schaden. Zusammen mit Vitamin C und Selen wirken sie als Antioxidantien, die Gifte daran hindern, die Körperzellen zu schädigen. Vitamin C hilft auch, Pestizidrückstände zu entgiften. Vitamin A und E schützen die Leber vor chemischen Schäden, und der B-Komplex verbessert das Entgiftungssystem. Die Mineralien Calcium, Magnesium und Zink stärken ebenfalls die Widerstandskraft.

- Ionisatoren und Luftreiniger tragen dazu bei, Luftschadstoffe zu entfernen.
- Pflanzen können helfen, Bürochemikalien zu entgiften.
- Kaufen Sie organisch angebaute Lebensmittel, wann immer es möglich ist. Wenn nicht, waschen Sie Obst und Gemüse in einer Mischung aus gefiltertem Wasser und einem Eßlöffel Apfelessig.
- Kalt gepreßte Pflanzenöle wie Sonnenblumen-, Oliven- und Safloröl verringern die Absorption von Giften und fördern ihre Ausscheidung.
- Kaufen Sie Geflügel, Eier und Wild nicht aus Tierfabriken.
- Essen Sie keine Innereien. Chemikalien und Hormone reichern sich in der Leber und den Nieren des Tieres an.
- Kaufen Sie Quellwasser, und leisten Sie sich einen Filter, der Pestizide, Nitrate und Schwermetalle aus dem Leitungswasser entfernt.

Blütenarzneien, die vor chemischen Umweltgiften schützen, finden Sie in der Liste der Krankheiten, ein »Reinigungsrezept« im Kapitel 7.

Elektrosmog

Die Erde hat ihr eigenes elektromagnetisches Feld, das wie ein Herz pulsiert, und zwar mit 470 Schlägen in der Minute (das sind 7,83 Hertz). Diese Pulse werden nach dem deutschen Forscher, der sie 1952 entdeckte, Schumann-Wellen genannt.

Es ist kein Zufall, daß wir in unserem Körper einen etwa gleichen Puls haben, nämlich in den elektrischen Signalen – den Alpha- und Betawellen – des Gehirns. Man glaubt, daß dieser natürliche elektromagnetische Puls dazu beiträgt, uns gesund zu erhalten. Die

NASA stattet ihre Raumfahrzeuge mit 7,83-Hz-Oszillatoren aus, damit die Astronauten sich wohler fühlen – das Gerät reguliert ihre Biorhythmen.

Heutzutage wird der natürliche Puls der Erde jedoch von anderen elektrischen und magnetischen Feldern überlagert. Elektromagnetische Strahlen aus Stromkabeln und -masten, Fernseh- und Rundfunkgeräten, Computern, Monitoren und Satellitensendern füllen die Atmosphäre mit Elektrosmog, der die natürlichen, für die Gesundheit wichtigen Signale möglicherweise auslöscht.

Den größten Anlaß zur Besorgnis geben die sogenannten ELF (engl. *extremely low frequencies,* extrem niedrige Frequenzen), weil sie der Strahlung unseres Körpers sehr ähnlich sind. Besonders starke, von diesen Frequenzen erzeugte elektromagnetische Felder können vielleicht die Gehirnwellen beeinflussen und körperliche Probleme und Verhaltensstörungen auslösen.

Zu den vielen Symptomen, die man dem Elektrosmog zuschreibt, gehören Depressionen, Unruhe, Übelkeit, Schwitzen und Verdauungsstörungen.

In Büros sind oft zahlreiche künstliche Felder nachweisbar, die möglicherweise das »Sick Building Syndrome« begünstigen, also Beschwerden, deren Ursache »kranke Gebäude« sind.

Elektromagnetische Strahlung kommt auch in der Natur vor, nämlich über Verwerfungen in der Erde und unterirdischen Gewässern. Man spricht dann von »geopathischem Streß«. Anscheinend gibt es auch geopathische Linien, über denen das Magnetfeld der Erde besonders stark ist. Solche Strahlen beeinflussen unser eigenes elektromagnetisches Kraftfeld. Röntgenstrahlen, und sogar die UV-Strahlen der Sonne, können den subtilen Körpern ebenfalls schaden und, wenn sie stark genug sind, die DNS, das genetische Material der Zellen, verändern.

Es kann sein, daß die Folgen der ständigen übermäßigen Einwirkung dieser Strahlung erst in zwanzig Jahren sichtbar werden.

Der russische Physiker A. S. Presman vom Fachbereich Biophysik der Universität Moskau erläutert in seinem Buch *Electromagnetic Fields of Life* die präzisen Experimente, die er 1968 durchführte. Dabei entdeckte er, daß diese Strahlung mit körperlichen Störungen wie Blutveränderungen, Bluthochdruck, Herzanfällen,

Impotenz, Energiemangel und nervöser Erschöpfung zusammenhängt.

Es gibt immer mehr Beweise dafür, daß Menschen, die der Strahlung aus Monitoren, Computern und Fernsehgeräten lange ausgesetzt sind, mit Chromosomenschäden rechnen müssen. Die Studien sind noch umstritten und nicht schlüssig; aber einige Forscher bringen längere Arbeit an Monitoren mit Schwangerschaftsproblemen, Fehlgeburten, Totgeburten und Geburtsfehlern in Verbindung. Embryos reagieren in den ersten drei Monaten besonders empfindlich auf elektromagnetische Strahlen, weil die Zellen sich rasch teilen. Während dieses unglaublichen Wachstumsschubes sorgt der subtile Bauplan dafür, daß die Entwicklung ungestört verläuft. Es ist möglich, daß elektromagnetische Strahlung diesen Plan beschädigt – die Folgen wären unabsehbar.

So schützen Sie sich vor Elektrosmog

- Schalten Sie nicht benutzte Elektrogeräte aus.
- Verhindern Sie die Bildung statischer Elektrizität, indem Sie Blumenschalen im Büro und in der Wohnung aufstellen, Wasser auf die Teppiche sprühen und Kleider aus Naturfasern wie Baumwolle und Seide tragen. Ziehen Sie niemals Schuhe mit Gummisohlen an.
- Meiden Sie die Nähe von Strommasten und Stromleitungen.
- Bauen Sie Ihr Haus nicht auf einem Platz, der geopathisch gestört ist.

Blumenarzneien gegen Elektrosmog finden Sie in der Liste der Krankheiten.

Gesellschaftliche Gifte

Viele Menschen sind von Aufputschmitteln abhängig, um »über die Runden zu kommen«. Diese Drogen reizen die Nerven und helfen uns, das hektische Tempo unseres Alltags durchzuhalten. Alkohol, Zigaretten und koffeinhaltige Getränke spenden uns jedoch nur für kurze Zeit Energie. Sobald ihre Wirkung abklingt, fühlen wir uns erschöpfter als zuvor. Diese »gesellschaftlichen Gifte« haben außerdem gefährliche Nebenwirkungen.

Alkohol

Alkohol schädigt die Zellen des Gehirns und der Nerven und ruft zahlreiche Symptome hervor: Konzentrationsmangel, Verwirrung, Gedächtnisschwäche, Schlaflosigkeit, Lethargie oder Erregung, Reizbarkeit und Erschöpfung. Auf der energetischen Ebene lockert und verschiebt der Alkohol die subtilen Körper. Besonders schädlich ist er für den Ätherkörper und den Astralkörper; er bringt sie aus dem Gleichgewicht und schwächt dadurch die Selbstbeherrschung und die Willenskraft. Alkohol kann die Aura trüben und grünlichbraun färben, indem er sie mit einer klebrigen, schleimigen Substanz verstopft.

Zigaretten

Zigarettenrauch enthält ein Gemisch giftiger Chemikalien, von denen viele krebserregend sind. Die gesundheitlichen Gefahren des Rauchens sind bekannt; aber Zigaretten schädigen auch das Energiesystem erheblich. Rauch trübt und schwächt die subtilen Körper und hüllt sie in einen Nebel ein, der die normalerweise hellen, vibrierenden Farbtöne der Aura verdüstert und verfärbt. Außerdem hindert er die Aura daran, sich selbst zu reinigen. Der Ätherkörper leidet besonders unter diesem grauen Schleim, der die Abwehrkräfte des Körpers lähmt.

Koffein

Kaffee und koffeinhaltige Speisen und Getränke stimulieren die Nebennieren, so daß sie mehr Adrenalin erzeugen. Dieses Hormon wird normalerweise unter Streß abgesondert; es sorgt für einen plötzlichen Energiestoß und geistige Wachsamkeit. Diese Wirkung hält nicht lange an, und wenn der Koffeinspiegel fällt, fühlen wir uns unweigerlich müder als zuvor. Koffeinkonsum ist ein zusätzlicher Streß, der Unruhe, Reizbarkeit und Nervosität hervorruft. Übermäßiges Kaffeetrinken wird zudem mit Knoten in der weiblichen Brust in Verbindung gebracht.

Koffein stört außerdem den Energiefluß in den Meridianen. Das schadet dem Ätherkörper, der seinerseits Lücken in den emotionalen und in den menschlichen Körper reißt. Ein Ungleichgewicht in diesen Energiehüllen hat emotionale Instabilität und nervöse Störungen zur Folge. Es schadet auch dem Solarplexus, dem Sitz der emotionalen Harmonie, und das wirkt sich negativ auf den Magen aus.

Wichtig ist, daß Koffein die Blütenessenzen unwirksam macht, indem es die subtilen Körper daran hindert, wieder ihre natürliche Position einzunehmen.

Bestimmte Blütenessenzen helfen, diese Süchte zu überwinden; andere schützen vor ihren negativen Auswirkungen auf die subtilen Energiesysteme (siehe Enzyklopädie, Liste der Krankheiten und Rezeptteil).

Krankheiten und Medikamente

Moderne Medikamente mögen wichtig sein, wenn es gilt, körperliche Krankheiten zu behandeln, und sie können zweifellos Leben retten. Andererseits haben viele von ihnen unerwünschte Nebenwirkungen, die bei jedem Medikament unterschiedlich sind.

Alle Medikamente stören das Energiesystem. Sie trüben die subtilen Körper, lösen sie voneinander und hindern sie daran, wieder ihre natürliche Position einzunehmen. Außerdem stören sie die Chakras bei der Regulierung und Verteilung von Energie. Das Kehlkopf-Chakra ist gegen Drogen besonders empfindlich.

Steroide verstopfen beispielsweise den Solarplexus und das Herz-Chakra; sie verhindern, daß Muskeln und Nerven Energie erhalten.

Wenn wir Blütenessenzen mit Medikamenten einnehmen, können wir diesen unerwünschten Nebenwirkungen entgegenwirken. Man kann sie auch nach einer medikamentösen Behandlung anwenden, um die subtilen Körper wieder ins Gleichgewicht zu bringen.

Wichtiger noch: Blütenessenzen verringern den Bedarf an Medikamenten; denn wenn wir sie früh genug anwenden, können sie dazu beitragen, daß eine Krankheit sich gar nicht erst entwickelt.

Blütenarzneien können zum Beispiel Antibiotika überflüssig machen, indem sie das Immunsystem des Körpers stärken. Sie beseitigen physische Gifte, giftige Gedanken und Emotionen, aber auch spirituelles Gift, das die subtilen Körper verschmutzt. Dadurch stärken sie das natürliche Abwehrsystem des Körpers, so daß es Angriffe von Viren und Bakterien besser abwehren kann.

Unter Medizinern wächst die Besorgnis darüber, daß Antibiotika zu häufig angewandt werden. Wir wissen, daß Bakterien sich allmählich jedem Antibiotikum anpassen. Wenn wir diese Medikamente zu unbekümmert einnehmen, verringern wir also ihre Wirksamkeit. Dennoch werden in den USA heute doppelt so viele Antibiotika verkauft wie Mitte der achtziger Jahre, und sieben von zehn Amerikanern erhalten diese Medikamente vom Arzt, wenn sie an banalen Erkältungen leiden. Ist es Zufall, daß immer mehr Infektionen nicht mehr auf Antibiotika ansprechen?

Resistente Bakterien sind schwer zu bekämpfen und können sich in der ganzen Bevölkerung ausbreiten. Sie sind aber nicht für alle gleich gefährlich. Ein gesundes Immunsystem wehrt Bakterien ab, einerlei, wie resistent sie gegen Medikamente sind. Manche Menschen, zum Beispiel Alte und Kranke, sind jedoch stärker gefährdet, und wenn sie an einer Infektion erkranken, ist die Behandlung schwieriger. Für Pharmakonzerne mag das ein Ansporn sein, neue Wundermedikamente zu erfinden; aber es wäre gewiß besser, wenn wir unser Immunsystem stärken und Ärzte und Patienten ermuntern würden, die Waffen, die wir besitzen, nicht zu mißbrauchen.

Körperliche Schäden

Wenn eine Krankheit bereits ausgebrochen ist und eine Operation notwendig ist, können Blütenessenzen helfen, die Folgen eines solchen Traumas zu lindern und die Genesung zu fördern.

Es ist auch für das subtile Energiesystem ein Schock, wenn Körpergewebe bei einer Operation oder durch einen Unfall verletzt wird. Die subtilen Körper müssen also mit dem Gewebe heilen, damit der geschädigte Bereich nicht schwach und verwundbar bleibt. Selbst wenn die Narbe verschwunden ist, können die subtilen Körper noch verschoben sein.

Vor einer Operation empfiehlt es sich, die Bach Rescue Remedy, die Five Flower Remedy oder die Australian Bush Emergency Remedy anzuwenden, um Schock und Trauma zu lindern.

Die Anästhesie ist ebenfalls ein Schock, der Orientierungslosigkeit und anhaltende Müdigkeit hervorruft.

Störungen im subtilen Energiesystem werden vererbt

Es ist wichtig, Ungleichgewichte in der subtilen Anatomie zu beseitigen. Andernfalls setzen sie sich im System fest und werden an künftige Generationen weitergereicht. Diese vererbten Schwächen in den energetischen Körpern heißen *Miasmen*.

Die Theorie der Miasmen stellte zuerst Dr. Samuel Hahnemann, der Begründer der Homöopathie, auf. Er war davon überrascht, daß manche Patienten auf die Behandlung nicht ansprachen, während andere sich zunächst erholten und dann bald zusammenbrachen. Er sah sich diese schwierigen Fälle näher an und fand einen gemeinsamen »blockierenden Nenner« in der Persönlichkeit oder in der Familiengeschichte, zum Beispiel bestimmte Krankheiten, die in jeder Generation auftraten. Diese Blockaden nannte er Miasmen.

Wir können uns ein Miasma als Mangel an Lebenskraft vorstellen. Meist betrifft es die subtilen Körper, vor allem den Ätherkörper, den mentalen Körper und, in geringerem Umfang, den Astralkörper. Miasmen bleiben manchmal lange Zeit latent und flackern nur gelegentlich auf. Dann lösen sie chronische oder akute Krankheiten, Traumata, Streß und Altersbeschwerden aus. Ein schwerer Sturz oder ein emotionaler Schock können sie veranlassen, aus einem subtilen Körper in den physischen Körper einzudringen und verschiedene Symptome auszulösen. Wenn wir älter werden, läßt unsere natürliche Vitalität nach, und das begünstigt die Miasmen. Vielleicht werden wir darum im Alter anfälliger für Krankheiten.

Miasmen

Blütenessenzen tragen dazu bei, Miasmen zu beseitigen. Wenn die Lebenskraft einer Arznei bis zur physischen Ebene vorgedrungen ist, setzt sie sofort eine Harmonisierung in Gang. Die Essenz löst das Miasma vom Genmaterial der Zelle und von den subtilen Körpern, so daß es ausgeschieden werden kann. Das kann einige Zeit dauern – erwarten Sie also keine Wunder über Nacht.

Hahnemann beschrieb drei Grundtypen von »ererbten Miasmen« (Psora, Syphilis und Sykose), die er für die eigentlichen Ursachen der chronischen Krankheiten hielt. Jedes Miasma macht einen Menschen anfällig für bestimmte Krankheiten. Inzwischen haben die Homöopathen dieser Liste noch viele weitere krankheitserregende Miasmen hinzugefügt, darunter Tuberkulose, Strahlung und Schwermetalle.

Psora

Ein Psora-Miasma ist eine unterdrückte Hautkrankheit, die ein Ungleichgewicht in den rhythmischen Körperfunktionen auslöst und allgemeine seelische und körperliche Reizzustände hervorruft. Typische Symptome sind Müdigkeit, Unruhe, Traurigkeit, Depressionen, Hautprobleme, Gewebeverstopfung und Knochenmißbildungen.

Syphilis

Eine unterdrückte Syphilis schädigt sämtliche Gewebe, besonders die Knochen. Auch Herz- und Nervenstörungen sind häufig. Wer an diesem Miasma leidet, regt sich leicht auf und ist sentimental, reizbar und mißtrauisch. Dieses Miasma kann auch Meningitis hervorrufen.

Sykose

Sykose steht im Zusammenhang mit unterdrückter Gonorrhö. Sie begünstigt Verstopfungen der Haut, der Beckengegend, der Gelenke, des Verdauungskanals, der Atmungsorgane und der Harnwege. Sie kann auch Furcht, Nervosität und Unmoral verursachen.

Tuberkulose

Dieses Miasma macht den Betroffenen anfällig für Krankheiten der Atemwege, des Kreislaufs, der Harnorgane und des Verdauungstraktes. Die Folge sind unter anderem Gewichtsabnahme und schlechte Durchblutung. Wer an diesem Miasma leidet, neigt zum Eskapismus; das heißt, er ist unfähig, Entscheidungen zu treffen und der Lebenswirklichkeit ins Auge zu sehen. Auch Geisteskrankheiten und Krebs können die Folge dieses Miasmas sein.

Moderne Miasmen

Mit Miasmen beschäftigte sich die homöopathische Forschung vor allem im 19. und Anfang des 20. Jahrhunderts. Damals waren Infektionskrankheiten wie Tuberkulose und Syphilis verbreitet. Heute sehen wir uns neuen Bedrohungen unserer Gesundheit gegenüber, nämlich den modernen Umweltgiften. Sie heißen »erworbene Miasmen«.

Erdölprodukte

Der zunehmende Verbrauch von Erdölprodukten ist eine Ursache von Ödemen, Diabetes, Unfruchtbarkeit, Impotenz, Fehlgeburten, grauem Haar, Haarausfall, Muskelschwund, Hautausschlägen und Stoffwechselstörungen, die zu einer Fettspeicherung im Gewebe führen. Dieses Miasma hemmt die Verwertung von Vitamin K, was Kreislauf- und Drüsenstörungen zur Folge hat. Die Betroffenen sind wenig widerstandsfähig gegen Streß und leiden an Psychosen, vor allem an Schizophrenie und Autismus. Auch Leukämie, Hautkrebs und Lymphdrüsenkrebs treten auf.

Strahlung

Die enorme Zunahme der Hintergrundstrahlung seit dem Zweiten Weltkrieg schädigt die Haut, das Bindegewebe, den Kreislauf und die Fortpflanzungsorgane. Symptome sind unter anderem vorzeitiges Altern, langsamere Zellteilung, Verlust der Hautelastizität, Ausschläge, Lupus, Hautkrebs, Anämie, Leukämie, Arthritis, Allergien, bakterielle Entzündungen (besonders im Gehirn), Fehlgeburten, zu starke Menstruation, Unfruchtbarkeit und Rückgang der Spermienmenge.

Schwermetalle

Die Anreicherung von Schwermetallen und Chemikalien wie Blei, Quecksilber, Radium, Arsen, Aluminium, Fluoride und Schwefelsäure führt zu Allergien, Ödemen, Störungen der Calciumverwertung, Virusentzündungen und Haarausfall.

In der Liste der Krankheiten finden Sie Arzneien gegen diese Miasmen.

– 4 –
Essenzen in Aktion

Wie Sie Blütenarzneien anwenden und verordnen

Keine zwei Menschen sind identisch. Wir mögen ähnliche körperliche Eigenschaften, Persönlichkeitsmerkmale und Verhaltensweisen haben; doch im Grunde sind wir alle einzigartig. Unsere Individualität entscheidet, wie wir mit Streß aller Art zurechtkommen und wie wir darauf reagieren.

Zwei Menschen weisen vielleicht die gleichen Symptome eines gestörten Nervensystems auf. Beide sind ängstlich, reizbar und nervös, und sie leiden an Schlaflosigkeit und Verdauungsstörungen. Aber die Ursache dieser Probleme ist ganz verschieden. Der eine hat vielleicht eine Scheidung hinter sich, der andere hat Ärger am Arbeitsplatz. Wenn wir tiefer schürfen, stellen wir fest, daß ihre Schwierigkeiten auf bestimmte Merkmale der Persönlichkeit oder Verhaltensweisen zurückzuführen sind. Darum ist es sehr wichtig, jeden Menschen als einzigartiges Ganzes zu behandeln, anstatt seine Symptome oder Krankheiten zu bekämpfen. Das Schöne an den Blütenessenzen ist, daß sie uns helfen, Aspekte unserer Persönlichkeit zu entdecken, die unser Wohlbefinden untergraben. Sie arbeiten nicht *an* uns, sondern *mit* uns. Sie lenken unsere Aufmerksamkeit auf ein inneres Ungleichgewicht und schenken uns dann ihre Energie, damit wir die Störung sanft beseitigen können. So können wir allmählich die Verantwortung für unsere Gesundheit und unser Glück selbst übernehmen.

Erkenne dich selbst!

Wenn Sie anfangen, Blütenarzneien anzuwenden, begeben Sie sich auf eine abenteuerliche Reise. Sie werden lernen, sich selbst zu verstehen, und herausfinden, warum Sie so und nicht anders denken und handeln. Wenn die Arzneien zu wirken beginnen, wächst Ihre Selbsterkenntnis, und die Folge ist eine neue Freiheit: Sie können endlich tun, was Sie schon immer tun wollten.

In der Enzyklopädie finden Sie Hunderte von Blütenessenzen aus der ganzen Welt, und jede hat bestimmte Eigenschaften. Es ist eine echte Kunst, die Essenzen auszuwählen, die für Sie am besten sind. Dazu brauchen Sie etwas Zeit, um über sich selbst nachzudenken. Das mag narzißtisch klingen; aber es ist ein unerläßlicher Teil der Selbstheilung.

Zu Beginn sollten Sie über Ihre Persönlichkeit nachdenken. Diese ist zwar so einzigartig wir Ihr Fingerabdruck, doch es gibt Persönlichkeitszüge oder Neigungen, die bei Menschen häufig vorkommen. Diese Merkmale haben einen starken Einfluß darauf, wie Sie mit Streß umgehen.

Bachs 12 Persönlichkeitstypen und Heilmittel

Dr. Edward Bach identifizierte 12 wichtige Persönlichkeitsmerkmale und behandelte sie mit seinen ersten Blütenessenzen:

1. Furcht
2. Schrecken
3. Seelische Qual oder Sorgen
4. Gleichgültigkeit oder Langeweile
5. Zweifel oder Entmutigung
6. Unentschlossenheit
7. Übertriebene Begeisterung
8. Entmutigung
9. Schwäche
10. Mißtrauen gegen sich selbst
11. Übertriebene Besorgnis
12. Stolz oder Unnahbarkeit

Nehmen wir Impatiens als Beispiel. Wie der Name andeutet, hilft es

Menschen, deren hervorstechender Persönlichkeitszug die Ungeduld (engl. *impatience*) ist. Sie neigen zur Hektik und kritisieren gerne die Fehler anderer. Reizbarkeit, nervöse Spannungen, Überanstrengung und Unfälle sind mögliche Folgen.

Im Gegensatz dazu ist Clematis für ruhige, verträumte, abwesende Menschen gedacht, die sich in die Welt ihrer Gedanken und Phantasien zurückziehen. Ihr auffälligstes Charaktermerkmal ist Gleichgültigkeit. Sie neigen zu Konzentrationsstörungen, Unbeholfenheit und Schlaflosigkeit.

Bach stellte fest, daß viele Persönlichkeitsmerkmale der Menschen sich in den Pflanzen widerspiegeln. In jeder Blütenfamilie finden wir Arzneien, die viele Abwandlungen der gleichen grundlegenden Persönlichkeitszüge beschreiben. Manche scheinen sehr ähnlich zu sein; aber wenn Sie die Beschreibungen sorgfältig lesen, werden Sie feine Unterschiede feststellen. Suchen Sie nach Blütenessenzen, deren Eigenschaften die Art und Weise widerspiegeln, wie Sie sich selbst sehen. Die Arzneien helfen Ihnen, Ihre positiven Eigenschaften zu stärken und die negativen zu dämpfen.

Vergessen Sie nie, daß solche Eigenschaften nicht unveränderlich sind. Mit Hilfe der Blütenessenzen können wir bestimmte Aspekte unserer Persönlichkeit positiv verändern.

Wenn Sie Ihre Tugenden pflegen und weniger attraktive Züge mildern, sind bessere Beziehungen zu anderen Menschen eine willkommene Nebenwirkung. Viele Partnerschaften sind anfangs glücklich; doch wenn der Zauber verfliegt, werden sie unerträglich. Wenn Sie ehrlicher zu sich selbst sind, ziehen Sie Menschen an, deren Eigenschaften Sie wirklich bewundern. Alle Beziehungen, einerlei ob sie intimer oder platonischer Art sind, werden dann beglückend und befriedigend.

Während die Persönlichkeit unseren Umgang mit anderen und unsere Einstellung zum Leben beeinflußt, bestimmt unsere Konstitution, wie widerstandsfähig wir gegen Krankheiten sind. Konstitution ist Temperament plus Gesundheitszustand. Sie ist Ihr genetisches Erbe, das durch Lebenserfahrung und Umwelt modifiziert wird. Eine kräftige Konstitution hält beträchtlichen Druck aus, ohne zu erlahmen; eine schwache ist anfälliger für Krankheiten.

Wenn beispielsweise Ihre Großeltern in hohem Alter starben und Ihre Eltern immer gesund waren; wenn Ihre Mutter während ihrer Schwangerschaft gesund war (weil sie nicht rauchte, nicht trank usw.); wenn die Ehe Ihrer Eltern glücklich und Ihre Geburt problemlos war; dann sind Sie wahrscheinlich mit einer kräftigen Konstitution gesegnet.

Sind Ihre Großeltern jedoch früh an Krebs oder an einer Herzkrankheit gestorben, war Ihr Vater als Kind an Tuberkulose erkrankt und Ihre Mutter an Asthma und Ekzemen, haben Sie wahrscheinlich eine schwache Konstitution geerbt.

Fassen Sie Mut! Sie können die schlimmsten Folgen ungünstiger Erbanlagen abwenden, wenn Ihre Eltern glücklich verheiratet waren, auf ihre Gesundheit achteten und Sie mit viel Liebe und guter Nahrung aufzogen.

Wenn Sie andererseits eine gute Konstitution geerbt haben, sind Sie dennoch anfällig für Krankheiten, wenn Ihre Eltern sich ständig gestritten haben und Ihre emotionalen Bedürfnisse nicht befriedigt wurden.

Wie dem auch sei – es gibt keinen Grund, sich mit einer schwachen Konstitution abzufinden. Blütenessenzen können Ihre Widerstandskraft gegen alle Krankheiten auf zweierlei Weise stärken. Erstens helfen bestimmte Essenzen, ererbte genetische Schwächen (Miasmen) auf der Schwingungsebene zu beseitigen (siehe Kapitel 3). Zweitens können sie die Nachwirkungen vergangener Traumata und lang anhaltender Schocks (z. B. eine unglückliche Kindheit) beseitigen, die Ihre ererbte Konstitution schwächen.

Die Fallgeschichte

Die eigene Fallgeschichte zu formulieren ist eine gute Methode, um herauszufinden, warum Sie sich nicht so wohl fühlen, wie Sie könnten.

Zählen Sie alle körperlichen Symptome und seelischen Probleme auf, die Sie gerne behandeln würden. Sie sind Anzeichen dafür, daß Körper, Seele und Geist aus dem Gleichgewicht geraten sind. Darum ist es wichtig, sie alle aufzuschreiben, gleichgültig, wie banal sie Ihnen vorkommen. Sie drücken ein Bedürfnis aus, einen Hilferuf des Körpers.

Eine ausführliche Fallgeschichte enthält auch Angaben über die Persönlichkeit, die Konstitution und vergangenen und gegenwärtigen Streß. Das hilft Ihnen, grundlegende Muster zu erkennen.

Wichtig ist auch Ihre Gesundheit als Kind. Ererbte Schwächen machen sich oft schon recht früh im Leben bemerkbar. Wenn Sie häufig erkältet waren oder an Halsentzündungen oder Ohreninfektionen litten, ist Ihr Immunsystem wahrscheinlich ein Schwachpunkt. Eine Allergie gegen Staubmilben, Pollen oder bestimmte Nahrungsmittel ist ein weiteres vielsagendes Symptom. Eine derartige Immunschwäche legt sich nicht von selbst. Allerdings können die Symptome sich verändern und diesen Eindruck erwecken.

Wenn ein System schwach ist, müssen andere die Schwäche kompensieren. Mit der Zeit kommt es auch in diesen Systemen zu Störungen, weil sie überlastet sind. Streß aller Art kann solche Symptome auslösen oder verschlimmern – er nützt jede ererbte Schwäche aus. Wenn Sie nicht genau wissen, was Ihre Symptome Ihnen sagen wollen, können Sie im Kapitel 6 nachschlagen. Dort erfahren Sie, welche Systeme möglicherweise geschädigt sind.

Ihre eigene Fallgeschichte

Name	Datum	
Alter	Geburtsdatum	
Beruf	Personenstand	Kinder

Medizinische Vorgeschichte

Krankheiten a) der Mutter b) des Vaters
Krankheiten in der Familie
Ihre Gesundheit als Kind
Ihre Gesundheit als Erwachsener
Operationen, Unfälle, Verletzungen
Wenn Sie Mutter sind: Wie fühlten Sie sich während der Schwangerschaft?
War Ihre Geburt leicht oder schwierig?

Persönliches

Schreiben Sie viele verschiedene persönliche Eigenschaften auf – gute und schlechte –, von denen Sie glauben, daß sie Sie am besten beschreiben.
Zum Beispiel:
Sind Sie ungeduldig oder geduldig?
Sind Sie gerne allein, oder sehnen Sie sich nach Gesellschaft?
Seien Sie ehrlich, und bitten Sie jemanden, dem Sie vertrauen, Ihre Selbsteinschätzung zu prüfen.

Lebensweise

Häuslicher Streß
- schwach (nicht wahrnehmbar)
- mittel (erträglich)
- stark (es ist schwer, damit umzugehen)
- sehr stark (nicht zu bewältigen)

Streß in der Arbeit
- schwach (nicht wahrnehmbar)
- mittel (erträglich)
- stark (es ist schwer, damit umzugehen)
- sehr stark (nicht zu bewältigen)

Schock/Trauma/Verluste
- Vergangenheit
- Gegenwart

Wieviel Energie haben Sie?
- viel
- ausreichend
- wenig
- gar keine

Beste Tageszeit
Schlechteste Tageszeit
Rauchen Sie?
Trinken Sie Alkohol? Wie oft und wieviel?
Nehmen Sie Medikamente ein, oder haben Sie kürzlich welche eingenommen?

Süchte:

Alkohol	Zucker/Süßigkeiten
Tabak	Schokolade
Kaffee	Tee
andere	

Gute und schlechte Aspekte Ihrer Beziehungen

zur Mutter	zum Vater
zum (Ehe-)Partner	zu den Kindern

Derzeitiges Wohlbefinden

Körperlich: Leiden Sie an hartnäckigen Gesundheitspoblemen? Wenn ja, zählen Sie die Symptome auf, z. B.:
- Erkältungen, Grippe (wie oft? in welcher Jahreszeit? dauernd?)
- Kopfschmerzen
- Verdauungsstörungen
- schlechter Kreislauf
- schlechte Ausscheidung
- Schlafstörungen
- Atembeschwerden
- hoher/niedriger Blutdruck

Nur für Frauen: Ist Ihre Menstruation regelmäßig? Haben Sie prämenstruelle Beschwerden? Leiden Sie an Schmerzen, Stimmungsschwankungen oder anderen Störungen?

Psychisch: Fällt es Ihnen schwer, klar zu denken? Wenn ja, zählen Sie die Probleme auf, z. B.:

Konzentrationsschwäche	Gedächtnisschwäche
geistige Erschöpfung	Zerstreutheit
Vergeßlichkeit	Lernschwierigkeiten
wirre Gedanken	

Emotional: Sind Sie emotional ruhig und zufrieden? Wenn nicht, zählen Sie Ihre vorherrschenden Gefühle auf, z. B.:

Wut	Verwirrung
mangelndes Selbstvertrauen	Depressionen
Reizbarkeit	Stimmungsschwankungen
Weinerlichkeit	Nachtangst

Spirituell: Sind Sie glücklich, und haben Sie Ihr Leben im Griff? Wenn nicht, nennen Sie die Gründe, zum Beispiel:
– Fühlen Sie sich unausgefüllt oder leer?
– Wissen Sie nicht, welchen Weg Sie im Leben gehen sollen?
– Sind Sie in Glaubensfragen verwirrt?
– Sind Sie über das Leben oder andere Menschen desillusioniert?

Fühlen Sie sich wohl?

Bewerten Sie jeden Aspekt mit Punkten zwischen 0 und 10
0 = keine Probleme, 10 = ernste Probleme

Streß	Trauma
Schlaf	Gesundheit
Furcht	Selbstwertgefühl
Denken	Emotionen
Veränderungen im Leben	Energie
äußere Einflüsse	Kindheit
Motivation	Sexualität
Erfüllung	Krisen
Beziehungen	Sonstiges

So wählen Sie Blütenessenzen aus

Vielleicht fragen Sie sich jetzt, wie viele Blütenessenzen Sie brauchen, um mit Ihren Problemen fertig zu werden.

Lesen Sie Ihre Fallgeschichte noch einmal durch, und unterstreichen Sie die Symptome, die besonders wichtig und auffällig sind. Unklare Symptome lassen Sie zunächst beiseite. Sie können sich später darum kümmern, wenn Sie herausgefunden haben, welche Arznei für Sie die beste ist. Wenn Blütenessenzen neu für Sie sind, fangen Sie mit den seelischen und körperlichen Symptomen an, bevor Sie versuchen, es mit spirituellen Schwierigkeiten aufzunehmen.

Im Kapitel 7 besprechen wir die emotionalen und spirituellen Symptome, die ein Indiz für die tiefere Ursache eines Ungleichgewichts sind. Auch die Liste der Krankheiten (Kapitel 5) zeigt Ihnen auf den ersten Blick, welche Essenzen für die verschiedenen körperlichen, seelischen und spirituellen Probleme geeignet sind. Wenn Sie beispielsweise an Schlaflosigkeit leiden, finden Sie dort zehn Essenzen. Schlagen Sie jede einzelne in der Enzyklopädie nach, wo sie genauer beschrieben wird. Auf diese Weise finden Sie eine oder zwei Essenzen, die bei Ihrem Schlafproblem besonders wirksam sind.

Nutzen Sie Ihre Intuition

Lesen Sie die Beschreibung der Essenzen, und finden Sie heraus, welche die richtige für Sie ist. Wenn Sie nicht sicher sind, folgen Sie Ihrer Intuition. Lernen Sie, wann Sie instinktiv »ja« oder »nein« zu einer Essenz sagen. Meist fällt Ihr Blick sofort auf bestimmte Essenzen. Das sind oft die Blüten, für die Sie eine natürliche Vorliebe haben. Vielleicht wachsen sie bereits in Ihrem Garten, oder Sie kaufen sie am häufigsten. Aus diesen Essenzen werden Sie vermutlich Ihre Kombinationen zusammenstellen. Wählen Sie Ihre Essenzen nicht aus, wenn Sie müde oder verwirrt sind. Warten Sie, bis Sie sich erfrischt und entspannt fühlen. Einige Tropfen der Notfalltropfen helfen Ihnen, sich zu beruhigen.

Das Pendel

Sie können Ihre Essenzen auch auspendeln, wenn Sie daran glauben. Den meisten Menschen gelingt das mit etwas Übung recht gut. Pendeln können Sie mit einem Ring, einem Quarzkristall oder einem anderen Objekt, das an einer dünnen Kette oder Schnur hängt. Die Bewegung des Pendels beantwortet Ihre Fragen.

Halten Sie das Pendel zwischen Daumen und Zeigefinger, und lassen Sie es sanft hin und her schwingen. Sobald Sie darin Übung haben, werden Sie feststellen, daß das Pendel in die eine Richtung schwingt, wenn Sie konzentriert »ja« denken, und in die andere, wenn Sie »nein« denken. Es kann vor und zurück oder im Kreis schwingen – feste Regeln gibt es nicht.

Wenn Sie das Verhalten Ihres Pendels kennen und ihm Fragen stellen (zum Beispiel: »Ist diese Essenz für mich geeignet?«), signalisiert es Ihnen »ja« oder »nein«. Wenn es unentschlossen ist, gibt es vielleicht keine eindeutige Antwort.

So finden Sie Ihre persönliche Arznei

Im Idealfall sollten Sie nicht mehr als sieben Blütenessenzen aussuchen, und zwar jene, die Ihrem Gefühl nach zu einem bestimmten Zeitpunkt für Sie am nützlichsten sind.

Wenn Sie Blütenessenzen kaufen, bekommen Sie konzentrierte Essenzen, die Sie verdünnen müssen, um Ihre persönliche Dosis zu erhalten. Genaueres dazu lesen Sie im Kapitel 6.

Der Selbstheilungsprozeß

Selbstheilung ist immer ein langsamer, allmählicher Prozeß. Darum ist es wichtig, geduldig zu sein.

Es kann viele Jahre dauern, bis negative Verhaltensweisen oder tief verwurzelte Emotionen zu einem Teil Ihres Lebens werden. Deshalb dürfen Sie nicht erwarten, daß sie über Nacht verschwinden. Auch seelische Probleme stellen sich nicht ohne Vorwarnung ein. Müdigkeit und Stimmungsschwankungen sind frühe Warnsignale, die auf eine Störung des inneren Gleichgewichts hinweisen. Andere Symptome folgen, wenn wir unsere Situation weiter falsch einschätzen.

Blütenessenzen sind keine Wundermittel. Es sind subtile Arzneien, die Veränderungen herbeiführen. Machen Sie sich keine Sorgen, wenn Sie Ihre körperlichen oder emotionalen Symptome nach Beginn der Behandlung deutlicher empfinden. Das ist natürlich, und es beweist, daß die Essenzen ihr Gespräch mit dem subtilen Plan aufgenommen haben. Meine Patienten berichten oft, daß ein Teil ihres Selbsts (das höhere Selbst) den ganzen Vorgang überwacht und ihnen bewußt macht, was die Symptome ihnen sagen wollen.

Wenn körperliche oder emotionale Symptome verschwinden, legen sie oft eine tiefere Emotion frei, die mit einem bedrückenden Erlebnis oder Trauma zusammenhängen kann. Häufig ist es wichtig, in der Zeit zurückzureisen und diese Emotion loszulassen, bevor Sie weitergehen können. Das ist kein Grund zur Sorge. Sie brauchen die schmerzliche Erfahrung nicht mit aller Intensität noch einmal durchzumachen. Es geht eher darum, ein passiver Beobachter zu sein, der von den Geschehnissen losgelöst ist.

Wenn Sie die Blütenessenzen anwenden, um körperliche oder seelische Beschwerden zu heilen, werden Sie vielleicht mit der Zeit zu den spirituell wirkenden Arzneien hingezogen. Es ist, als schälten Sie die Blütenblätter einer Rose ab, um zur wahren Ursache Ihrer Probleme zu gelangen.

So wählen Sie Arzneien für andere aus

Blütenessenzen sind wundervolle Arzneien für Babys, kleine Kinder, Tiere und sogar Pflanzen, weil sie sanft sind und keine schädlichen Nebenwirkungen haben. Sie sind unglaublich wirksam – und Sie brauchen nicht unbedingt daran zu glauben, um davon zu profitieren!

Da Babys und Tiere nicht sagen können, wie sie sich fühlen, müssen Sie Ihre Intuition walten lassen und die Symptome lesen, bevor Sie die geeigneten Essenzen auswählen können. Das ist nicht schwierig. Mütter wissen ja, ob ihr Kind ängstlich, reizbar, unsicher, frustriert oder zornig ist.

In der Liste der Krankheiten finden Sie auch Symptome, die Babys und Kleinkinder betreffen, zum Beispiel Zahnen, Unruhe, Schlafstörungen, Nachtangst, Wutanfälle und Kolik. Bei diesen Problemen ist es meist besser, die Essenzen einzeln anzuwenden. Wenn Sie sie kombinieren, sollte die Arznei einfach sein – eine Mixtur aus zwei oder drei Essenzen genügt. Außerdem ist es ratsam, daß Sie Notfalltropfen zur Hand haben, damit Sie gegen kleine Unfälle oder Traumata gewappnet sind, zum Beispiel Stürze oder Impfungen.

Haustiere können von Blütenessenzen ebenfalls profitieren, vor allem wenn sie neurotisch oder aggressiv sind. Denken Sie daran, daß die meisten Tiere auf den emotionalen Zustand ihres Besitzers sehr empfindlich reagieren. Wenn Sie also Ihrer Katze, Ihrem Hund oder Ihrem Pferd eine Arznei geben, könnte es sich lohnen, sie auch selbst einzunehmen.

Unter den Aum-Sanjeevini-Essenzen vom Himalaya finden Sie spezielle Arzneien für Pflanzen, die das Wachstum fördern, Infektionen verhindern und Schocks mildern, die durch Umtopfen, Beschneiden, schlechtes Wetter oder Unfälle ausglöst werden.

So nehmen Sie Blütenessenzen ein

Es ist wichtig, daß Sie eine Arznei regelmäßig einnehmen, um davon optimal zu profitieren. Nehmen Sie 2 bis 3 Tropfen morgens nach dem Aufstehen und abends vor dem Schlafengehen. Zu dieser Zeit ist der Geist meist entspannt und für die Essenzen empfänglich. Es ist ratsam, die Arznei neben das Bett zu stellen, damit Sie nicht vergessen, sie einzunehmen.

Manche Menschen finden es hilfreich, sich auf die positiven Eigenschaften der Essenz zu konzentrieren und ihre Symptome vor dem geistigen Auge verschwinden zu sehen.

In schweren Fällen können Sie die Arznei häufiger nehmen, zum Beispiel morgens, mittags und abends. Sind die Symptome sehr lästig oder verschlimmern sie sich – vor allem körperliche Symptome wie Kopfschmerzen oder Hautprobleme –, verdoppeln Sie die Zahl der Tropfen so lange, bis die Symptome abklingen.

Gegen Ende der zweimonatigen Behandlung brauchen Sie die Essenz wahrscheinlich nicht mehr so oft einzunehmen, und vielleicht vergessen Sie es sogar. Das ist ein Zeichen dafür, daß Sie die Essenz oder die Kombination nicht mehr brauchen.

Die Anwendung der Essenzen

Blütenessenzen sind Schwingungsarzneien. Darum sind sie am wirksamsten, wenn man sie einnimmt und gleichzeitig äußerlich anwendet.

Einnehmen

Es ist Tradition, Blütenessenzen unter die Zunge zu träufeln (in der richtigen Verdünnung). Das fördert anscheinend die Absorption und erinnert an die Heiler der alten Zeit, die den kostbaren Tau von den Blüten sammelten.

– Berühren Sie mit der Pipette nicht den Mund, damit keine Bakterien in die Essenzen gelangen.
– Sie können die Tropfen auch in ein Getränk geben, zum Beispiel in Kräutertees, Quellwasser oder Säfte – aber auf keinen Fall in Kaffee oder Schwarztee.
– Sie können die Essenzen verdünnen. Wie homöopathische Arzneien sind Blütenessenzen ebenso wirksam, wenn nicht wirksamer, wenn man sie stark verdünnt.

Einreiben

Blütenessenzen wirken auch, wenn man sie leicht in die Haut einreibt. Geeignete Stellen sind Stirn, Lippen, Handgelenke, Fußsohlen und Handteller.

Diese Methode ist nützlich, wenn der Patient unfähig ist, die Essenzen zu schlucken, zum Beispiel weil er bewußtlos ist. In diesem Fall empfiehlt es sich, Notfalltropfen zu geben, um den Schock zu mildern.

Sie können die Essenzen auch in konzentrierter Form auf Kompressen und in Körperpackungen, Cremes, Salben, Hautwässern und Ölen verabreichen.

Um die Wirkung einer entspannenden Massage zu verstärken, fügen Sie dem Massageöl einen oder zwei Tropfen einer wohltuenden Essenz hinzu. Geeignet sind Kamille, Löwenzahn, Lavendel und gelber Ingwer.

Eine andere Möglichkeit besteht darin, ein paar Tropfen in die

Hautcreme oder Feuchtigkeitscreme zu träufeln, die Sie jeden Tag benutzen. Einige Blütenessenzen sind besonders gut geeignet, müde, alternde Haut zu revitalisieren und zu verjüngen.

Badezusätze

Sie können ein Heilbad herstellen, indem Sie einige Tropfen Ihrer Essenz ins Badewasser träufeln und sich bis zu 30 Minuten lang hineinlegen. In diesem entspannten Zustand nimmt der Körper die Energie der Arznei leicht auf.

Wählen Sie eine Essenz, die zu diesem Zeitpunkt für Sie geeignet ist. Nach einem aufreibenden Arbeitstag werden Sie gewiß eine Essenz genießen, die Sie entspannt und Ihnen einen klaren Kopf gibt (z. B. Roßkastanie, Kamille und das Bachsche Five Flowers Rescue). Wenn Sie morgens eine Aufmunterung benötigen, nehmen Sie am besten eine Essenz gegen Lethargie (z. B. Winde). Sie können die Wirkung der Essenz verstärken, wenn Sie dem Bad bei einlaufendem Wasser ein paar Handvoll Meersalz beigeben.

Wenn Sie abends ein heilendes Bad nehmen wollen, geben Sie fünf Tropfen Ihrer Kombination ins Wasser, und bleiben Sie 30 Minuten in der Wanne.

Körperlotion

Sie können Hautkrankheiten wie Ekzeme, Lippenherpes, Blasen, Pickel und Schürfwunden wirksam mit Blütenessenzen (mit reinem Quellwasser verdünnt) behandeln, die Sie auf den Körper spritzen oder sprühen.

Geben Sie sieben Tropfen in eine Schale mit Quellwasser, und stellen Sie sie, wenn möglich, einen Tag in die Sonne. Spritzen Sie das potenzierte Blütenwasser auf den behandlungsbedürftigen Körperteil, und lassen Sie es trocknen. Sie können auch einen Zerstäuber benutzen, um die verdünnte Essenz auf die Haut zu sprühen.

Bei Insektenstichen, Bißwunden oder Schnittwunden, die mit einem Schock einhergehen, mischen Sie einige Tropfen der Emergency/First-Aid-Kombination mit einer geeigneten Blütenessenz. Besprühen Sie die betroffene Stelle morgens und abends, bei Schock häufiger.

Es lohnt sich, Kleider und Kissenbezüge vor dem Bügeln mit Essenzen einzusprühen. Wenn Sie an Schlafstörungen oder Alpträumen leiden, träufeln Sie ein paar Tropfen auf das Kissen, bevor Sie zu Bett gehen. Das ist vor allem für Babys und Kinder eine Hilfe, die nachts oft aufwachen, weil sie schlecht träumen.

Raumspray

Blütenessenzen in die Luft zu sprühen, ist eine ausgezeichnete Methode, die Atmosphäre eines Raumes zu verbessern. Geben Sie 4 bis 5 Tropfen in ein Gartensprühgerät, das mit Quellwasser gefüllt ist, und versprühen Sie das Gemisch alle paar Stunden im Raum.

Reinigende und schützende Essenzen sind in Stadtwohnungen ebenso nützlich wie in Büros, die mit Zigarettenrauch und Chemikalien aus Kopiergeräten und anderen Apparaten gesättigt sind (siehe Liste der Krankheiten).

Dieses Verfahren ist auch dann empfehlenswert, wenn Sie eine Erkältung, Grippe, Asthma oder Heuschnupfen haben. Eine Essenz, die das Immunsystem stärkt, kann Sie vor Infektionen schützen, wenn an Ihrem Arbeitsplatz eine Bakterien- oder Virusepidemie ausgebrochen ist. Einige Essenzen verbessern die Luft besonders gut.

Das Aufbewahren der Essenzen

Denken Sie daran, daß Blütenessenzen *reine Energie* sind. Sie werden aktiviert und beeinflussen Ihren Organismus, sobald Sie die Kombination zusammengestellt und das Quellwasser hinzugefügt haben.

Da Essenzen »lebendige Schwingungen« sind, reagieren sie stark auf negative Einflüsse in der Umgebung. Bewahren Sie Essenzen immer in gefärbten Tropferflaschen auf, um sie vor Sonnenlicht zu schützen. Halten Sie sie fern von elektrischen Geräten aller Art, zum Beispiel von Fernsehgeräten, Radios und Computern. Lassen Sie sie nicht auf der Frisierkommode oder in der Hausapotheke neben Medikamenten, Ölen, Parfüm oder Kräutern stehen, sonst wird die Flüssigkeit trüb, oder es bilden sich eine schleimige Substanz oder winzige Unreinheiten (in diesem Fall sollten Sie die Essenzen wegwerfen).

Der beste Platz für Ihre Arznei ist neben dem Bett, vorausgesetzt, sie muß sich diesen Platz nicht mit einem Uhrenradio oder anderen Elektrogeräten teilen.

Teil II

Enzyklopädie der Blütenessenzen

Diese Enzyklopädie beschreibt Blütenessenzen aus der ganzen Welt. Jede Blütenfamilie hat viele verschiedene Essenzen zu bieten. Oft bestehen diese Essenzen aus Blüten, die auch in Ihrer Gegend wachsen; manche findet man allerdings nur in bestimmten Ländern.

Sie werden bemerken, daß die Eigenschaften einer Blüte, zum Beispiel der Kamille, ein wenig verschieden sein können, je nach der »Familie«, der die Essenz angehört. Blüten haben ebenso wie Wein in verschiedenen Regionen verschiedene Eigenschaften. Eine Rose, die in England wild wächst, unterscheidet sich von einer Rose im fernen Neuseeland, weil Umwelt, Klima und so weiter verschieden sind. Die Beschreibung einer Blütenessenz hängt auch von der Interpretation desjenigen ab, der sie entdeckt und zuerst zubereitet hat.

Die aufgezählten Essenzen helfen gegen zahlreiche körperliche, seelische und spirituelle Beschwerden. Vielleicht fragen Sie sich, warum wir so viele verschiedene Essenzen brauchen. Sobald Sie diese Arzneien benutzen, verstehen Sie den Grund: Wenn Sie bewußter werden, brauchen Sie Arzneien mit einer zunehmend höheren Schwingung.

Blütenessenzen und ihre Familien

Afrika und Amazonas

Andreas Korte Essences (AK)

Australien und Neuseeland

Australien:	Bush Flower Essences (Aus B)
	Living Essences of Australia (Aus L)
Neuseeland:	New Perception Flower Essences (NZ)

Europa

Großbritannien:	Bach Flower Remedies/Healing Herbs (B)
	Bailey Essences (Ba)
	Findhorn Flower Essences (F)
	Green Man Tree Essences (GM)
	Harebell Remedies (Hb)
Frankreich:	Deva Flower Elixirs (Dv)

Indien

Himalayan Aum Sanjeevini Flower Essences (Him A)
Himalayan Flower Enhancers (Him E)

USA und Kanada

Alaska:	Alaskan Flower and Environmental Essences (Ask)
Arizona:	Desert Alchemy Flower Essences (DAl)
Kalifornien:	Forschungsessenzen aus Nordamerika (Cal)
	Flower Essence Society (Fes)
	Master's Flower Essences (Ma)
Colorado:	Pegasus Essences (Peg)
Hawaii:	Hawaiian Tropical Flower Essences (Haii)
Texas:	Petite Fleur Essences (PF)
Virginia:	Perelandra Rose and Garden Essences (PVi)
Kanada:	Pacific Essences (Pac)

Edelsteinessenzen:	Alaskan Flower Essence Project Pacific Essences (Gem) Pegasus Korte PHI-Essenzen

Afrika und Amazonas

Das Amazonasgebiet ist die Heimat vieler verschiedener Arten von Blütenpflanzen. In Kolumbien wachsen mehr als 4000 Orchideenarten, viele von ihnen in 25 bis 30 Metern Höhe auf Bäumen.
Im »Dachgeschoß« des tropischen Regenwaldes erhalten sie genügend Licht. Ihre Wurzeln klammern sich an Äste und sind nicht unmittelbar mit der Erde verbunden.
Auf dem afrikanischen Kontinent gibt es viele Urwälder mit außergewöhnlichen Pflanzen, von denen manche noch entdeckt werden müssen.
Dieses unerforschte Potential lockte Andreas Korte in die subtropischen Regionen, wo er nach neuen, einzigartigen Blütenessenzen suchte. Die Namen einiger Blüten, aus denen er Essenzen herstellt, sind geheim, weil sie so selten sind – er verschlüsselt sie mit Buchstaben oder Zahlen.

Essenzen von Andreas Korte

Andreas Korte ist ein Forscher und Spezialist auf dem Gebiet der Essenzen. Er wuchs in der Bodenseegegend in einem kleinen Dorf neben einem Wald auf und hat immer an Blüten-Devas geglaubt. Orchideen sind für ihn die Königinnen des Pflanzenreichs. Er glaubt, daß sie eine außergewöhnlich hohe Schwingungsfrequenz haben und eine Verbindung zwischen dem Kosmos, dem Menschen und der Erde herstellen. Orchideen haben oft die Form von Engeln und weisen manchmal menschliche Züge auf.

Korte hat eine sanfte, ökologische Methode entwickelt, Essenzen so herzustellen, daß die Pflanzen nicht geschädigt werden. Er reinigt eine Hälfte einer Quarzgeode (ein in der Natur vorkommender Stein, der halbkugelförmige Kristalle enthält) und füllt sie mit natürlichem Quellwasser. Dann legt er die Geode sorgfältig in das Energiefeld der Blüten und läßt sie längere Zeit in der Sonne liegen (die Zeitdauer richtet sich nach der Pflanze). Die besondere Kristallform der Geode fängt die Energie der Blüten ein und konzentriert sie.

Korte ist Mitverfasser des Buches *Orchideen, Edelsteine und ihre heilenden Energien**. Zur Zeit arbeitet er an Forschungsprojekten in Europa, Afrika und Südamerika.

Orchideen vom Amazonas

Aggression (Asinetas superba). Bei Blockaden der unteren Chakras. Setzt elementare Energie, Sexualität, Impulsivität und Aggressionen frei.

Amazon River. Löst Energieblockaden, vor allem im Rücken. Bringt frei fließende Energie, weckt Verständnis für den Planeten.

Angel (Epidendron secundum). Öffnet die Tür zu höheren Bewußtseinszuständen. Bringt Klarheit und erhöht die Schwingungsfrequenz, damit Sie die höheren Ebenen des Bewußtseins erreichen. Erleichtert den Kontakt mit dem Schutzgeist (Schutzengel).

Angel of Protection (Miltonea Phalenopsis). Für zierliche, sensible Menschen, die Schutz vor Feindseligkeit und rauher Umwelt benötigen. Hilft bei Empfindsamkeit und Verletzlichkeit, verbessert die Kommunikation mit dem Schutzgeist.

Channelling (Oncidium incurvum). Verbessert den direkten Kontakt und die Kommunikation mit Ihrem Schutzgeist und Ihrem universellen Sein. Ermöglicht Channelling (Empfang und Übermittlung von spirituellen Botschaften).

---

* Vgl. auch: Alois Hanslian, »Die Orchideenblüten-Devas«, Grafing 1995

Chocolate (Stanhopea Wadrii). Für jene, die die Spiritualität zu ernst nehmen. Bringt Sie auf den Weg der Freude.

Colour (Oncidium landeanum). Für Menschen, die oft traurig sind und das Leben für grau und hoffnungslos halten. Hilft Ihnen zu erkennen, daß Ihre Gedanken bestimmen, was Sie erleben.

Co-Ordination (Cymbidium Lowianum). Für Menschen mit Koordinationsproblemen. Fördert Zellwachstum und Selbstheilung.

Deva (Epidendrum prismatocarpum). Ermöglicht die Kommunikation mit Devas, den Blumen- und Baumgeistern. Bringt Integration mit der natürlichen Umwelt und Heilung durch die Natur.

Füllhorn Cattleya (Cattleya Warcsewiczii). Läßt Sie universelle, unendliche Liebe empfinden und hilft, diese Liebe zu geben und zu empfangen.

Fun (Vandas tricolor). Bringt Lachen, Harmonie und Liebe zum Leben, mehr Humor und Lebensfreude. Läßt Sie die Probleme des Lebens aus einem anderen, größeren Blickwinkel sehen.

Heart (Laeliocattleya hybr). Hebt Egozentrizität auf die Ebene des Herzens. Transformiert egozentrische Liebe in reine, spirituelle Liebe.

Higher Self (Laeliocattleya anceps clara). Für Kommunikation und Selbsterkenntnis. Verbindet Sie mit dem höheren Selbst und verbessert Ihre Eignung als Bote.

Inspiration (Cattleya trianae). Gibt Inspiration, die Sie schöpferisch nutzen können, und hilft, mit höheren spirituellen Ebenen Kontakt aufzunehmen.

Love (Onicidium abortivum). Öffnet das Herz-Chakra und läßt Energie und Liebe frei fließen. Öffnet das Herz, damit Sie die Liebe zum Heilen und Mitfühlen nutzen können.

Past Life (Paphiopedilum hairysianum). Fördert Selbsterkenntnis, Einsicht und Inspiration. Erleichtert den Einblick in vergangene Leben, so daß Sie Verlorenes – Fertigkeiten, gespeichertes Wissen, einen Sinn – wiederfinden können.

Psyche (Paphiopedilum insigne). Erleichtert den Zugang zum Unterbewußtsein, so daß Sie den Sinn Ihres Lebens finden können.

Sun (Cymbidium). Für Ausgewogenheit und Harmonie. Verbindet Sie mit der Energie der Sonne, indem es den Solarplexus öffnet und harmonisiert und das Ich ins Gleichgewicht bringt.

Venus (Anguloa Cliftonii). Für Einsicht, Zärtlichkeit, Liebe und die Fähigkeit zuzuhören. Stimuliert die weibliche, empfangende Energie und fördert entsprechende Eigenschaften.

Victoria Regia (Victoria amazonica). Für explosive Energie und Transformation. Setzt starke natürliche Energie (Kundalini) frei. Unterstützt den Verwandlungsprozeß des Sterbens.

Rosenessenzen

Apple/Rose Hybrid (»Sarah of Fleet«/»White Rose«). Öffnet das Herzzentrum für eine tiefere Lebenserfahrung. Läßt Liebe fließen und lehrt uns, diese Liebe zu verschenken, ohne eine Belohnung zu erwarten.

Apple/Rose Hybrid (»Souvenir de Philemon Cochet«). Fördert die Einheit von Körper, Seele und Geist. Läßt Liebe durch das ganze System fließen, verbindet Kopf und Herz und macht daraus wieder ein Ganzes. Hilft der Energie der Liebe, durch das ganze Sein zu fließen und das Kronen-Chakra und die anderen oberen Chakras zu erfüllen.

Cinnamon Rose (Zimtrose). Gibt neue Hoffnung, wenn es keinen Ausweg zu geben scheint und wenn in der Seele Dunkelheit herrscht.

Japanese Rose (Japanische Rose). Für demütige, bescheidene Menschen, die lernen müssen, zu hoffen und das Leben zu lieben. Bringt die Erkenntnis, daß Hoffnung die Quelle und Liebe das Lebenselixier ist.

Spring Gold (Frühlingsgold). Verbindet den Solarplexus mit dem Herz-Chakra. Hilft Ihnen, sich selbst so zu akzeptieren, wie Sie sind, so daß Sie lieben und Liebe durch den Solarplexus ausdrücken können.

Tibetan White Rose (Tibetische Bergrose). Hilft Menschen, sich selbst zu lieben; integriert sie und versorgt sie mit der Energie der Liebe.

White Rose Hybrid (Wildrosenhybride). Hilft, einströmende höhere Energien und hinausströmende Liebe in das Sein zu integrieren. Läßt allumfassende Liebe zurück zur Erde fließen.

Wildpflanzenessenzen

Almond Tree (Mandelbaum). Lindert die Angst vor dem Altern.

Aloe Vera. Stellt das innere Gleichgewicht wieder her. Hilft bei Erschöpfung, erneuert die Lebensenergie.

Arnica. Stellt die Verbindung mit dem höheren Selbst wieder her, vor allem nach Anästhesien, Drogensucht oder Schock.

Arum Lily (Calla). Bei Konflikten, die die sexuelle Identität betreffen. Hilft Ihnen, Ihre männlichen und weiblichen Aspekte akzeptieren zu lernen.

Basil (Basilikum). Nützlich, wenn die Sexualität Anlaß zu Konflikten und Furcht gibt. Integriert die Sexualität als natürlichen Teil des Lebens.

Blackberry (Brombeere). Für Menschen, denen es schwerfällt, Pläne zu verwirklichen. Hilft, Kreativität zu erkennen, so daß Sie Pläne schmieden und in die Tat umsetzen können.

Bleeding Heart (Tränendes Herz). Für alle Herzensangelegenheiten und Liebeserklärungen. Tröstet, wenn Sie einen geliebten Menschen verlieren oder wenn eine Beziehung zu Ende geht.

Blue Flag Iris (Iris). Macht das schöpferische Potential zugänglich. Fördert schöpferische Ideen.

Borage (Borretsch). Bei Depressionen und Mutlosigkeit. Macht wieder fröhlich und mutig.

Buttercup (Hahnenfuß). Für Menschen, die sich schwach und minderwertig vorkommen. Stärkt Selbstwertgefühl und Selbstvertrauen.

Chamomille (Kamille). Vor allem für jene, die sich leicht aufregen und schwer abregen. Wirkt beruhigend.

Corn (Mais). Ideal für Städter, die Kontakt mit der Erde suchen. Fördert die Verbindung mit der Erde.

Daisy (Gänseblümchen). Integriert Gedanken. Ideal für lernende Kinder. Hilft beim Aufnehmen und Verarbeiten des Wissens.

Dandelion (Löwenzahn). Reduziert Verspannungen, löst emotionale Spannungen, vor allem, wenn sie in den Muskeln zum Ausdruck kommen.

Dill. Ideal für Kinder, von denen zuviel erwartet wird. Hilft auf Reisen. Fördert die Verarbeitung von scheinbar überwältigenden Eindrücken und Erlebnissen.

Fire Lily (Feuerlilie). Gibt die richtige Einstellung zur Sexualität. Hilft Ihnen, sich selbst zu verstehen und sexuelle Energie ins Herz zu lenken.

Forget-me-not (Vergißmeinnicht). Stimuliert Unterbewußtsein und Träume. Fördert die Erinnerung an Freunde, die nicht mehr bei Ihnen sind.

French Lavender (Französischer Lavendel). Hilft, spirituelle Erlebnisse zu verarbeiten. Beruhigt bei starker Belastung. Hilft Ihnen, sich dem Spirituellen zu öffnen und es in Ihren Alltag zu integrieren.

Knotgrass (Knöterich). Für Menschen, die in Gedanken oft an mehreren Orten zugleich sind. Hilft Ihnen, in der Gegenwart zu bleiben.

Lotus. Die universelle Blüte, die Harmonie bringt. Sie öffnet das Kronen-Chakra für höhere Energien.

Mistletoe (Mistel). Hilft, radikale Veränderungen durchzustehen. Fördert die körperliche und seelische Transformation.

Morning Glory (Prunkwinde). Fördert den Rückzug und die Rehabilitation. Hilft, negative Lebensgewohnheiten zu erkennen.

Mullein (Königskerze). Hilft, auf die innere Stimme zu hören, ehrlicher zu sich selbst zu sein – auch beim Teamwork – und sich weiterzuentwickeln.

Passion Flower (Passionsblume). Hebt die Energie, so daß Sie sich dem Spirituellen öffnen können. Hilft, das Spirituelle als Realität ins Leben zu integrieren.

Pink Yarrow (Rosa Schafgarbe). Für Menschen, die sich zu leicht von den Emotionen anderer beeinflussen lassen. Verbessert den Schutz des Herzens und der Emotionen.

Pumpkin (Kürbis). Integriert die Weiblichkeit. Bringt Harmonie während der Schwangerschaft und stärkt das Band zwischen Mutter und Kind.

Red Clover (Rotklee). Hilft, bei Panik und Furcht ruhig zu bleiben.

Rose Bay/Willow Herb (Staudenfeuerkraut). Hilft, Schocks und traumatische Situationen zu begreifen, z. B. nach einem Unfall. Bringt die Lösung.

Rosemary (Rosmarin). Gegen Vergeßlichkeit. Macht Ihnen bewußt, was in Ihrem Leben geschieht.

Rose of Sharon (Johanniskraut). Gegen kindische Furcht und Alpträume. Stärkt die Fähigkeit, das innere Licht zu erfahren und sich einem göttlichen Führer anzuvertrauen.

Sage (Salbei). Reinigt und fördert die Entwicklung der Bewußtheit, so daß Sie Ihre Lebenserfahrungen integrieren können.

Self-Heal (Braunelle). Stimuliert die Selbstheilungskraft vor allem der Zellen. Macht Ihnen Mut, gesund zu sein.

Sunflower (Sonnenblume). Hilft bei Konflikten mit der natürlichen oder archetypischen Vaterfigur.

Valerian (Baldrian). Bei starkem Streß, der zu Schlaflosigkeit führt. Entspannend.

Violet (Veilchen). Für Menschen, die sich in der Gruppe einsam fühlen. Bringt mehr Offenheit, so daß Sie besser mit anderen umgehen können. Fördert Wärme und Glauben.

White Lily (Weiße Lilie). Fördert das Christusbewußtsein. Öffnet das 7. Chakra (Kronen-Chakra) und erfüllt den Körper mit weißem Licht.

White Yarrow (Weiße Schafgarbe). Für sensible Menschen, die negativen Umwelteinflüssen ausgesetzt sind. Stärkt das Licht der Aura, das Sie davor schützt. Stärkt Ihren Schutzschild.

Wild Carrot (Wilde Möhre). Hilft gegen hartnäckig wiederkehrende Gedanken. Beruhigt und lindert Ängste und Sorgen.

Wild Garlic (Wilder Knoblauch). Gegen Furcht. Eine doppelt aktive Essenz, die die psychische Abwehr gegen alle Formen der Furcht stärkt und beruhigt und entspannt.

Zinnia (Zinnie). Stimuliert kindlichen Humor. Hilft Ihnen, sich zu entspannen und emotional lockerer zu werden, damit Sie wieder lernen, zu lachen und die Dinge weniger tragisch zu sehen.

Afrikanische Forschungsessenzen

Banana (Banane). Stimuliert die männliche Sexualkraft.

Bird of Paradise (Paradiesvogelblume). Für Menschen, die sich unansehnlich oder häßlich vorkommen. Hilft, die innere Schönheit zu finden.

Canary Island Bellflower (Kanarische Kletterglockenblume). Für die bewußte Integration der weiblichen Sexualität.

Canary Island Wormwood (Kanarischer Wermut). Gibt Menschen, die seit langem krank sind, wieder Lebenskraft.

Cerato (Bleiwurz). Hilft Menschen, die sich nicht selbst befreien können.

Coconut Palm (Kokosnußpalme). Hilft Sensiblen, sich eine härtere Schale anzuschaffen.

Eukalyptus. Hilft, das Leben so zu akzeptieren, wie es ist. Hat eine befreiende Wirkung.

Geranium (Geranie). Hilft Menschen, die freudlos und unglücklich sind, mehr Farbe ins Leben zu bringen.

Hoop Petticoat Daffodil (Reifrocknarzisse). Bringt dem Verzweifelten Licht.

K 9 (Name der Blüte geschützt). Für das Immunsystem. Stärkt die natürliche Abwehr des Körpers auf allen Ebenen. Antivirale Wirkung. Wird noch erforscht.

K 14/Viper's Bugloss (Natternkopf). Für Humorlose. Hilft jenen, die sich frei von sich selbst fühlen sollten.

K 18 (Tachinaste Weiß). Für Menschen, die mit starkem Widerstand konfrontiert sind und leicht aufgeben. »Durchbruch«.

Milk Thistle (Gänsedistel). Löst emotionale Verspannungen. Sehr gut als Zusatz zu Massageöl geeignet.

Pimpernel (Ackergauchheil). Hilft bei der Integration in eine Gruppe. Fördert die Integration des Spirituellen.

Poinsettia (Weihnachtsstern). Für Menschen, die ihre Gefühle nicht ausdrücken können. Verbindet das Herz mit dem Kehlkopf-Chakra.

Red Hibiscus (Roseneibisch). Für die Integration der weiblichen Sexualität. Hilft, sich damit wohl zu fühlen.

Rock Rose (Zistrose). Bei geringem Selbstbewußtsein. Fördert die Integration in eine Gruppe. Stärkt die Fähigkeit, ja zu sich selbst zu sagen.

Swiss Cheese Plant (Fensterblatt). Stärkt die männliche Sexualkraft und harmonisiert alles.

Tree Heath (Baumerika). Für Menschen, die zu emotional sind und nur durch andere Erfüllung finden.

Yellow Mimosa (Gelbe Mimose). Für Menschen, die ihren inneren Reichtum nicht erkennen.

Spezielle Essenzen

T 1 Tschernobyl-Forschungsessenz. Saugt Strahlung auf wie ein Schwamm. Regeneriert Menschen, die radioaktiven Strahlen, elektromagnetischen Feldern oder Erdstrahlen ausgesetzt waren. Andreas Korte stellte diese Essenz sieben Jahre nach der Kernexplosion im Kraftwerk Tschernobyl selbst her. Eine Messung nach dem Verlassen des Kraftwerks zeigte keine Spur von Radioaktivität.

Delph Essence (Delphinessenz). Gibt neue Energie, reinigt und aktiviert alle Chakras und subtilen Körper. Wurden auf dem Mittelmeer hergestellt, wo sieben wilde Delphine spielten. Delphine gelten als Hüter der Weisheit und der Geheimnisse des Altertums. Diese Essenz spielt eine besondere Rolle bei der Reinigung der Meere, Flüsse, Seen und Gewässer der Erde. Sie lindert das Geburtstrauma und macht Babys friedvoller und ruhiger.

Hautcremes mit Essenzen

Korte stellt auch einige Hautcremes mit Essenzen her. Mit Ausnahme von Amazonascreme und Notfallcreme können Sie der Creme ein paar Tropfen Ihrer persönlichen Blütenarznei oder anderer speziell ausgewählter Essenzen hinzufügen.

Amazonascreme. Zum Einmassieren in Körperteile, die unter Energiemangel leiden.

RQ 7-Creme (Notfallcreme). Enthält sieben Blütenessenzen. Geeignet bei Hautverletzungen und Blutergüssen. Gibt Energie und stimuliert.

Lotoscreme. Stellt die energetische Harmonie wieder her und entspannt.

Braunelle-Creme. Stimuliert die Selbstheilung bei gereizter oder wundgescheuerter Haut. Ideal als Aftershave.

Venus-Creme. Ist eine gründlich entspannende Creme für Gesicht und Körper. Sie fördert die weibliche Weichheit der Haut.

Australien

Australien war einst Teil der südlichen Landmasse namens Gondwanaland. Das Land hat eine starke, vibrierende Energie, die Krieg, Umweltverschmutzung und Zivilisation noch nicht geschwächt haben. Die Eingeborenen glauben seit langem an die Macht der Pflanzen und benutzen seit mehr als zehntausend Jahren Blüten, um seelische Störungen und körperliche Verletzungen zu heilen.

Australian Bush Flower Essences

Einige der ältesten Blütenpflanzen der Welt wachsen in der Wildnis des australischen Busches. Sie leben von der Kraft und Vitalität dieser außergewöhnlichen Region und spiegeln sie wider.

Die hier beschriebenen Blütenessenzen aus dem australischen Busch hat Ian White geschaffen, ein Kräuterfachmann der fünften Generation, der einen großen Teil seiner Kindheit im Busch verbrachte, wo seine Großmutter ihn über die Heilkräfte australischer Pflanzen und Blüten unterrichtete. Er bereiste die unterschiedlichsten Gegenden, um die dort wachsenden Pflanzen zu erforschen: die Sumpfgebiete des Nordens, die Olgas, die Kimberleys, die südaustralische Wüste, die viktorianische Heide und Sydneys Sandsteingebiete. Anfang der achtziger Jahre entwickelte er zusammen mit Kirstin White seine Blütenessenzen aus dem australischen Busch.

Diese Arzneien sollen vor allem die positiven Eigenschaften zum Ausdruck bringen und pflegen, die jeder Mensch besitzt. Die Waratah-Blume, die diese Kollektion von Essenzen symbolisiert, wächst nur in Australien. Sie gehört zu einer der ältesten Pflanzenfamilien der Welt, deren Ursprung Antarktika vor 60 Millionen Jahren war.

Das Wort Waratah bedeutet in der Sprache der Eingeborenen »schön«. Die Blume hat eine herrlich rote Blüte, die aus vielen kleineren, dicht aneinandergedrängten Blüten besteht. Sie ist eine Arznei zum Überleben. Sie verkörpert die Fähigkeit der Buschbewohner, sich anzupassen und mit Notfällen aller Art fertig zu werden. White glaubt, daß die Zukunft uns mit großen wirtschaftlichen, gesellschaftlichen, körperlichen und spirituellen Umwälzungen überraschen wird. Die Waratah wird den Menschen helfen, den Mut und die Kraft zu finden, die sie brauchen, um diesen Wandel zu überleben.

Alpine Mint Bush. Bei seelischer Erschöpfung, Freudlosigkeit, drückender Verantwortung. Revitalisiert, erneuert und bringt Freude.

Angelsword. Für spirituell Besessene. Hilft, die spirituelle Wahrheit und spirituellen Schutz zu finden und ermöglicht den Zugang zu Fähigkeiten, die Sie in vergangenen Leben hatten. Repariert das gesamte Energiefeld.

Banksia Robur. Für Menschen, die normalerweise dynamisch sind, aber zeitweilig ihren Elan verloren haben, weil sie ausgebrannt, frustriert oder krank sind. Bringt neue Energie und Lebensfreude.

Bauhinia. Macht widerstandsfähig gegen Veränderungen und Starrheit. Fördert die Akzeptanz neuer Ideen, macht aufgeschlossen.

Billy Goat Plum. Bei Selbstverachtung und Abneigung gegen die Sexualität und den Körper. Bringt sexuelle Lust und Freude. Hilft, den eigenen Körper zu akzeptieren. Gut bei Hautproblemen wie Ekzem, Psoriasis, Herpes und Soor.

Black-Eyed Susan. Eine Arznei gegen Streß. Für Menschen, die es immer eilig haben und die ständig ungeduldig sind. Beruhigt und hilft, sich nach innen zu wenden, still zu sein und den inneren Frieden zu genießen.

Bluebell (Glockenblume). Für Menschen, die sich ihren Gefühlen entfremdet haben, sich vor Leere fürchten und anfällig für Gier sind. Öffnet das Herz, fördert das Teilen und den Glauben an die Fülle, bringt Freude und universelles Vertrauen.

Boab. Für Menschen, die an Gedankenmustern der Familie haften oder immer wieder negative Erfahrungen durchleben. Befreit von solchen Gedankenmustern und negativem Verhalten in der Familie. Hilft gegen den Mißbrauch und Vorurteile.

Boronia. Bei hartnäckigen Gedanken, Kummer über eine zerbrochene Beziehung, Traurigkeit. Bringt Ruhe, Gelassenheit, klares Denken.

Bottlebrush (Lampenputzerbaum). Bei großen, überwältigenden Veränderungen im Leben, z. B. Pubertät oder Schwangerschaft. Für Menschen, die sich an die Vergangenheit und an alte Gewohnheiten klammern, wenn eine Lebensphase zu Ende geht. Hilft, gelassen zu reagieren und zu verzichten. Gut für schwangere Frauen und junge Mütter, die an sich zweifeln. Stärkt das Band zwischen Mutter und Kind.

Bush Fuchsia. Bei Lern- und Leseschwäche, Stottern. Für Menschen, die ein »gutes Gefühl« ignorieren. Unübertroffen, wenn es gilt, Lernprobleme zu lösen und die linke und rechte Gehirnhälfte zu integrieren. Macht Ausdruck und Sprache klar. Fördert die Intuition.

Bush Gardenia. Für Menschen, die es für ganz normal halten, daß sie in ihrer eigenen Welt leben, ohne sich um ihre Mitmenschen zu kümmern. Bei Beziehungen, die langweilig geworden oder dem Scheitern nahe sind. Bringt Leidenschaft und neues Interesse für den Partner, verbessert die Kommunikation.

Bush Iris. Bei Angst vor dem Tod, vor Materialismus oder vor Atheismus. Bei Sex- oder Drogensucht. Bringt spirituelle Einsicht. Hilft, neue Lebensphasen zu beginnen.

Crowea. Für Menschen, die sich ständig Sorgen machen und aus dem Gleichgewicht geraten sind. Bringt Frieden, Ruhe, Vitalität und ein Gefühl der Harmonie.

Dagger Hakea (Dolchhakea). Bei Groll oder Bitterkeit gegenüber Angehörigen, Freunden und ehemaligen Geliebten. Bringt Vergebung und hilft, Gefühle auszudrücken.

Dog Rose (Wilde Rose). Für furchtsame, schüchterne, unsichere Menschen. Gegen quälende Angst. Fördert Zuversicht, Mut, Lebensfreude und den Glauben an sich selbst.

Dog Rose of the Wild Forces. Für Menschen, die fürchten, ihren Einfluß zu verlieren. Bei körperlichen Schmerzen ohne ersichtliche Ursache. Bringt emotionale Ausgewogenheit; hilft, Furcht zu überwinden.

Five Corners. Bei geringem Selbstwertgefühl und Abneigung gegen sich selbst. Für Menschen, die ihre Persönlichkeit unterdrücken oder »zügeln«. Eine wichtige Arznei. Sie bringt Liebe und hilft, sich selbst zu akzeptieren und die eigene innere Schönheit zu feiern.

Flannel Flower. Für Menschen, die sich nicht gerne berühren lassen. Bei mangelnder Sensibilität (vor allem bei Männern), Abneigung gegen körperliche Betätigung und Platzangst. Fördert das emotionale Vertrauen und die Sinnlichkeit; erleichtert sanfte, gefühlvolle Berührungen. Bringt Freude an körperlicher Aktivität.

Fringed Violet (Gefranstes Veilchen). Bei Schock oder Trauma, geschädigter Aura und fehlendem übersinnlichen Schutz, der es anderen Menschen und Umwelteinflüssen (z. B. Strahlung) ermöglicht, Ihnen Energie und Vitalität zu rauben. Bei ungenügender Erholung. Beseitigt die Folgen neuer und alter Traumata. Harmonisiert die subtilen Körper nach einem Schock und gibt übersinnlichen Schutz.

Green Spider Orchid. Bei Alpträumen und Phobien. Für Menschen, die akzeptiert werden wollen. Lindert Furcht.

Grey Spider Flower (Graue Cleome). Bei Alpträumen, Furcht, Panik und Angst vor übersinnlichen Angriffen. Gibt Glauben, Ruhe und Mut.

Gymea Lily. Für stolze, autoritäre Menschen. Bringt Demut und erleichtert den Verzicht auf Dominanz.

Hibbertia. Bei Fanatismus, übertriebener Selbstbeherrschung und übersteigertem Drang, Wissen zu erwerben, um »besser« zu werden. Hilft Ihnen, sich selbst, Ihr Wissen und Ihre Erfahrung zu akzeptieren. Beseitigt den Wunsch, anderen überlegen zu sein.

Illawarra Flame Tree. Für Menschen, die glauben, abgelehnt zu werden; vor allem für Kinder, die zeitweilig Rückschläge in der Schule erleiden. Bei Angst vor Verantwortung. Bringt Selbstakzeptanz, Vertrauen, Zuversicht und innere Kraft.

Isopogon. Bei Gedächtnisschwäche, Senilität, Unfähigkeit, aus Erfahrungen zu lernen. Für sture, autoritäre Menschen. Hilft, vergessene Fertigkeiten und Erinnerungen wiederzufinden. Schützt vor Manipulation durch andere.

Jacaranda. Für wankelmütige, zaudernde, ziellose, flatterhafte Menschen, die es immer eilig haben und die zu Unfällen neigen. Gibt Entschlossenheit, schnelles Denken und einen klaren Kopf.

Kangaroo Paw. Für gesellschaftlich unreife, unbeholfene Menschen, die kein Gespür für die Bedürfnisse anderer haben. Fördert Entspannung, Sensibilität, *savoir faire* und Freude an Gesellschaft.

Kapok Bush. Für Menschen, die leicht den Mut verlieren oder apathisch sind. Bringt Ausdauer, Vernunft, Sinn für das Praktische und die Bereitschaft, Aufgaben zu übernehmen.

Little Flannel Flower. Für Menschen, die das innere Kind verleugnen; für zu ernste Erwachsene und frühreife Kinder, die zu schnell erwachsen werden. Bringt Verspieltheit und Freude zurück.

Macrocarpa. Für Menschen, die müde, erschöpft und ausgebrannt sind und deren Immunsystem geschwächt ist. Ein rasch wirkendes Tonikum, das die Nebennieren regeneriert und neue Energie, Kraft und Vitalität gibt.

Mint Bush. Bei spirituellen Prüfungen und Kümmernissen, Verzweiflung. Hilft, wenn Sie glauben zusammenzubrechen. Bringt Ruhe, so daß Sie weitermachen und einen Neubeginn wagen können.

Mountain Devil. Bei Haß, Wut, Eifersucht, Groll und Mißtrauen. Bringt bedingungslose Liebe, Vergebung und Glück.

Mulla Mulla. Bei Traumata, die mit Feuer, Hitze oder Sonnenbrand zu tun haben. Bei Angst vor Feuer und heißen Dingen. Setzt gespeicherte Strahlung frei und verjüngt.

Old Man Banksia. Bei den Ureinwohnern ein Symbol der weiblichen Spiritualität. Bei Lethargie, Energiemangel, Schilddrüsenunterfunktion, Übergewicht. Gibt neue Energie, Begeisterung und Freude am Leben.

Paw Paw (Papaya). Für Menschen, denen es schwerfällt, Entscheidungen zu treffen und Probleme zu lösen. Bei schlechter Nährstoffabsorption. Hilft, neue Ideen und Informationen aufzunehmen und zu verarbeiten. Erleichtert den Zugang zum höheren Selbst, wenn Sie Probleme lösen müssen.

Peach-Flowered Tea-Tree. Bei Stimmungsschwankungen, Mangel an Schwung bei der Vollendung von Projekten, Hypochondrie. Bringt emotionale Ausgewogenheit und hilft, Ziele zu erreichen. Fördert das Vertrauen und hilft Ihnen, die Verantwortung für Ihre Gesundheit zu übernehmen, ohne davon besessen zu werden. Stabilisiert die Bauchspeicheldrüse.

Philotheca. Bei übertriebener Großzügigkeit. Hilft Ihnen, Lob, Liebe und Anerkennung zu akzeptieren.

Pink Mulla Mulla. Bei verletzten Gefühlen, Isolierung, Zurückhaltung, Hemmungen. Hilft, Hindernisse zu überwinden, aufgeschlossen zu werden und Verzeihung zu erlangen.

Red Grevillea. Hilft, wenn Sie Ihr Ziel kennen, aber nicht wissen, wie Sie es erreichen können. Für Menschen, die unter Kritik und Unhöflichkeit leiden und sich zu sehr auf andere verlassen. Gibt Kraft, unangenehme Situationen zu meiden. Fördert die Tapferkeit.

Red Helmet. Für rebellische, hitzköpfige, egoistische Menschen, die Autorität verabscheuen, weil sie ein schlechtes Verhältnis zu ihrem Vater haben. Hilft Männern, eine gute Beziehung zu Kindern zu entwickeln. Fördert Sensibilität und Respekt.

Red Lily (Rote Lilie). Der heilige Lotos, der die Spiritualität der Ureinwohner symbolisiert. Für Tagträumer, die unausgefüllt sind und zu Unfällen neigen. Harmonisiert spirituelle und körperliche Aspekte und hilft Ihnen, nüchtern und praktisch zu denken und dennoch Ihre Spiritualität zu entwickeln. Gut bei Autismus. Dämpft die Wirkung von Drogen.

Red Suva Frangipani. Bei Hektik, emotionalem Aufruhr, Traurigkeit. Bringt Gelassenheit, Geborgenheit und das Gefühl, akzeptiert zu werden.

Rough Bluebell. Für Menschen, die sich nicht um die Gefühle anderer kümmern oder die bösartig sind. Bringt Offenheit, Mitgefühl und bedingungslose Liebe.

She Oak (Kasuarine). Bei Unfruchtbarkeit, vor allem wenn es dafür keinen körperlichen Grund gibt. Bei Disharmonien im weiblichen Körper, besonders beim prämenstruellen Syndrom. Stellt die Fruchtbarkeit und das hormonelle Gleichgewicht wieder her, erleichtert die Empfängnis. Hilft gegen Ödeme.

Silver Princess. Bei Mutlosigkeit, Ziellosigkeit und fehlender Richtung im Leben. Gibt dem Leben Sinn, Richtung und Motivation.

Slender Rice Flower. Bei Rassismus und Engstirnigkeit. Hilft, wenn Sie sich ständig mit anderen vergleichen. Fördert Zusammenarbeit, Demut, Stolz, Gemeinschaftssinn und die Fähigkeit, das Gute in anderen zu sehen.

Southern Cross. Für Menschen, die sich als Opfer fühlen und sich ständig über ihr hartes Leben und ihre Armut beklagen. Gibt Kraft und hilft, Verantwortung zu übernehmen und positive Veränderungen zu bewirken.

Spinifex (Stachelkopfgras). Bei Herpes, Chlamydia und oberflächlichen Schnitt- und Schürfwunden. Heilt köperlich, indem es Ihnen hilft, emotionale Probleme zu erkennen. Äußerlich angewandt, heilt es Hautkrankheiten.

Sturt Desert Pea (Prachtwicke). Bei tiefer seelischer Verletzung und Traurigkeit. Eine starke Essenz, die Ihnen hilft, sich von traurigen Erinnerungen zu lösen. Motiviert und schenkt neue Energie.

Sturt Desert Rose. Bei Schuldgefühlen und schlechtem Selbstwertgefühl wegen vergangenen Tuns. Für Menschen, die leicht zu beeinflussen sind. Hilft Ihnen, Ihrer inneren Überzeugung und Ihrer eigenen Moral zu folgen.

Sundew (Sonnentau). Für Menschen, die jünger als 28 und vage, unentschlossen, dissoziiert, unkonzentriert sind. Fördert Nüchternheit, Konzentration, Inspiration und den Blick fürs Detail. Hilft Ihnen, engagiert in der Gegenwart zu leben. Beschleunigt die Erholung nach Ohnmachten und Betäubungen.

Sunshine Wattle (Akazie). Wenn Sie Schwierigkeiten haben, in der Vergangenheit gefangen sind und für die Zukunft das Schlimmste befürchten. Bringt Optimismus und hilft, das Schöne an der Gegenwart zu sehen und sich darüber zu freuen.

Tall Mulla Mulla. Wenn Sie sich fürchten oder unsicher fühlen. Bei Schwierigkeiten im Umgang mit anderen. Macht geselliger.

Tall Yellow Top (Steinklee). Bei Entfremdung, Einsamkeit und Isolation. Hilft Ihnen, sich »wie zu Hause« zu fühlen.

Turkey Bush. Bei blockierter Kreativität und Zweifel an den eigenen Fähigkeiten. Fördert Kreativität, Selbstausdruck und das Selbstvertrauen als Künstler.

Waratah (Telopea). Bei Verzweiflung, Selbstmordgedanken, Hoffnungslosigkeit und Unfähigkeit, mit einer Krise fertig zu werden. Bringt Mut, Zähigkeit und Anpassungsfähigkeit. Stärkt den Glauben und die Fähigkeit zu überleben.

Wedding Bush. Für Menschen, denen es schwerfällt, sich für ihre geschäftlichen, gesellschaftlichen oder intimen Beziehungen zu engagieren. Hilft Ihnen, sich wieder Ihrem Lebensziel zu widmen.

Wild Potato Bush. Für Menschen, die glauben, körperlich behindert zu sein, oder deren Körper nur zögernd dem Willen gehorcht. Bringt Freiheit und Vitalität, so daß Sie im Leben weiterkommen.

Wisteria. Besonders für Frauen, die frigide oder unfähig sind, Sex zu genießen, und sich vor Intimität fürchten. Auch für Machos. Bringt Freude am Sex und Zärtlichkeit.

Yellow Cowslip Orchid. Für kritische, bürokratische Menschen und Besserwisser. Fördert Menschlichkeit, Unparteilichkeit und konstruktives Handeln. Hilft Ihnen, sich von Emotionen zu lösen und Konflikte zu schlichten. Harmonisiert die Hirnanhangdrüse.

Kombinationen

Emergency Essence (Notfallessenz). *Fringed Violet, Grey Spider Flower, Sundew und Waratah.*

Beruhigt und stabilisiert, lindert rasch Furcht, Panik, Spannungen und schweren seelischen und körperlichen Streß.

Confid. *Dog Rose, Five Corners, Southern Cross und Sturt Desert Rose.*

Fördert Selbstvertrauen und Selbstwertgefühl. Hilft Ihnen, die volle Verantwortung für Situationen und Ereignisse im Leben zu übernehmen und zu erkennen, daß Sie die Macht haben, sich zu ändern und Ihr Schicksal selbst zu bestimmen.

Radiation Essence (Essenz gegen Strahlungsschäden). *Bush Fuchsia, Crowea, Fringed Violet, Mulla Mulla, Paw Paw und Waratah.*

Lindert alle Arten von Strahlen oder hebt sie auf, z.B. natürliche Erdstrahlen, elektrische Kraftfelder, Sonnenstrahlen und therapeutische Strahlen bei Krebs. Ebenfalls gut gegen nukleare Strahlung. Verhindert die Speicherung im Körper und hilft, bereits gespeicherte Strahlen zu beseitigen, so daß die Energie des Körpers intakt bleibt und das Nervensystem normal arbeitet.

Cognis (Lernhilfe). *Bush Fuchsia, Isopogon, Paw Paw und Sundew.*

Eine sehr starke Kombination, die geistige Klarheit und Konzentration bringt. Sie fördert das Lernvermögen.

Dynamis (Vitalitätsessenz). *Banksia, Crowea, Macrocarpa und Old Man Banksia.*

Gibt reichlich Energie, Vitalität, Begeisterung und Freude am Leben. Harmonisiert die wichtigen Drüsen einschließlich der Schilddrüse und der Nebennieren sowie die Muskeln, die mit der Erzeugung und Verwertung von Energie zu tun haben.

Living Essences of Australia (Lebende australische Essenzen)

Die lebenden australischen Essenzen haben Dr. Vasudeva und Dr. Kadambii Barnao erforscht und entwickelt. Sie werden meist aus Blüten bereitet, die im Südwesten Australiens wachsen, in einem Gebiet, das für seine einzigartige, üppige Flora berühmt ist.

Nachdem Vasudeva von Neuseeland nach Australien gezogen war, begann er 1977 seine bahnbrechenden Forschungen über die australischen Blüten. Seit 1982 arbeitet er mit seiner Frau zusammen. Beide gründeten die Australasian Flower Essence Academy und die Living Essences Clinic in Perth, Westaustralien. Zusammen haben sie mehr als 200 Blütenessenzen hergestellt und erforscht und die »Microvita«-Cremes und -Lotionen entwickelt, die bei Schmerzen, Arthritis, Bluthochdruck, Streß und Lethargie wirksam sind. Heute werden sie in Krankenhäusern und von Schulmedizinern benutzt. 1994 wurde das Ehepaar eingeladen, an der Universität Perth den ersten Kurs über Blütenessenzen abzuhalten.

Kadambii arbeitet seit 1985 mit einer Gemeinschaft von Ureinwohnern und kam dadurch in Kontakt mit einem Ältesten, dem die Geheimnisse der australischen Volksmedizin anvertraut worden waren. Er benutzte noch die traditionelle Blütensauna, eine der ältesten Arten der Blütentherapie, die wir kennen – sie ist mindestens 10 000 Jahre alt.

Das Ehepaar untersuchte außerdem, ob sich die Blütentherapie mit der chinesischen Akupunktur oder Akupressur verbinden läßt und ob man die Wirksamkeit der beiden Methoden dadurch verbessern kann. Dank ihrer Befunde konnten sie einige der ersten *acu maps* der Welt herstellen. Das sind »Landkarten«, auf denen bestimmte Blüten bestimmten Akupunkturpunkten zugeordnet sind. Diese Therapie hat sich als sehr wirksam bei der Behandlung von Schmerzen und Streß erwiesen.

Die Barnaos haben zahlreiche neue Diagnoseverfahren entwickelt, die mit Blütenessenzen arbeiten, zum Beispiel die Baihui-Diagnose, die Field-of-Flowers-Technik und die Flower-Photography-Diagnose, die sie per Videofernkurs in der ganzen Welt lehren.

Auf dem Weltkongreß der »Offenen Universität für ergänzende und alternative Medizin« im Jahre 1990 wurden Vasudeva und Kadambii Barnao für ihre Pionierarbeit mit dem »Goldenen Stern« ausgezeichnet.

Antiseptic Bush. Reinigt von negativen Einflüssen aus der Umwelt, die sich mit der Zeit ansammeln können. Hält Sie innerlich sauber, wenn Sie unter negativen oder schädlichen Aspekten oder Menschen leben.

Balga Blackboy (Grasbaum). Für Menschen, die nicht wissen, daß ihre Wünsche und Ziele zu emotionalen und Umweltkatastrophen führen können. Macht Ihnen bewußt, welchen Einfluß Ihre Wünsche auf andere haben, so daß Sie alle natürlichen Hindernisse auf Ihrem Weg verstehen und sich nicht darüber ärgern. Hilft, das männliche Prinzip zu entwickeln.

Black Kangaroo Paw. Für Menschen, die ihren Eltern nicht verzeihen können, daß sie sie einst streng erzogen haben. Ersetzt Haß und Groll durch Liebe und Vergebung.

Blue Leschenaultia. Für Menschen, die emotional und körperlich geizig und selbstgenügsam sind und sich nicht um die Bedürfnisse anderer kümmern. Reißt die Mauer der Isolierung nieder, so daß Sie die Bedürfnisse anderer sehen und mit ihnen teilen können.

Brachycome. Bei Mangel an Mitgefühl, intellektueller Arroganz, Neigung zu übertriebener Kritik. Für Menschen, die andere verachten. Ermutigt Sie, die Menschen gern zu haben, wie sie sind, ohne Rücksicht auf ihre Intelligenz.

Brown Boronia (Braune Korallenraute). Bei überaktivem Geist, der unablässig und fanatisch, aber vergeblich daran arbeitet, drückende Probleme zu lösen. Bringt Geduld und Akzeptanz, so daß Sie sich nicht mehr unnötig Sorgen über Dinge machen, die Sie nicht ändern können. Zeigt Ihnen, daß Sie auf der Reise durchs Leben Lösungen finden werden.

Cape Bluebell. Für Menschen, die sich ständig angegriffen fühlen und die gehässig sein können. Hilft Ihnen, sich von der Vergangenheit zu lösen und liebevoll und mitfühlend zu sein.

Cat's Paw (Katzenpfötchen). Bei Depressionen, Traurigkeit und Wut, deren Ursache Unehrlichkeit und Egoismus anderer ist. Für

Familien und Gruppen mit unklaren Problemen. Macht Ihnen klar, daß Sie keine Fairneß erwarten dürfen, wenn Sie anderen nichts gönnen – auch sie müssen erst lernen, fair zu sein. Fördert die gegenseitige Rücksicht.

Christmas Tree (Kanya). Hilft Ihnen, wenn die Bürde des Alltags Sie so niederdrückt, daß Sie abweisend werden und zum Ärger der anderen Ihren Teil der Last nicht mehr tragen wollen. Hilft Ihnen, Ihrer Verantwortung gerecht zu werden und die Früchte Ihrer Beständigkeit zu ernten. Bringt innere Zufriedenheit und größere Freude in der Familie oder Gruppe.

Correa. Für Menschen, die zu streng mit sich selbst sind. Lehrt Sie, Ihre Grenzen und Fehler ohne Bedauern zu akzeptieren. Zeigt Ihnen, wie Sie unabsichtlich Fehler machen, und hilft Ihnen, sie künftig zu meiden.

Cowkicks. Für naive Optimisten, die von einer unerwarteten Krise so niedergeschmettert sind, daß sie das erschöpfte, hoffnungslose Opfer der Verhältnisse werden. Hilft Ihnen, nach einem erschütternden Erlebnis die Scherben zu kitten und in Zukunft klüger zu sein.

Dampiera. Für Menschen, die Angst haben und sich nicht entspannen können, weil sie jede Situation übertreiben. Hilft Ihnen, loszulassen und aufgeschlossen zu sein, zu akzeptieren, was Ihnen mißfällt, sich nicht in das Leben anderer einzumischen.

Fringed Lily Twiner. Für Menschen, die anderen die Schuld an ihrem Elend geben. Auch für verwöhnte Kinder und autoritäre Eltern, die grüblerisch veranlagt und mitunter rachsüchtig sind. Zeigt Ihnen, daß Egoismus die Wurzel des Übels ist, und lehrt Sie, nicht nur an sich selbst zu denken. Stimuliert Liebe.

Fuchsia Grevillea. Für Menschen, die zwei Gesichter haben. Macht Ihnen klar, daß verborgenes negatives Denken destruktiv ist. Befreit von Selbstgefälligkeit, Wut und Angst vor der Öffentlichkeit.

Fuchsia Gum. Bei Platzangst. Verhindert Panik in geschlossenen Räumen.

Geraldton Wax. Für Menschen, die sich eingeengt vorkommen und darüber wütend sind (z. B. Eltern, die ständig bemüht sind, es einem verwöhnten Kind recht zu machen). Gibt Ihnen Kraft, so daß Sie sich nicht mehr gegen Ihren Willen unter Druck setzen lassen und sich nicht mehr nach anderen richten.

Goddess Grasstree. Für die Reifung des weiblichen Prinzips bei Männern und Frauen. Bringt innere Kraft, Sensibilität und liebevolle Weisheit, die frei von Emotionen ist. Setzt den weiblichen Aspekt frei, so daß er Teil der Gesellschaft wird.

Golden Glory Grevillea. Für vertrauensvolle, aufgeschlossene, ruhige Menschen, die immer wieder ausgenutzt werden und die daher skeptisch gegenüber den Motiven anderer sind. Gibt neues Vertrauen und Selbstvertrauen, so daß Sie andere wieder an Ihrem Leben teilnehmen lassen, ohne zu erwarten oder zu befürchten, daß man Sie ausnutzt.

Golden Waitsia. Für Menschen, die sich zu viele Gedanken über Details machen, und für jene, die sich mit ihrem derzeitigen unbefriedigenden Gesundheitszustand abfinden müssen, während sie sich von einer Krankheit oder einem Trauma erholen. Verhilft zu neuer Spontanität und Unbekümmertheit, befreit von der Ängstlichkeit, deren Ursache Perfektionismus ist.

Green Rose. Für Menschen, die keinen Rat akzeptieren, wenn sie ein Problem lösen müssen, oder die sich aufregen, wenn neue Ideen sie herausfordern, und lieber in ihrer Isolierung verharren. Macht Sie aufgeschlossen gegenüber dem Fortschritt und neuen Gedanken, so daß Sie nicht stillstehen, negativ denken oder andere für Ihre Lage verantwortlich machen.

Happy Wanderer. Für Menschen, die an ihren Fähigkeiten zweifeln und emotionale, seelische oder körperliche Sicherheit und Unterstützung von anderen erwarten. Hilft Ihnen, auf eigenen Füßen zu stehen, und macht Ihnen klar, daß Sie dafür stark genug sind. Beseitigt Unsicherheit.

Hop's Bush. Für Menschen, die vor rasender Energie nicht schlafen oder sich entspannen können. Erdet überschüssige, versprengte Energie und stellt wieder einen natürlichen, gesunden Energiestrom her, der Ihr Bedürfnis nach Aktivität befriedigt, ohne Sie zu sehr anzuregen. Bringt seelischen und körperlichen Frieden und hilft Ihnen, Ihr Leben in den Griff zu bekommen und das rechte Maß an Ruhe und Aktivität zu finden.

Illyarrie. Für Menschen, die seelisch schwer verletzt wurden und nun von Erinnerungen geplagt werden. Macht Ihnen klar, daß Sie die Kraft haben, sich mit allen Schmerzen auseinanderzusetzen, daß die Lage nie so schlecht ist, wie Sie befürchten, und daß Sie davon nicht überwältigt werden. Nützlich bei der Reinkarnationstherapie, wenn es gilt, vergessene Erlebnisse aufzudecken, die die Gegenwart beeinflussen.

Macrozamia. Harmonisiert Yin und Yang und die sexuelle Energie; befreit von Blockaden, die auf Vergewaltigung, Inzest und andere schlimme Erlebnisse zurückgehen. Heilt alle Aspekte des Männlichen und Weiblichen; beseitigt Blockaden und Unterentwicklung, lindert Hormonschwankungen.

Many-Headed Dryandra. Für Menschen, die als verantwortungslos oder leichtsinnig gelten und sich unberechenbar verhalten. Gibt Haltung und Stärke. Hilft Ihnen, sich mit den Problemen des Lebens auseinanderzusetzen, anstatt vor ihnen wegzulaufen.

Mauve Melaleuca (Myrthenheide). Für emotionale Idealisten, die traurig sind, weil man sie verletzt hat. Auch für ungeliebte Ehegatten, Eltern oder Kinder. Lindert Niedergeschlagenheit angesichts einer lieblosen Welt. Hilft Ihnen, im Inneren Erfüllung zu finden und die Quelle der ewigen Liebe anzuzapfen.

Menzies Banksia. Beseitigt die Angst davor, daß Sie erneut verletzt und zurückgewiesen werden. Hilft bei seelischer Lähmung und erleichtert das Loslassen alter Schmerzen. Hilft Ihnen, Schmerzen mutig durchzustehen und sich nicht vor neuen Erfahrungen zu fürchten.

One-sided Bottlebrush. Für Menschen, die überlastet und deprimiert und in sich selbst gefangen sind. Macht Ihnen klar, daß andere ebenfalls Sorgen haben, und beseitigt Selbstmitleid.

Orange Leschenaultia. Für Überlebenskünstler, Menschen mit rauher Schale, die unsensibel geworden sind und kein Mitgefühl mehr haben. Hilft Ihnen, gütig und fürsorglich zu sein, und macht Sie mit den sanfteren Aspekten des Lebens vertraut.

Orange Spiked Pea Flower. Für Menschen, die das Gerede anderer belastet und die sich so sehr ärgern, daß sie gewalttätig werden. Hilft Ihnen, sich nicht über die Worte anderer aufzuregen und die Würde zu bewahren. Fördert den Selbstausdruck.

Pale Sundew (Sonnentau). Für skrupellose Menschen, die andere ausnutzen, zum Beispiel für gerissene Geschäftsleute oder ehrgeizige Politiker. Macht Ihnen klar, daß Manipulieren und Ausbeuten sinnlos und destruktiv ist. Stärkt den Abscheu vor bösem Tun.

Parakeelya. Für stille, passive Menschen, die das Arbeitstier der Familie, der Firma oder der Gemeinde sind, ohne daß ihre Leistung angemessen gewürdigt wird. Hilft, wenn Sie einsam sind und das schmerzhafte Gefühl haben, ausgenutzt und nicht geliebt zu werden. Hilft Ihnen, sich durchzusetzen und respektiert zu werden, so daß Sie ein inspirierter Arbeiter werden, der gerne in der Gruppe ist. Stärkt Selbstwertgefühl und Bestimmtheit.

Pink Cushion Hakea (Skabiose). Für Menschen – z. B. Wissenschaftler oder religiöse Menschen –, die fürchten, daß neue Ideen ihren Glauben oder ihre Logik bedrohen. Hilft Ihnen, sich zu entspannen und aufgeschlossen zu sein, ohne gegen Ihre Ethik zu verstoßen oder die Meinung anderer zu fürchten.

Pink Everlasting Straw Flower (Rosa Strohblume). Für Menschen, die die Gefühle anderer zwar wahrnehmen, aber darauf nicht emotional reagieren können, weil sie sich ausgelaugt vorkommen. Gibt neue Liebe und Freude. Nützlich für Lehrer und Pflegepersonal.

Pink Fountain Triggerplant. Für Menschen, die ihre Lebenskraft verlieren, entweder allmählich auf der körperlichen Ebene oder aufgrund einer Störung der subtilen Ebene. Entzündet wieder die Flamme des Lebens und stellt die alte Dynamik her.

Pink Impatiens (Rosa Springkraut). Für Idealisten und Moralisten, die sich bemühen, nach ihren Normen zu leben, und doch Kompromisse eingehen müssen. Hilft Ihnen, trotz aller Hindernisse Ihren Idealen treu zu bleiben und entschlossen und schöpferisch zu sein, ohne Kompromisse einzugehen.

Pink Trumpet Flower. Für Menschen, denen es schwerfällt, an einen Sinn ihres Daseins zu glauben, und die in Verwirrung geraten, wenn sie nachdenken oder handeln müssen. Bringt Klarheit und Konzentration. Gibt innere Kraft und Glauben an ein Ziel. Fördert die Leistung durch eine neue, bestimmtere Einstellung.

Pixie Mop. Für sensible, nach Gefühlen hungernde Menschen, die hart geworden sind, weil sie sich vernachlässigt fühlen. Macht Ihnen klar, daß Sie Ihr Herz befreien, wenn Sie jenen vergeben, die Sie enttäuscht haben, so daß Sie für andere tun können, was Sie von ihnen erwarten.

Purple Eremophila. Sehr hilfreich bei Beziehungsproblemen. Hilft Ihnen, in sehr persönlichen Herzensangelegenheiten gelassen und objektiv zu bleiben, ohne auf Ihre Gefühle für andere und Ihre Sensibilität zu verzichten.

Purple Flag Flower. Für Menschen, die bis an die Grenzen ihrer Belastbarkeit gehen, so daß sie extrem furchtsam werden und sich nicht mehr entspannen können. Bringt heilsame Entspannung der

Seele und des Körpers. Hilft Ihnen, aufgestauten Druck und Verspannungen zu lösen.

Purple Nymph Waterlily. Hilft Menschen, die ihre Schätze mit anderen teilen möchten, sich aber nicht entschließen können. Macht selbstlos und sorgt dafür, daß Sie beim Umgang mit anderen nicht in emotionale Fallen geraten.

Purple and Red Kangaroo Paw. Beseitigt negatives Denken und Neigung zu sinnloser Kritik. Ermutigt Sie, etwas Positives und Nützliches zu tun.

Queensland Bottlebrush. Hilft bei widersprüchlichen Wünschen und unstetem Verhalten. Gibt Ihnen die Freiheit, Sie selbst zu sein, weil Sie wissen, daß Menschen und Erfahrungen kommen und gehen und Sie sich nicht isolieren müssen, um sicher zu sein.

Red Feather Flower. Gegen die Faulheit und Unehrlichkeit mancher Menschen, die glauben, das Leben schulde ihnen etwas. Macht Ihnen klar, daß Geben besser ist als Nehmen; daß wir die Güte anderer nicht ausnutzen und uns nicht ärgern dürfen, wenn andere der Meinung sind, genug gegeben zu haben; daß wir auf unsere eigene Kraft vertrauen müssen; daß wir für andere da sein müssen.

Red and Green Kangaroo Paw. Stärkt den Kontakt mit dem Hier und Jetzt und macht Ihnen klar, daß die Familie Vorrang hat. Fördert Sensibilität und Geduld und bringt Freude.

Red Leschenaultia. Für Menschen, die Schwächere verachten, für unsensible Grobiane. Verwandelt Grobheit und Mangel an Mitgefühl in Sensibilität. Hilft Ihnen, rücksichtsvoll gegenüber Schwächeren zu werden.

Ribbon Pea. Für Menschen, die namenlose Angst haben, ohne zu wissen, warum. Hilft Ihnen, Angst und düstere Vorahnungen zu überwinden, die positives Denken und ein erfülltes Leben unmöglich machen. Beseitigt die panische Angst vor Vernichtung.

Rose Cone Flower. Für Menschen, die ausgebrannt und reizbar sind, mit dem Leben nicht zurechtkommen, sich leicht ärgern, allein sein wollen, Platz und Frieden brauchen (z. B. Eltern kleiner Kinder). Hilft Ihnen, Frieden im Sturm zu finden und Spannungen abzubauen, damit Sie Geselligkeit genießen können.

Silver Princess Gum. Für Menschen, die leicht das Interesse verlieren oder schnell aufgeben, und für jene, die rebellisch und frustriert sind. Lehrt Sie, beharrlich zu sein, wenn etwas schiefgeht, und nicht aufzubegehren. Dadurch können Sie Hindernisse überwinden und Ihre Ziele erreichen.

Snake Bush. Für Menschen, die gerne helfen, aber nur, weil sie geliebt werden möchten. Für emotional wankelmütige Menschen, die in der Liebe Enttäuschungen erlebt haben. Hilft Ihnen, selbstgenügsam zu werden und sich um andere zu kümmern, ohne Lohn zu erwarten. Auf diese Weise können Sie Enttäuschungen und Angst loswerden.

Snake Vine. Für die Opfer von bösem Klatsch oder übler Nachrede. Hilft auch, wenn eine Beziehung zu Ende gegangen ist und Bitterkeit Ihr Selbstvertrauen untergräbt. Bringt neues Selbstvertrauen und hilft Ihnen, die eigene Leistung zu schätzen, auch wenn andere zweifeln und negativ reden.

Southern Cross. Für Menschen, die ein bequemes Leben haben und die erschüttert sind, wenn sie einen plötzlichen Rückschlag erleiden und ums Überleben kämpfen müssen. Macht Ihnen klar, wie andere leben und wie Sie eines Tages vielleicht leben müssen.

Star of Bethlehem (Milchstern). Bei Resignation, Frustration und Mangel an Initiative aufgrund des Gefühls, daß es keine Aussicht auf Besserung gibt. Macht Ihnen klar, daß immer Hoffnung besteht. Hilft Ihnen, die vielen Lösungen zu sehen, die das Leben anbietet. Sie können glücklich werden, wenn Sie Schwierigkeiten mit Ihrer Kreativität überwinden.

Urchin Dryandra. Für Menschen, die sich in einer ungleichen Beziehung unterdrückt fühlen. Ermutigt Sie, die Minderwertigkeitsgefühle zu überwinden, die auf schlechte Behandlung durch andere zurückzuführen sind.

Ursinia. Für Idealisten, die als Mitglieder einer Gruppe oder Organisation zynisch, kritisch und frustriert sind. Macht dem naiven Idealisten die Realität der Gruppendynamik klar, und hilft ihm, seinen Idealismus dennoch zu bewahren. Fördert Zusammenarbeit und Produktivität und dadurch gesundes Wachstum trotz aller Probleme mit egoistischen Gruppenmitgliedern.

Veronica. Bei Isolierung und Entfremdung, deren Ursache das Gefühl ist, daß man Sie mißversteht oder nicht beachtet. Lehrt Sie, mit anderen besser umzugehen, nicht die Einsamkeit zu suchen und sich nicht einzureden, daß niemand Sie versteht.

Violet Butterfly. Für Menschen, die nach zerbrochenen Beziehungen und ähnlichen Traumata seelisch erschüttert sind. Dämpft Gefühlsausbrüche und seelische Schmerzen, beschleunigt die Genesung, heilt den Schaden und hilft Ihnen weiterzuleben.

Western Australian Smoke Bush. Für Menschen, die zum Erfolg gedrängt werden, obwohl sie kein Verlangen danach haben, und die infolgedessen an mangelnder Selbstbeherrschung, Nervosität, Angst und schwerem Streß leiden und in Extremfällen fürchten, verrückt zu werden. Fördert die geistige Stabilität; harmonisiert Körper und Geist und reintegriert die subtilen mit den körperlichen Aspekten. Fördert die Konzentration und die Genesung nach Ohnmachten oder Anästhesien.

White Eremophila. Hilft Ihnen, gelassen zu bleiben, wenn eine vertrackte Situation Sie niederzudrücken droht. Macht komplexe und schwierige Dinge klar. Hilft Ihnen, das Gleichgewicht zu bewahren, stetig zu bleiben und Ihre Richtung im Leben einzuhalten.

White Nymph Waterlily. Legt Ihr tiefstes spirituelles Wesen frei. Bringt Ruhe und Frieden, so daß Sie in die Seele blicken und mit Hilfe Ihres höheren Selbsts das Leben von einem universellen Standpunkt aus betrachten können. Hilft bei spirituellen Praktiken, zum Beispiel bei der Meditation.

Wild Violet (Wildes Veilchen). Für Pessimisten und ängstliche, deprimierte, unzufriedene und sture Menschen. Schafft ein Gleichgewicht zwischen Vorsicht und der Bereitschaft, unbekümmert, optimistisch und glücklich zu sein.

Woolly Banksia. Für Menschen, die den Mut verlieren, wenn der Kampf zu hart wird. Entfacht von neuem den Wunsch, nach Idealen und Zielen zu streben, ohne sich vor unvermeidlichen Rückschlägen zu fürchten. Hilft auf langen, ermüdenden, scheinbar sinnlosen Abschnitten der Reise zum höheren Ziel.

Woolly Smokebush. Hilft Ihnen, Fortschritte zu machen, ohne sich ablenken zu lassen. Gibt Ihnen die Demut und den richtigen Blickwinkel. Hilft Ihnen, den Fallstricken des süßen Lebens und der Selbstgefälligkeit zu entgehen, so daß Sie das Leben objektiv sehen können.

Yellow Boronia (Gelbe Korallenraute). Für geistig Überaktive und unkonzentrierte Menschen, die sich leicht ablenken lassen. Hilft Ihnen, ruhig zu bleiben, so daß Sie den Geist sammeln und Gedanken zu Ende verfolgen können.

Yellow Cone Flower (Gelbe Kegelblume). Bei Minderwertigkeitsgefühlen. Hilft Ihnen, Ihren Wert zu erkennen, und befreit Sie von dem Bedürfnis, von anderen bewundert zu werden. Verhindert, daß Sie ausgenutzt werden.

Yellow Flag Flower. Für Menschen, die von den alltäglichen Pflichten gestreßt sind und glauben, größeren Anforderungen nicht gewachsen zu sein. Bringt in harten Zeiten Ruhe und Licht und hilft Ihnen, alle Situationen zu bewältigen, ohne daß Ihr Leben zur Tretmühle wird.

Yellow and Green Kangaroo Paw. Für Perfektionisten, strenge Arbeitgeber, kompromißlose Eltern, superkritische und intolerante Menschen. Macht Sie tolerant und bringt Ihnen bei, daß auch Fehler wertvoll sein können und Sie mit der Unvollkommenheit geduldig sein müssen.

Yellow Leschenaultia. Für Besserwisser – Lehrer, Eltern, Teenager –, die die Meinung anderer rundweg ablehnen. Hilft Ihnen, aufgeschlossen zu werden, zuzuhören, geduldig und tolerant zu sein.

Australische Orchideen

Blue China Orchid. Bei Abhängigkeiten aller Art, mangelnder Selbstbeherrschung, geringer Willenskraft. Für Menschen, die unausgefüllt sind oder das Gefühl haben, von Problemen überwältigt zu werden. Stärkt den Willen und hilft Ihnen, sich selbst wieder in den Griff zu bekommen und zu begreifen, daß Sie keine Krücke mehr brauchen.

Cowslip Orchid. Für Menschen, die anderen überlegen sein wollen, sich nach Anerkennung sehnen, ihre Bedeutung überschätzen, arrogant und aufgeblasen sind und andere, die ihnen nicht schmeicheln, schlecht behandeln. Hilft Ihnen, Egoismus abzubauen, den Wert der Zusammenarbeit zu erkennen und mit Menschen aller Art auszukommen.

Fringed Mantis Orchid. Für destruktive Ausbeuter oder Übereifrige mit einer ungesunden Neugier und ohne Gewissen. Macht Ihnen bewußt, daß Sie Informationen nur für gute Zwecke nutzen dürfen.

Hybrid Pink Fairy (Cowslip) Orchid. Für Menschen, die das Verhalten anderer zu persönlich nehmen und sich unfair angegriffen oder bedroht fühlen. Bei Überempfindlichkeit, Paranoia und Weinerlichkeit. Hilft Ihnen, auf die Reaktionen anderer Rücksicht zu nehmen. Bringt Zufriedenheit, innere Ruhe und Selbstgenügsamkeit. Ebenfalls hilfreich beim PMS und während der Schwangerschaft.

Leafless Orchid. Für Menschen, die glauben, festgefahren zu sein, zum Beispiel inspirierte Therapeuten, die ausgelaugt, müde und ohne Vitalität sind. Lenkt die Aufmerksamkeit auf Bedürfnisse, die für Sie und andere wichtig sind. Hilft Ihnen, tief im Inneren Energie zu finden, so daß Sie optimistisch und aktiv für andere tätig sein können, ohne sich seelisch und körperlich zu verausgaben.

Pinky Fairy Orchid. Für Menschen, die überängstlich und seelisch instabil sind, weil sie glauben, ihre Umwelt nicht mehr ertragen zu können. Lindert Streß, beruhigt die Seele und hilft, Überempfindlichkeit zu dämpfen.

Purple Enamel Orchid. Für Menschen, die eine Aufgabe unlustig und mit dem Gefühl der Sinnlosigkeit beginnen und dann arbeitswütig werden, um sich selbst etwas zu beweisen. Sorgt für eine gleichmäßige, ausgewogene Energiezufuhr – nicht zu viel, nicht zu wenig und nicht alles auf einmal – und für ein gesundes Gleichgewicht zwischen Arbeit und Ruhe.

Rabbit Orchid. Für Menschen, die zur Oberflächlichkeit und Unaufrichtigkeit neigen, auch für Angehörige der »Schickeria«. Ersetzt Seichtheit und Leere durch Aufrichtigkeit und Offenheit. Macht Ihnen klar, wie wertvoll ernsthafte, ehrliche Beziehungen sind. Hilft Ihnen, Ihr wahres Selbst zu finden.

Red Beak Orchid – Burnout Orchid. Für frustrierte Hausfrauen oder Ehegatten, lethargische Angestellte, faule Studenten und Schulschwänzer. Überbrückt die Kluft zwischen Wünschen und Verantwortung, die oft eine seelische Lähmung hervorruft und das Leben zu einer Last macht. Hilft gegen Lethargie, Aufsässigkeit, Langeweile und Depression.

Shy Blue Orchid. Für Menschen, die den Weg zur Erleuchtung gehen. Gibt Ihnen das Gefühl, beschützt zu werden und nicht mehr machtlos zu sein. Macht dynamisch und bündelt die spirituelle Energie, die negative Kräfte in der Umgebung auflöst.

Wallflower Donkey Orchid. Für Menschen, die glauben, das Opfer der Umstände zu sein, und die rachsüchtig, zynisch, leer und desillusioniert sind. Hilft Ihnen »loszulassen«, anstatt nach Vergeltung zu trachten und dabei krank zu werden. Sie sind dafür verantwortlich, positiv zu leben und sich nicht ständig angegriffen zu fühlen.

White Spider Orchid. Für spirituelle Menschen, die aus Nächstenliebe gemeinnützige Arbeit leisten, aber eine Neigung zur Introversion, Traurigkeit und Überempfindlichkeit haben. Hilft Ihnen, andere zu lieben und zu versorgen, ohne an ihrem Leid zu zerbrechen.

Russische Essenzen

Diese Arzneien spiegeln die Probleme des russischen Volkes nach den politischen und gesellschaftlichen Umwälzungen wider. Sie sind für Menschen bestimmt, die mit Unterdrückung und deren Folgen konfrontiert sind.

Auch diese Essenzen sind eine Schöpfung von Vasudeva Barnao, der 1989 in die damalige Sowjetunion eingeladen wurde, um Blüten zu erforschen, die man etwa 200 km von Moskau entfernt im Wald gesammelt und zu Essenzen verarbeitet hatte. Es handelt sich um äußerst wertvolle, einzigartige Essenzen.

Blue-Topped Cow Weed. Für Aussteiger oder Witzbolde, die sich nicht mit den tiefen Fragen des Lebens befassen wollen. Für oberflächliche Genießer, die Verantwortung meiden und wenig Mitgefühl und Charaktertiefe haben. Hilft Ihnen, Verantwortung zu übernehmen und Probleme anzupacken, anstatt ihnen auszuweichen.

Kolokoltchik. Hilft, Not zu überwinden, wenn der Wille zu kämpfen geschwunden ist. Erneuert den Kampfeswillen.

Russian Centaurea (Flockenblume). Für tapfere Menschen, die sich ohne Rücksicht auf die Folgen gegen Ungerechtigkeit wehren. Für Menschen, die Risiken eingehen und dabei auf Widerstand stoßen. Macht Ihnen klar, daß Sie manchmal nichts tun können, weil negative Kräfte stärker sind als Sie, und daß Sie in solchen Fällen Ihre Empörung verbergen müssen, um nicht Menschen auf sich aufmerksam zu machen, die Sie vernichten wollen.

Russian Forget-me-not (Vergißmeinnicht). Für Menschen, die sich von anderen führen lassen und ihre Fähigkeiten unterschätzen. Hilft Ihnen, Ihre verborgene Kraft zu entdecken.

Microvita-Cremes

Die Microvita-Cremes enthalten speziell ausgesuchte Essenzen sowie kalt gepreßte essentielle Öle in einer wasserhaltigen, cremigen Grundlage. Diese Cremes und Lotionen lindern die seelischen Folgen körperlicher Beschwerden und haben eine anhaltende Wirkung.

Massage Lotion 1
Für gestreßte Erwachsene, unruhige Babys, überaktive Kinder. Bei Angst, Depression, Schlaflosigkeit, müder Haut.

Massage Lotion 2
Bei Muskelschmerzen, Energiemangel, Krämpfen, Sonnenbrand, Steifheit, Menstruationsbeschwerden, Blutergüssen. Wirkt kräftigend, auch vor dem Sport.

Skin Rejuvenation Moisturizer (Feuchtigkeitscreme zur Verjüngung der Haut)
Bei faltiger, kraftloser Haut und »Streßlinien«. Macht das Gesicht wieder vital (dort wird der Streß zuerst sichtbar).

Arthritis Creme
Lindert arthritische Schmerzen innerhalb von vier bis acht Wochen.

Pain Creme (Schmerzcreme)
Bei Schmerzen, Blutergüssen, Krämpfen. Lindert auch Krämpfe während der Menstruation oder der Geburt. Hat eine stärkende Wirkung.

Neuseeland

Neuseeland ist ein Land mit sauberer Umwelt, spektakulären Landschaften und weiten Ebenen. Seit etwa 500 v. Chr. wird die Nordinsel von den Maoris bewohnt. Dieses Volk kennt und respektiert die Spiritualität der Natur. Obwohl die Maoris traditionell kriegerisch sind, achten sie jeden Fisch und jeden Vogel, den sie fangen, jeden Samen, den sie pflücken, jeden Baum, den sie zum Bau ihrer Häuser benutzen. Sie wissen, daß Tane, ihr Gott, ihnen alles gibt. Sie reden mit dem Geist der Natur und trachten nicht danach, seine Gaben auszubeuten. Ihre Liebe zur Natur hat dazu beigetragen, dem Land Kraft zu geben. Viele europäische Siedler wurden von der Philosophie, daß alles lebendig ist, angezogen, eine Idee, die Kelten, Ozeanier und Maoris teilen. Die Sehnsucht dieser Siedler nach Freiheit verstärkt die positive Energie dieses Landes. Die Blüten, die dort wachsen, enthalten diese Kombination von Energien.

New Perception Flower Essences

Die New-Perception-Blütenessenzen werden aus einheimischen und importierten Blüten hergestellt, die wild oder in Gärten und Parks in ganz Neuseeland wachsen.

Schöpfer dieser Essenzen sind Mary Garbely und ihr Mann Dolf. Marys Interesse an Blütenarzneien erwachte nach einer wundersamen Heilung. Im Alter von 41 Jahren wurde sie von rheumatoider Arthritis verkrüppelt. Spezialisten meinten, sie werde wahrscheinlich mit Medikamenten leben müssen und für den Rest ihres Lebens auf einen Rollstuhl angewiesen sein. Sie stieß auf einen Artikel über Edward Bach und den Zusammenhang zwischen Furcht und Krankheit, und sie begann, Blütenarzneien anzuwenden und zu meditieren. Langsam kehrte die Beweglichkeit ihrer Wirbelsäule zurück, und eine Röntgenuntersuchung bestätigte, daß die Verkalkung sich weitgehend aufgelöst hatte.

Im Winter 1979 – während der glückverheißenden Sonnenwende – begegnete Mary zwei Frauen – beide hatten Maori-Großmütter –, die sich ebenfalls mit Blütenarzneien von ernsten Krankheiten geheilt hatten. Im folgenden Frühling gründeten sie eine gemeinnützige Stiftung, die Essenzen aus neuseeländischen Blüten erforschen und entwickeln sollte. Die ersten Essenzen waren für medizinische Laien und Naturheilkundler bestimmt. Anschließend schuf Mary weitere, mehr spirituell ausgerichtete Essenzen.

Mary vermutet, daß die Nordinsel einst ein Teil des alten Lemuria war. Das wäre eine Erklärung für das starke spirituelle Bewußtsein der Menschen. Mary glaubt, daß die Essenzen eine besondere Rolle bei der Bewußtseinsveränderung der Menschheit spielen.

Die Entwicklung der Essenzen war eine aufregende Selbsterforschung, die mit spirituellem Wachstum und Heilung einherging. Mary meint, daß die Koromiko-Blüte die Stimmung in Neuseeland am bestem symbolisiert. Die Essenz fördert den Frieden, einen dynamischen Zustand, der niemals statisch ist, sondern in sich das Potential für Fortschritt und Bewegung birgt.

1. Abelia. Für Menschen, deren Denken zu analytisch, rational, bestimmt oder autoritär ist – oder zu phantasievoll, so daß Angst, Versponnenheit und mangelnder Sinn für das Praktische die Folge sind. Harmonisiert die rechte und linke Gehirnhälfte.

62. Acorn (Eichel). Für Menschen, die mit dem Leben nicht fertig werden, die ständig kämpfen müssen, immer müde sind und keine Lösung für die eigenen Probleme und die Probleme der Welt sehen.

2. Agapanthus. Bei Erbschaftsproblemen, bei Angst im kollektiven Unbewußten, bei Angst, die während der Empfängnis, im Mutterleib, bei der Geburt oder in der frühen Kindheit entstanden ist.

41. Autumn Crocus. Für Mensch, die ihre Richtung ändern und flexibler werden wollen, ohne ihr spirituelles Ziel aufzugeben. Hilft Ihnen, Verantwortung für Ihre Realität zu übernehmen.

3. Basil (Basilikum). Hilft Ihnen, wenn Sie auf Dinge verzichten müssen, die einst nützlich waren, nun aber Hindernisse auf dem Weg zum Lebensziel sind. Eine Grundlage für eine gemeinnützige Bewegung.

4. Belladonna. Bei Verwirrung, seelischer, geistiger und spiritueller Instabilität, seelischem Zusammenbruch. Für Erwachsene, die intolerant, unangemessen streng und immer wütend sind.

61. Blessings Mix – Kauri (Totara Leaves, Acianthus Kauri, Kowhai und Puriri). Für Menschen, die glauben, das Leben bestehe nur aus Kampf, Schmerz und Sorge. Macht Ihnen klar, daß Dankbarkeit gegenüber dem Schöpfer und der ganzen Schöpfung Ihnen Segen bringt.

55. Cabbage Tree (Kohlpalme). Bei Erfolglosigkeit oder Verlust der Fülle. Für Menschen, die glauben, sie könnten keinen Erfolg mehr haben, weil sie bisher nicht erfolgreich waren. Fördert das Bedürfnis nach seelengelenkter Individualität.

6. Choko. Bei tiefsitzender, unbewußter Angst vor der gegenwärtigen Situation, die klares Denken oder Handeln unmöglich macht, vor allem bei hohem Alter, akuter Einsamkeit oder schwerer Kindheit.

63. Clematis (Waldrebe). Hilft Ihnen, an einer Aufgabe oder Idee festzuhalten und nicht zu phantasieren. Sie können idealistisch *und* praktisch sein, und Sie können frei und doch verantwortungsbewußt sein.

8. Daisy (Gänseblümchen). Bei hartnäckigen Problemen mit Geld, Gesundheit, Freunden oder Beziehungen. Macht Ihnen die Situation und ihre Ursachen klar. Hilft Ihnen weiter.

9. Dandelion (Löwenzahn). Für strikte Konformisten, die am liebsten »verzögern, weiterleiten und noch einmal überlegen«. Für Menschen, die nichts Gutes an ihrer Situation sehen. Bei Muskelverspannungen, vor allem im Nacken, in den Schultern und im Rücken.

10. Dill. Für Menschen, die wachsen und sich ändern müssen, weil sie Probleme haben oder krank sind. Hilft, wenn eine Krise und eine Explosion notwendig sind, damit neues Wachstum möglich wird.

64. Erigeron Daisy und

65. Whau. Gibt Zuversicht, Glauben und Gewißheit, so daß der Geist den Körper heilen kann.

11. Eucalyptus. Bei Angst vor dem Alleinsein. Für Kinder, die glauben, unerwünscht zu sein, oder die das Haus verlassen, sich aber vor Einsamkeit fürchten. Für Erwachsene, die behaupten, niemanden zu brauchen.

12. Euphorbia (Wolfsmilch). Reinigt, wenn Sie sich selbst ablehnen oder Ihr wahres Leben verleugnen, indem Sie glauben oder wünschen, anders zu sein oder anders zu leben.

13. Evening Primrose (Nachtkerze). Für Menschen, die mit Liebe überschüttet werden und die sich unterdrückt, unsicher und abhängig fühlen.

43. Everlasting Pea (Ausdauernde Platterbse). Gibt Beständigkeit, Selbstdisziplin und Flexibilität bei der Anwendung Ihrer Talente, so daß Sie Ihr Licht nicht unter den Scheffel zu stellen brauchen.

14. Five Finger (Fingerkraut). In beengenden Situationen, die sehr negativ und emotionsgeladen sind. Für Menschen, die sich eingesperrt fühlen. Bei Klaustrophobie und bei Angst vor hüpfenden Insekten. Solche Menschen kommen oft aus einer Familie, die anfällig für Süchte ist.

5. Flax (Flachs). Bei Angst vor der Zukunft oder vor unbekannten gesellschaftlichen, wirtschaftlichen und gesundheitlichen Verhältnissen. Bei kollektiver Furcht vor der atomaren Katastrophe.

15. Forget-me-not (Vergißmeinnicht). Für bedürftige Kinder, die sich als Verlierer im Leben fühlen. Hilft Ihnen, Selbstmitleid loszuwerden. Für Menschen, die sich im Leben auf Spiele einlassen, die schiefgehen, und die sich dann von anderen im Stich gelassen fühlen.

16. Ginger Blossom (Ingwerblüte). Bei Wut, Reizbarkeit, Haß, Frustration, zu intensiven Beziehungen und dem Gefühl der Sinnlosigkeit. Besonders nützlich für Alleinerziehende. Für Menschen, die ständig zwischen Liebe und Haß schwanken.

7. Hangehange. Erleichtert das Lernen in jeder Lebensphase, auch bei Menschen, die langsam lernen oder ein schlechtes Gedächtnis haben. Hilft Ihnen, alte Gedankenmuster zu verändern, die Sie am Lernen hindern. Baut Erfolg auf.

17. Heather (Heidekraut). Für Menschen, die glauben, sie müßten sich zurückziehen, und die »beschlossen« haben, Hindernisse zwischen sich und anderen zu errichten, weil jemand sie verletzt hat.

18. Himalayan Blue Clover. Für Menschen, die sich nach den Meinungen anderer richten oder leicht das Opfer einer Massenhysterie oder eines allgemeinen Pessimismus werden. Bringt unerschütterliche Hoffnung und Optimismus.

44. Impatiens – Balsam Shrub (Rosenholzbaum). Bei starken Gefühlen für die Familie, die Nation oder die Rasse. Für Menschen, die leiden, wenn das Band zerschnitten wird. Hilft, demütig und allmählich mitfühlender zu werden.

45. Iris. Ermöglicht es Ihnen, sich nur von Ihrer inneren Stimme leiten zu lassen. Hilft Menschen, die ihre Sicherheit verloren haben und nun wie besessen versuchen, sie wiederherzustellen und erfolgreich oder glücklich zu werden.

46. Jasmine. Für Menschen, die ihre Lebensziele verloren haben oder es falsch verstehen und wenig Interesse daran haben. Macht Ihnen klar, daß die Zukunft jetzt geheilt wird.

19. Jonquil. Für Menschen, die an einem Trauma oder an Todesangst leiden oder unter Streß stehen und glauben, daß »es nie wieder so wird, wie es war«.

47. Kohekohe. Für Menschen, die zur schweigenden Mehrheit gehören und sich nicht um Umweltprobleme und gesellschaftliche, wirtschaftliche und weltpolitische Fragen kümmern. Hilft Ihnen, Verantwortung zu übernehmen.

66. Kohia. Für Menschen, die fürchten, daß negatives Denken sie überwältigt, die alles düster sehen, einem seelischen Zusammenbruch nahe sind und plötzlich destruktive Impulse haben.

20. Koromiko. Bei Unentschlossenheit, Stagnation, Konflikten. Für Menschen, die sich nach Frieden sehnen, aber nicht bereit sind, Konflikte anzupacken, alternative Lösungen zu akzeptieren oder mit anderen zusammenzuarbeiten.

67. Kowahai. Für Menschen, die spirituelle Einsicht brauchen, damit sie sich transformieren und für kommunale und globale Interessen eintreten, anstatt nach Besitz und körperlichem Vergnügen zu streben.

68. Lasiandra. Hilft, mit Kummer, Sorgen und Angst umzugehen, die ständig vorhanden sind, den inneren Frieden rauben und negative Gefühle gegenüber sich selbst und anderen verstärken. Wirkt auf der Ebene der Sympathie, nicht des Mitleids.

48. Lemon Balm (Zitronenmelisse). Hilft, wenn Sie Ihre Gesundheit verloren haben und deshalb nicht spirituell wachsen können. Auch für Menschen, denen es schwerfällt, nein zu sagen, wenn andere sie um einen Gefallen bitten.

49. Lobelia. Für Menschen, die ungeduldig oder gefühllos mit sich selbst sind. Gibt Ihnen Mut, sich selbst so, wie Sie sind, zu akzeptieren, mit allen Fehlern.

50. London Pride (Porzellanblümchen). Bei Verlust der Toleranz. Hilft, wenn Sie in anderen nur das Negative sehen oder an böse Einflüsse glauben.

21. Loquat (Japanische Mispel). Bei Angst vor Veränderungen, die das Gefürchtete herbeiführen. Für Menschen, die sich zu sehr mit sich selbst beschäftigen oder neuen Ideen aus dem Weg gehen.

69. Manuka. Stärkt den Willen, so daß Sie alle Hindernisse in sich selbst finden und beseitigen wollen. Öffnet Sie für die Liebe und macht Ihnen klar, daß Sie und Ihre Mitmenschen voneinander abhängig sind.

23. Marigold (Studentenblume). Für Menschen, die anderen nicht wirklich zuhören oder nicht auf ihren Körper oder ihre Intuition hören. Bei Nervosität. Für Menschen, die bei Lärm erschrecken.

24. Mexican Sunflower (Sonnenblume). Für Menschen, die über Verlorenes grübeln und sich von der Vergangenheit leiten lassen. Für Menschen, denen materieller Besitz wichtig ist und die unfähig sind, auf diese falsche Sicherheit zu verzichten und dadurch zu gewinnen.

25. Mingimingi. Bei seelischem Streß zu Hause: zerbrochene Ehen, streitende Kinder, Probleme mit Adoptionen und Stiefkindern.

Hilft, wenn Liebe, Dienst am Nächsten und Zusammenarbeit notwendig sind.

26. Montbretia. Für die, die sich als Opfer fühlen, die glauben, mit dem Leben nicht zurechtzukommen. Hilft dem Körper, Krankheiten abzuwehren.

51. Morning Glory (Prunkwinde). Bei Verlust des spirituellen Glaubens und der Gewißheit, daß der Mensch nach dem Bild Gottes geschaffen wurde.

28. Mountain Pawpaw (Bergpapaya). Für Menschen, die nicht für ihre Gesundheit verantwortlich sein wollen und die die Arbeit für andere ausgebrannt hat. Hilft Ihnen, wenn Sie sich für andere aufopfern.

52. New Zealand Orchid. Für Menschen, die glauben, das Leben habe sie betrogen und ihnen nie etwas geschenkt. Für Menschen, die das Leben nicht genießen können.

27. Oak (Eiche). Für Menschen, die daran zweifeln, daß sie ihr Lebensziel erreichen. Gibt Harmonie, Kraft, Vision und hilft, konstruktiv zu denken. Harmonisiert Körper und Seele.

22. Paspalum Grass. Für Menschen, die Fürsorge und Aufmerksamkeit fordern und andere beherrschen, indem sie ihre Gefühle ausnutzen. Das Opfer kann ein älterer Mensch oder ein Teenager sein.

29. Peach (Pfirsich). Ein Katalysator, der die Heilung beschleunigt, auch bei Kummer.

30. Pennyroyal (Flohkraut). Hilft Ihnen, wenn Sie unfähig sind, über Ihren Wert, Ihren Glauben, Ihre Meinung offen zu sprechen. Bei Halsentzündung, Mandelentzündung. Hilft, wenn eine Blockade des Kehlkopf-Chakras Sie daran hindert, in der Öffentlichkeit zu singen.

53. Pohutukawa (Eisenholzbaum). Hilft Ihnen, wenn Sie Ihre eigene Macht oder deren Verlust fürchten. Für Menschen, die ständig Macht suchen, die mit Weisheit einhergeht, also spiritueller Art ist.

54. Polyanthus (Hohe Schlüsselblume). Beseitigt Selbstvorwürfe und Schuldgefühle, die Sie daran hindern, sich selbst zu lieben. Hilft Ihnen, wenn Sie glauben, Sie hätten ein bestimmtes Ereignis verhindern können und sollen oder Sie hätten etwas zu tun versäumt.

70. Puriri. Hilft Ihnen, Weisheit auszudrücken, zu erkennen und zu nutzen. Hilft, Arroganz und Herrschsucht zu zügeln und Macht mit wahrer Demut zu gebrauchen.

31. Ragwort (Kreuzkraut). Hilft Ihnen, wenn Sie fürchten, daß Ihr Engagement Sie daran hindert, Wurzeln zu schlagen, Freundschaften zu schließen oder einen Liebespartner zu finden.

71. Rata Berries, White. Bekämpft Resignation und Apathie, hilft über Phasen der Stagnation hinweg und unterstützt Sie, wenn Sie Ihre Realität mitgestalten wollen. Stärkt das Immunsystem.

72. Raupo. Hilft bei Abneigung gegen den eigenen Körper und bei Schocks auf der Ebene des Solarplexus, die Angst auslösen. Für Menschen, die denken: »Ich bin nicht gut genug. Ich weiß nicht genug.«

42. Red Rata Vine. Bei Verlust der Funktion und der Ausgewogenheit auf der körperlichen, seelischen und geistigen Ebene, bei Energiemangel und geringer Vitalität. Hilft dem Ich und der Seele zusammenzuarbeiten.

57. Rhododendron (Sir Robert Peel). Für Menschen, die immerzu das Negative in sich selbst angreifen oder ein Krieger sein möchten, der das Negative tötet, nicht ein Abenteurer, der mit Hilfe des Negativen Einsicht gewinnt.

32. Rhododendron Fragrantissima. Für Menschen, die zuviel Verantwortung übernehmen, sich zuviel zumuten, früh aufwachen und sich müde und unerfrischt fühlen. Für Menschen, die das Herz-Chakra verschließen, »weil Liebe wehtut«.

33. Rose Peace. Für Menschen, die an einem Scheideweg im Leben stehen. Hilft, Energie in eine neue Richtung zu lenken. Macht Ihnen klar, daß Sie Entscheidungen im Geiste der Harmonie, des Friedens und des Verständnisses treffen müssen.

38. Salvia (Salbei). Für Menschen, die sich selbst nicht mögen und deshalb rebellisch werden. Bei Egoismus, intellektueller Feindseligkeit, Trotz, Kritik an anderen, Furcht vor Verantwortung.

34. Sunflower (Sonnenblume). Hilft, Hochmut und Rechthaberei »zum Wohle der Kinder/der Gemeinschaft« usw. zu überwinden.

58. Totara Seed. Bei Verlusten auf der körperlichen Ebene. Für Menschen, die glauben, der Körper sei alles. Hilft Ihnen, das ganze Wesen aus Körper, Seele und Geist zu sehen.

35. Valerian (Baldrian). Bei Erschöpfung, Schlafstörungen, Verspannungen, Streß. Fördert die Genesung.

36. Verbascum (Königskerze). Beim Überschätzen kleiner Ängste. Hilft, über sich selbst und Ihre Furcht zu lachen.

37. Veronica. Bei Faulheit und Charakterschwäche. Für Menschen, die nur ihren eigenen Vorteil suchen, die lieben, weil sie den anderen brauchen, die andere beherrschen wollen, um sie auszunutzen.

59. Viola White (Weißes Veilchen). Für Menschen, die ihren eigenen Wert nicht kennen oder ihn ständig in Frage stellen. Für Menschen, die denken: »Ich bin eine Last für andere.« Macht Ihnen klar, daß Sie ein wertvoller Mensch sind.

39. Watermelon (Wassermelone). Für Menschen mit einem Minderwertigkeitskomplex oder schwachen Überzeugungen. Hilft, wenn Sie Angst haben, Ihre Meinung offen zu äußern oder sich auf Ihre Autorität zu berufen.

40. Wild Fennel (Wilder Fenchel). Für Menschen, die Einflüssen nicht widerstehen können, welche Ihre Schwingungsfrequenz verringern. Hilft Ihnen, zu überleben und das Negative in Ihrer Aura zu beseitigen.

Europa

Das Heilen mit Pflanzen und Blüten hat in ganz Europa eine lange Tradition. In vielen Ländern, zum Beispiel in Großbritannien, Frankreich und der Schweiz, gibt es heute noch volkstümliche Mittel, die von einer Generation an die andere weitergereicht wurden.
Darum ist es keine Überraschung, daß die meisten berühmten Kräuterkundigen – von Nicholas Culpeper bis Paracelsus – aus diesem Teil der Welt stammten.
Dr. Edward Bach war Brite und bereitete viele seiner Mittel aus Blüten, die in den Feldern und an den Hecken Oxfordshires wachsen. Überall in Europa treten viele andere in seine Fußstapfen.

Bach-Blüten

In den dreißiger Jahren entdeckte Edward Bach die Heilkunst mit Blüten wieder. Er schuf 38 Mittel aus Blüten, die in Großbritannien auf dem Land wachsen. Nach seinem Tod hielt seine Weggefährtin Nora Weeks sein Werk lebendig, und sie vertraute ihrerseits das Bach-Zentrum für viele Jahre Nickie Murray an. Seitdem ist es erneut in andere Hände übergegangen. Heute leiten John Ramsell und Judy Howard das Bach-Zentrum und sind für die Herstellung der Bachblüten-Arzneien verantwortlich. Um die steigende Nachfrage zu befriedigen, ist jetzt die Firma Nelsons, die homöopathische Präparate herstellt, an der Produktion beteiligt.

Julian Barnard und seine Frau Martine stellen ebenfalls Essenzen nach den Vorschriften Dr. Bachs her, und zwar in ihrem Haus am Rande des größten britischen Nationalparks in Hertfordshire. 1984 lud Nickie Murray sie ein, im Bach-Zentrum zu arbeiten, und sie waren an der Einrichtung des Bach-Ausbildungsprogramms beteiligt, ehe sie 1990 ihre eigene Heilkräuterfirma gründeten.

Julian, ein Kräuterkundiger, hält es für wichtig, Dr. Bachs Anweisungen buchstäblich zu befolgen, und darum halten er und seine Frau sich peinlich genau an die ursprünglichen Methoden. Sie suchen die wildesten und unzugänglichsten Orte auf, um Blüten zu sammeln, und sie verwenden nur reines, frisches Bergwasser für die Essenzen. Soweit bekannt ist, ist ihre Firma die einzige, die die Arzneien mit unverdünntem Brandy herstellt, so wie Bach es tat. Nickie Murray lobt diese Essenzen. Er sagt: »Die Healing Herbs sind echte Blütenessenzen, nach dem ursprünglichen Verfahren mit großer Sorgfalt, Liebe und Integrität zubereitet... Ich empfehle und unterstütze sie von ganzem Herzen.« Die Arzneien sind berühmt für ihre Qualität, und die Barnards leiten heute ein erfolgreiches Ausbildungsprogramm und halten in der ganzen Welt Vorträge.

Argrimony (Odermenning). Für Menschen, die äußerlich munter, jovial und zufrieden aussehen, aber seelische Qualen und Ängste verbergen. Manchmal sind sie rastlos und suchen nach Aufregung, um ihre Angst zu besiegen, oder sie nehmen Alkohol oder Drogen, um ihre Schmerzen zu betäuben und zu vergessen. Hilft Ihnen, solche Gefühle zu erkennen und zu überwinden, so daß Sie wahren Frieden und Humor finden.

Aspen (Espe). Bei irrationalen, vagen, unerklärlichen Ängsten, bei plötzlicher Furcht vor unsichtbaren Mächten, vor dem Schlafen und vor Träumen; bei Kopfschmerzen, Schweißausbrüchen, Zittern, Schwächeanfällen, Schlafwandeln, Sprechen im Schlaf, Erschöpfung. Gibt ein Gefühl der Sicherheit.

Beech (Buche). Für Menschen, die kritisch, unzufrieden, intolerant, unsympathisch und reizbar sind und immer etwas auszusetzen haben. Bei Spannungen im oberen Brustraum, in den Kiefern und in den Händen. Bringt Mitgefühl und Toleranz, lindert Strenge.

Centaury (Tausendgüldenkraut). Für schüchterne, ruhige, freundliche, sanfte, konventionelle Menschen, die anderen gefallen wollen und vielleicht dazu neigen, ihre Identität und Richtung aufzugeben, unterwürfig zu sein und sich ausnutzen zu lassen. Körperliche Symptome treten in den Schultern und im Rücken auf. Fördert die Selbstbestimmung und das Vertrauen in das eigene Urteil; hilft, bestimmt aufzutreten.

Cerato (Bleiwurz). Für Menschen, die an ihren Fähigkeiten, ihrer Intuition und ihrem Urteil zweifeln und immerzu andere um Rat fragen. Sie sind oft sprunghaft und geraten auf Irrwege.

Cherry Plum (Kirschpflaume). Hilft, wenn Sie fürchten, negative Gedanken nicht in Schach halten zu können, oder wenn Sie das Gefühl haben, die Beherrschung zu verlieren. Bei Verzweiflung, Selbstmordgedanken, hartnäckiger Angst, Wahnvorstellungen und Nervenzusammenbruch. Gibt Ihnen Kraft und ein Gefühl der Sicherheit, so daß Sie sich vernünftig mit Problemen auseinandersetzen können, vor denen Sie sich fürchten.

Chestnut Bud (Kastanienknospen). Für Menschen, die aus ihren Erfahrungen nichts lernen, sondern immer wieder die gleichen Fehler machen, weil sie stets in die Zukunft blicken und nicht sehen, was *jetzt* geschieht. Sie sind sorglos, unbeholfen, langsam beim Lernen und unaufmerksam. Hilft Ihnen, zu beobachten, sich zu erinnern und logische Zusammenhänge zu erkennen, so daß Sie vernünftig leben und kluge Entscheidungen treffen können.

Chicory (Zichorie). Für Menschen, die sich innerlich leer fühlen und die andere manipulieren und besitzen wollen, um die ersehnte Aufmerksamkeit zu bekommen. Sie sind nicht gerne allein, sondern möchten ihre Angehörigen und Freunde um sich haben, damit sie sie herumkommandieren können. Für Menschen, die andere »bemuttern«, und für Kinder, die nach Zuwendung verlangen. Hilft Menschen, die sich selbst bemitleiden und die pingelig, autoritär, kritisch, erdrückend »liebevoll«, weinerlich und frustriert sind. Hilft, indem es ein Gefühl der Liebe und Sicherheit gibt.

Clematis (Waldrebe). Für Träumer, die abwesend, unkonzentriert und wenig vital sind. Für ruhige Menschen, denen Träume und Phantasien lieber sind als die Wirklichkeit und die romantisch und einfallsreich, wenn auch unrealistisch, manchmal verschlafen, lärmempfindlich und schwächlich sind. Hilft, Ideen und Visionen zu verwirklichen und Talente zu entwickeln. Verschafft ein interessantes, erfülltes Leben.

Crab Apple (Holzapfel). Eine reinigende Arznei für Menschen, die sich unsauber fühlen und deshalb zu Niedergeschlagenheit und Selbstverachtung neigen. Für Menschen, die von dem, was sie an sich selbst und in ihrer Umwelt für schlecht halten, besessen und abgestoßen sind. Hilft Ihnen, das Unreine und Negative zu verarbeiten und vernünftige Prioritäten zu setzen.

Elm (Ulme). Für fähige Menschen, die Verantwortung tragen und gelegentlich Pflichten übernehmen, die unvernünftig schwer sind, so daß sie sich erschöpft, überfordert und zeitweilig unzureichend fühlen. Elm hilft Ihnen, einen Teil der Verantwortung zu delegieren, so daß Sie genießen können, was Sie tun.

Gentian (Enzian). Für Menschen, die sich leicht von Schwierigkeiten entmutigen lassen und an ihren Fähigkeiten zweifeln. Eine Arznei gegen das negative Denken, das Angst vor dem Versagen, Enttäuschung, Skepsis, düstere Stimmung und Traurigkeit hervorruft. Fördert die Beharrlichkeit und macht Ihnen klar, daß Sie nicht versagen können, wenn Ihr Ziel darin besteht, mehr über sich selbst und das Leben zu lernen.

Heather (Heidekraut). Für Menschen, die sich nach Zuwendung sehnen. Manchmal sind sie von ihren eigenen Angelegenheiten besessen, sie schwatzen unaufhörlich und können es nicht ertragen, allein zu sein. Sie suchen Sympathie und leben von der Energie anderer. Auch für Menschen, die zu sehr mit sich selbst beschäftigt sind und wenig Interesse für andere haben oder zur Hypochondrie neigen. Hilft, allein zurechtzukommen und weniger egozentrisch zu sein.

Holly (Stechpalme). Hilft, wenn Sie in negativen und aggressiven Emotionen gefangen sind, z. B. Wut, Eifersucht, Bitterkeit, Neid, Mißtrauen, Rachsucht, Haß, schlechte Laune, Verachtung, Egoismus oder Frustration. Fördert die Fähigkeit, Wohlwollen zu zeigen und andere zu lieben. Macht Ihnen klar, daß das Ganze besser wird, wenn Sie besser werden.

Honeysuckle (Geißblatt). Bei Nostalgie, Kummer, Reuegefühlen und quälenden Erinnerungen, Sehnsucht nach der vergangenen, glücklicheren Zeit, Verklärung der Vergangenheit, Heimweh. Hilft Ihnen, im Augenblick zu leben und Erfahrungen als Wegweiser und solide Grundlage zu nutzen. Gibt neues Interesse am Leben.

Hornbeam (Hainbuche). Bei vorübergehender Überforderung, seelischer oder körperlicher Erschöpfung, Energiemangel, Langeweile. Hilft Ihnen, morgens aufzustehen und sich dem Tag zu stellen. Gut für Rekonvaleszenten. Erleichtert eine ausgewogene Lebensweise, die Sie so anregt, daß Ihre Inspiration fließen kann.

Impatiens (Springkraut). Für ungeduldige, impulsive, hektische Menschen, die sich nicht gerne zurückhalten, die ihr Arbeitstempo selbst bestimmen möchten, schnell reagieren und andere oft kritisieren. Für Menschen, die zu nervöser Verspannung, Überanstrengung, Unfällen, Wutausbrüchen, Reizbarkeit, plötzlichen Schmerzen, Krämpfen und Verdauungsstörungen neigen. Löst Spannungen und fördert die Geduld und die Fähigkeit, das Sein ebenso zu genießen wie das Tun. Macht feinfühlig, was Situationen und Beziehungen angeht.

Larch (Lärche). Bei mangelndem Selbstvertrauen, Selbstzweifeln und Minderwertigkeitsgefühlen. Für Menschen, die erwarten, daß sie versagen, und die daher zögern und zaudern, statt einen Versuch zu wagen. Bei Mutlosigkeit und Depression, oft mit Impotenz verbunden. Läßt Sie Ihre Talente realistisch sehen, baut Selbstvertrauen und Selbstsicherheit auf und befreit vom alten, begrenzenden Denken.

Mimulus (Gefleckte Gauklerblume). Bei Furcht, deren Ursache Sie kennen, aber aus Schüchternheit verbergen; bei Angst vor Krankheiten, vor dem Tod, vor anderen Menschen, vor Einsamkeit. Bei Symptomen wie Stottern, Erröten, flacher Atmung und Überempfindlichkeit gegen Lärm, Menschenmengen und Auseinandersetzungen. Hilft Ihnen, Ihre Empfindsamkeit als wertvoll zu akzeptieren, und gibt Ihnen Kraft, Mut und Sicherheit, so daß Sie das Leben genießen können.

Mustard (Ackersenf). Vertreibt die schwarzen Wolken der Depression, deren Ursache Sie nicht kennen, und die tiefe Traurigkeit und Melancholie, die ohne ersichtlichen Grund kommt und geht. Macht Ihnen klar, daß jeder Tag eine Chance ist, sich selbst tiefer zu erforschen und Fehler zu bereuen, so daß Heilung und neues Wachstum möglich werden.

Oak (Eiche). Für starke, verläßliche, verantwortungsbewußte und geduldige Menschen, die ihre Last tragen, ohne zu klagen, aber oft mehr auf sich nehmen, als sie verkraften. Ihre Ausdauer kann zu Erschöpfung führen, obwohl Krankheit sie frustriert, weil sie Einschränkungen mit sich bringt.

Olive. Bei völliger seelischer und körperlicher Erschöpfung. Nützlich nach langer Krankheit oder während der Genesung. Verringert die negativen Folgen, wenn Sie zuviel arbeiten oder sich zu viele Sorgen machen, und hilft Ihnen, Krisen wie Scheidung oder Streit durchzustehen.

Pine (Föhre). Für Menschen, die die Verantwortung für die Fehler anderer oder für unverschuldete Situationen übernehmen. Hilft gegen Schuldgefühle und Selbstvorwürfe, die Teil des Lebens geworden sind. Auch für selbstkritische, übermäßig gewissenhafte und ständig kämpfende und daher müde und deprimierte Menschen. Hilft, sich Fehler zu vergeben, lindert die Last der Verantwortung, bringt wahres Verständnis für das Los der Menschen.

Red Chestnut (Rote Kastanie). Für Menschen, die sich Sorgen um das Wohl ihrer Lieben machen, stets mit dem Schlimmsten rechnen, sich zu viele Gedanken um Weltprobleme machen und ihre Ängste auf andere projizieren. Gibt ruhige Zuversicht und Vertrauen in die Fähigkeit anderer, für sich selbst zu sorgen.

Rock Rose (Gemeines Sonnenröschen). Bei Furcht, Panik, lähmendem Schrecken und Hysterie nach Unfällen oder plötzlichen Krankheiten. Bei Symptomen wie Kältegefühl, Zittern, Alpträumen, Verlust der Selbstbeherrschung. Bringt Ruhe, so daß Sie angemessen auf Probleme reagieren können.

Rock Water (Heilendes Quellwasser). Bei Strenge gegen sich selbst. Für Verstandesmenschen, die hart gegen sich selbst und andere sind. Für Phantasten und Idealisten, die zu fixen Ideen, Selbstbestrafung und spirituellem Stolz neigen. Fördert die Flexibilität und verhilft zu einer ausgewogenen Einstellung zum Leben.

Scleranthus (Einjähriger Knäuel). Bei Unentschlossenheit, Stimmungsschwankungen, Konzentrationsmangel, Unruhe und Schwierigkeiten, verstanden zu werden. Für Menschen, die auf Reisen oft krank werden. Hilft Ihnen, das innere Gleichgewicht zu finden, so daß Sie klar denken und entschlossen handeln können.

Star of Bethlehem (Goldiger Milchstern). Bei Schocks aller Art: plötzlichen und traumatischen, allmählich entstehenden und lange anhaltenden, verzögert wirkenden und Geburtsschocks. Reinigt das System vom Schock und vermittelt ein Gefühl der Sicherheit, der Ruhe und des Trostes. Stellt die Selbstheilungskräfte des Körpers wieder her.

Sweet Chestnut (Edelkastanie). Bei Qual und Verzweiflung, wenn Sie das Gefühl haben, am Rande Ihrer Belastbarkeit angelangt zu sein, und wenn Sie glauben, daß Ihnen nichts mehr bleibt als Vernichtung und Vergessenheit – die dunkle Nacht der Seele. Zeigt Ihnen das Licht am Ende des Tunnels, gibt neue Hoffnung und macht Ihnen klar, daß jede Transformation ihren Sinn hat und wir die Dunkelheit erleben müssen, um das Licht lieben zu können.

Vervain (Eisenkraut). Für Übereifrige, die ihre Überzeugung mit Gewalt durchsetzen wollen oder in ihrem Eifer versuchen, anderen ihren Willen und ihre Ideen aufzuzwingen. Für angespannte, streitsüchtige Menschen mit starkem Willen, die zu Überanstrengung und Streßsymptomen wie Muskelschmerzen, Kopfschmerzen, Migräne, Augenbeschwerden und Erschöpfung neigen. Lindert den Streß und die Verspannung und erleichtert es Ihnen, andere ihr eigenes Leben führen zu lassen.

Vine (Weinrebe). Für selbstsichere, stolze, dominante, autoritäre Menschen, die nach Macht streben. Für Führernaturen, die in Notfällen von großem Wert sind, die aber ihre Ziele rücksichtslos verfolgen. Für Tyrannen und Diktatoren. Für Menschen, die zu Rückenbeschwerden und hohem Blutdruck neigen. Macht flexibel und hilft Ihnen, Ihre Fertigkeiten für das allgemeine Wohl einzusetzen und anderen die Entwicklung ihres Potentials selbst zu überlassen.

Walnut (Walnuß). Schützt vor äußeren Einflüssen und erleichtert große Veränderungen im Leben (Pubertät, neuer Beruf usw.), die Unsicherheit auslösen. Hilft Ihnen, sich von der Vergangenheit und von Einflüssen, die den freien Willen beschränken, zu lösen, ein neues Leben anzufangen, frei zu werden und Sie selbst zu sein.

Water Violet (Sumpfwasserfeder). Für Einzelgänger, die sich zurückziehen und isolieren und die unnahbar und still sind. Diese Menschen sind selbstgenügsam und beherrscht, sie kennen ihre Gedanken und wirken herablassend, weil sie sich für anders halten. Sie lassen sich nicht mit anderen ein und wollen nicht gestört werden, und sie neigen zu körperlichen Spannungen, Steifheit und Sturheit. Water Violet erleichtert es Ihnen, um Hilfe zu bitten, wenn Sie sie brauchen, und andere schätzen zu lernen.

White Chestnut (Roßkastanie). Bei hartnäckigen, unerwünschten Gedanken, Blutstau, Zerstreutheit, Schlafstörungen, Verwirrung, Depression, Nervosität und Kopfschmerzen. Beruhigt seelische Prozesse und macht den Geist klar.

Wild Oat (Waldtrespe). Für Menschen, die nicht wissen, welchen Weg sie im Leben einschlagen sollen. Bei Unzufriedenheit, Unklarheit, unerfülltem Ehrgeiz, Mutlosigkeit, Frustration, Langeweile. Gibt Ihnen Klarheit über den Sinn Ihres Lebens.

Wild Rose (Heckenrose). Bei Resignation und Apathie. Für Menschen, denen es schwerfällt, sich anzustrengen und sich für etwas zu interessieren. Für Fatalisten mit geringer Vitalität, die zu Trübsinn und Erschöpfung neigen. Bringt neue Motivation, Kreativität, Energie und Begeisterung.

Willow (Weide). Bei Groll und Verbitterung. Für Menschen, die anderen Vorwürfe machen, sich benachteiligt fühlen, egozentrisch sind, sich selbst bemitleiden, nachtragend sind, sich ungerecht behandelt fühlen. Diese Einstellung geht oft mit Arthritis einher. Hilft Ihnen, die volle Verantwortung für Ihr Leben zu übernehmen und neu zu beginnen. Macht optimistisch.

Spezielle Kombinationen

Rescue Remedy oder Five Flower Remedy (Notfalltropfen oder Fünf-Blüten-Mittel). Mischung aus Cherry Plum (bei Verlust der Selbstbeherrschung), Clematis (für das Unbewußte), Impatiens (bei Streß), Rock Rose (bei Panik) und Star of Bethlehem (bei Schock).

Bailey-Essenzen

Diese Blütenarzneien hat Dr. A. R. Bailey in seiner Praxis in Nordengland im Laufe von zwanzig Jahren entwickelt.

Als Kind fühlte Bailey sich zu Blumen hingezogen. Er liebte es, lange Spaziergänge in den Wäldern und Mooren bei Grange-over-Sands zu machen. Oft begleitete ihn sein »Onkel George« (der Mann der Haushälterin seiner Großmutter), der ihm die Namen der wilden Blumen beibrachte.

Bailey entdeckte die Blütenarzneien, als er an einem postviralen Syndrom litt. Er konsultierte Dr. Aubrey Westlake, einen homöopathischen Arzt, dessen Frau ihm mit der Wünschelrute bei der Auswahl geeigneter homöopathischer und Bach-Blütenarzneien half. Bailey erholte sich schnell und fand bald heraus, daß er andere heilen konnte, indem er ihnen die Hände auflegte und Bach-Blütenarzneien gab. Mitunter schien keine Essenz die richtige zu sein, obwohl Bailey das instinktive Gefühl hatte, daß Blüten helfen konnten. Er begann selbst zu forschen und benutzte dafür Blüten aus dem eigenen Garten. Zu seiner Überraschung waren sie wirksam. Die Auswahl wurde immer größer. Einige Pflanzen, zum Beispiel Feuerdorn, brachten gute Resultate, wenn man die Früchte verwendete. Schließlich erkannte Bailey, daß die Blüten bei bestimmten Einstellungen wirkten – es kam darauf an, wie die Menschen ihre Umwelt sahen und mit ihr zurechtkamen. Nur wenn wir uns von alten Konditionierungen und Ansichten lösen, können wir wirklich im Jetzt leben.

Die Bailey-Essenzen werden vor allem aus Blüten zubereitet, die in Yorkshire Dales und Ilkley Moor wachsen; viele kommen allerdings aus allen Gegenden Englands. Die Arzneien sollen hauptsächlich das Wachstum der Persönlichkeit und die Transformation fördern. Die ursprünglichen sechs Essenzen wurden vor fast dreißig Jahren geschaffen. Heute gibt es 48 Bailey-Essenzen, von denen drei (Grief, Tranquility und Obsession) Mischungen aus mehreren Essenzen sind (sie werden hier nicht beschrieben). Alle Essenzen werden von Familienangehörigen Baileys mit der Hand zubereitet. Als Grundlage dienen reines Quellwasser und Wodka.

Bistort (Wiesenknöterich). Schützt Menschen, die während großer Veränderungen zu Selbstvernichtung neigen.

Blackthorn (Schlehdorn). Bei tiefer Verzweiflung.

Bluebell (Glockenblume). Hilft nach einer Depression, wenn Sie das Gefühl haben, innerlich zu zerbrechen.

Bog Asphodel (Sumpflilie). Für »willige Sklaven«, die anderen immer helfen wollen, aber ihre eigenen Bedürfnisse verleugnen.

Bracken (Adlerfarn). Als alkoholischer Extrakt für Menschen, die sich gerne wie ein Kind verhalten. Als wäßriger Extrakt bei übersinnlicher Begabung, die seit der Kindheit blockiert ist. Hilft gegen die Angst, den »sechsten Sinn« zu benutzen.

Butterbur (Pestwurz). Bei blockierter Selbstliebe und blockiertem Selbstwertgefühl. Hilft Ihnen zu erkennen, daß Sie von Natur aus gut sind.

Buttercup (Butterblume). Für Menschen voller Vorurteile, die kein Licht in ihr Leben lassen.

Charlock (Ackersenf). Für Menschen, die am »Peter-Pan-Syndrom« leiden und ewig Kind bleiben wollen. Auch für Menschen, die geliebt werden möchten und daher oft zu Opfern werden.

Double Snowdrop (Schneeglöckchen). Für Menschen mit einer starren Einstellung zum Leben. Bringt Offenheit und Flexibilität.

Early Purple Orchid (Frühe Purpurorchidee). Öffnet die Energiezentren des Körpers und schützt die dadurch entstehenden verletzlichen Räume.

Firethorn (Feuerdorn). Harmonisiert die innere Feuerenergie. Eine Disharmonie kann durch lange unterdrückte Emotionen entstehen.

Flowering Currant (Johannisbeerstrauch). Für Menschen, die den Mut verloren haben und dennoch weitermachen wollen, obwohl sie oft glauben, daß die Niederlage unvermeidlich ist.

Foxglove (Fingerhut). Für Menschen, die verwirrt sind und unter verworrenem Denken leiden. Bringt die notwendige geistige Ruhe.

Hairy Sedge (Behaarte Segge). Bei schlechtem Gedächtnis, dessen Ursache ein chronischer Mangel an Aufmerksamkeit für die Gegenwart ist.

Honesty (Silberblatt). Ersetzt eine negative Einstellung durch Offenheit und Aufgeschlossenheit.

Leopard's Bane (Bergwohlverleih). Für Menschen, denen eine große Veränderung bevorsteht und die das Gefühl haben, auf der Schneide eines Messers zu leben.

Lesser Stitchwort (Kleine Sternmiere). Bei Besessenheit, also für Menschen, deren Verhalten von starken Überzeugungen oder anderen Wesen beherrscht wird.

Lilac (Flieder). Für Menschen, deren Persönlichkeitsentwicklung gehemmt wurde, oft von dominierenden Eltern.

Lily of the Valley (Maiglöckchen). Lindert Sehnsucht. Für Menschen, die vom Wunsch nach dem Unerreichbaren blockiert werden.

Marigold (Ringelblume). Für sture, materialistisch gesinnte Menschen, die oft ihre übersinnliche und spirituelle Dimension strikt leugnen.

Marsh Thistle (Sumpfdistel). Für Menschen, die in der Vergangenheit leben und an alten, überholten Gedanken- und Verhaltensmustern haften.

Milk Thistle (Mariendistel). Für Menschen, die sich selbst nicht lieben und die zum Ausgleich dafür oft versuchen, anderen zu gefallen.

Monkshood (Eisenhut). Bei Schwierigkeiten, deren Ursache in der fernen Vergangenheit liegt. Hilft Ihnen, in die Gegenwart zu gelangen.

Moss (Laubmoos). Hilft Menschen, die sich vor Freiheit und Unbeschwertheit im Leben fürchten, oft auch vor den dunklen Aspekten ihres Wesens.

Nasturtium (Kapuzinerkresse). Für Menschen, die wissen, daß sie ihr Leben ändern müssen, aber unfähig sind, den ersten Schritt zu tun.

Oxalis (Sauerklee). Hilft Ihnen in Situationen, in denen es Ihnen »an die Gurgel« geht und die scheinbar so überwältigend sind, daß Sie keinen Ausweg mehr sehen.

Pine Cones (Kiefernzapfen). Für Menschen, die von der Autorität anderer gelähmt sind und glauben, ihr nicht entrinnen zu können.

Pink Purslane (Rosa Portulak). Für Selbstherrliche und für Menschen, die Scheuklappen tragen.

Red Clover (Rotklee). Für Menschen, die die Angst vor den eigenen Emotionen hemmt.

Rhododendron. Für unflexible Menschen, die immer wieder mit dem Kopf durch die Wand wollen.

Scarlet Pimpernel (Rote Miere). Für Menschen, die emotional von anderen beherrscht werden oder seelisch von ihnen abhängen.

Siberian Spruce (Sibirische Fichte). Für Menschen, die an Frustration und einem Mangel an Klarheit leiden, weil sie nicht genügend »männliche« Energie haben.

Single Snowdrop (Einfaches Schneeglöckchen). Für Menschen, denen es schwerfällt, eine neue Bewußtseinsebene zu erreichen.

Soapwort (Seifenkraut). Für verwirrte Menschen ohne Vision. Hilft, wenn Sie sich fragen: »Was tue ich eigentlich hier?«.

Solomons's Seal (Weißwurz). Für den unruhigen Geist. Bringt Ruhe und Gelassenheit.

Spring Squill (Meerzwiebel). Bei großen Veränderungen, die in Ihrem Leben eintreten, wenn Sie bereit sind, sich einem neuen Verständnis von Realität zu öffnen.

Sumach (Färberbaum). Für Menschen, die ihr Potential brachliegen lassen, weil sie fürchten, ihre Identität zu verlieren.

Thrift (Grasnelke). Hilft Ihnen, sich Ihren übersinnlichen Fähigkeiten zu öffnen und doch fest auf dem Boden der Tatsachen zu stehen.

Tufted Vetch (Zottelwicke). Bei Sexualproblemen und falschem sexuellen Selbstbild, dessen Ursache meist eine Konditionierung während der Kindheit ist.

Valerian (Baldrian). Für Menschen, deren Sehnsucht nach Liebe in der Kindheit nicht gestillt wurde.

Welsh Poppy (Walisischer Mohn). Für Menschen, die Feuer und Inspiration verloren haben und Tagträumer geworden sind.

Witch Hazel (Zaubernuß). Für Menschen, die sich selbst aufopfern, um den Erwartungen anderer gerecht zu werden.

Wood Anemone (Buschwindröschen). Für Menschen mit uralten (genetischen oder karmischen) Problemen.

Yew (Eibe). Macht Sie widerstandsfähig, wenn Sie bisher zu empfindlich waren. Gibt Ihnen die Kraft, sich in das Unvermeidliche zu fügen.

Findhorn-Blütenessenzen

Findhorn-Blütenessenzen sind subtile Präperate aus schottischen wilden Blüten, die, wenn man sie zum Heilen verwendet, das spirituelle Bewußtsein fördern, indem sie das Gleichgewicht auf den verschiedenen Ebenen des Seins wiederherstellen. Die Schöpferin ist Marion Leigh, die sich der Findhornstiftung 1976 anschloß und dann vorübergehend in ihre australische Heimat zurückkehrte, um eine qualifizierte Homöopathin zu werden. Während ihres Studiums der Homöopathie und der Arbeit mit australischen Busch-Blütenessenzen lernte sie die außergewöhnlichen Heilkräfte der Blütenessenzen schätzen. Als sie nach Findhorn zurückkehrte, war die ganze Gegend mit voll erblühtem Stechginster bedeckt, und sie verspürte den Drang, aus dieser Blume eine Essenz herzustellen. Sie beschloß, Wasser aus einem nahegelegenen uralten Brunnen zu verwenden, dessen Heilkraft bekannt war.

Marion glaubt, daß die Blüten sie suchen und finden, wenn die Zeit gekommen ist. Eine Ausnahme war die seltene schottische Schlüsselblume, eine Pflanze, die nur in einigen Gegenden an der Nordküste Schottlands und auf Orkney wächst. Marion machte sich auf die Suche nach dieser Blume, nachdem sie erfahren hatte, daß die Essenz daraus erstaunliche Kräfte hat: Sie fördert den inneren Frieden in Zeiten des Streites, der Zwietracht und der Konflikte.

Set 1

Bell Heather (Glockenheide). »Stabilität«. Bei Verlust des Glaubens an sich selbst, Mangel an Zuversicht, Verlust der Richtung oder des Sinns, Stimmungsschwankungen. Für Menschen, die sich schwach fühlen und leicht ein Opfer der Umstände werden. Gibt innere Stärke und Entschlossenheit, so daß Sie nach Streß, Traumata oder Konflikten unerschüttert bleiben. Selbstvertrauen.

Broom (Ginster). »Klarheit«. Bei Gedächtnisstörungen, Lustlosigkeit, Wankelmütigkeit, Verwirrung oder Mangel an Integration, Koordination oder Kommunikation. Fördert geistige Klarheit und Konzentration; erleichtert die Kommunikation und das schöpferische Denken, wenn Sie verwirrt sind. Erleuchtung.

Daisy (Gänseblümchen). »Unschuld«. Bei Zerstreutheit, Verwirrung, Unbeständigkeit, Gleichgültigkeit, zu großer Sensibilität, Angst vor dem Verlust der Selbstbeherrschung, leichter Beeinflußbarkeit. Hilft Ihnen, mitten in turbulenten oder erschütternden Situationen ruhig und gelassen zu bleiben. Schafft einen sicheren Raum, in dem Sie verletzlich sein können. Gnade.

Gorse (Stechginster). »Freude«. Bei Apathie, Erschöpfung, Immunschwäche, Lustlosigkeit, Mangel an Motivation oder Freude. Ein Lichtbringer, der Vitalität, Begeisterung und Motivation fördert und Unbeschwertheit bringt. Lebensfreude.

Harebell, Scottish (Rundblättrige Glockenblume). »Wohlstand«. Bei Angst vor Mangel, besitzergreifendem Gehabe, Pessimismus, Besitzgier, Problemen mit sich selbst und mit der Umwelt. Stimmt Sie wieder auf Fülle ein und befreit Sie von der Angst vor materiellen Sorgen. Glauben.

Ragged Robin (Kuckucksnelke). »Reinheit«. Bei Verstopfung, Verschlackung, Blockaden, unsauberer Lebensweise, spiritueller Behinderung. Fördert das freie Fließen der Lebenskraft und der Energie. Innere Reinigung.

Scottish Primrose (Schlüsselblume). »Frieden«. Bei Furcht, Beengtheit, Panik, Schock, Lähmung, Hysterie, inneren Krämpfen, Streit in einer Beziehung, Entmutigung. Bringt in schwierigen Zeiten inneren Frieden und Ruhe. Bedingungslose Liebe.

Silverweed (Gänsefingerkraut). »Einfachheit«. Bei Völlerei, Kleinlichkeit, Engstirnigkeit, Egozentrizität, Gier, Angeberei, gestörter Verbindung mit dem Geist. Hilft Ihnen, sich von materiellen Sorgen und Völlerei zu lösen, indem es Mäßigkeit und Selbstbewußtsein fördert. Selbsterkenntnis.

Spotted Orchid (Gefleckte Orchidee). »Vollkommenheit«. Bei Zynismus, Egozentrizität, Pessimismus, Nostalgie. Für Menschen, die nicht über ihren Tellerrand hinaussehen können. Hilft Ihnen, das Beste in allen Menschen und Dingen zu sehen. Kreativität.

Stonecrop (Mauerpfeffer). »Übergang«. Bei Widerstand gegen Veränderungen, Einsamkeit, Isolation, Trägheit, Stagnation, Sturheit. Für Menschen, die an der Vergangenheit haften. Hilft Ihnen, die innere Ruhe zu bewahren, wenn Sie kurz vor der Transformation stehen. Transzendenz.

Thistle (Distel). »Mut«. Bei Furcht, beim Kampf-oder-Flucht-Syndrom, beim Gefühl der Machtlosigkeit. Hilft Ihnen, in schweren Zeiten wahren Mut zu finden und mit positivem Tun zu reagieren. Spirituelle Kraft.

Willowherb (Weidenröschen). »Macht«. Für Menschen, die aufgeblasen, überkritisch, autoritär, zornig, unbeherrscht sind. Hilft, ein selbstsüchtiges, autoritäres oder herrisches Gehabe zu überwinden, und sorgt für ein Gleichgewicht zwischen Wille und Macht. Selbstmeisterung.

Set 2

Apple (Apfel). »Höheres Ziel«. Hilft Ihnen, Wünsche und Willenskraft zu integrieren und Ihre Ziele und Visionen zu erkennen. Wenn Sie nach dem höheren oder göttlichen Ziel streben, lenken Sie diese mächtigen Energien in die richtige Tat. Der Wille, das Richtige zu tun.

Birch (Birke). »Einsicht«. Hilft, den Blickwinkel zu erweitern und geistige Grenzen zu überschreiten. Wenn Sie Ihr Bewußtsein erweitern und sich selbst als Teil des Kosmos sehen, gewinnen Sie Einsicht und Seelenfrieden. Vision.

Elder (Holunder). »Schönheit«. Regt die natürliche Selbstheilungskraft des Körpers an. Hilft Ihnen, die Schönheit und Freude Ihrer inneren ewigen Jugend zu erreichen und auszustrahlen.

Holy-Thorn. »Wiedergeburt«. Öffnet das Herz für die Liebe und hilft, sich selbst und andere zu akzeptieren. Schafft Vertrautheit und hilft, Wahrheit und Kreativität auszudrücken. Schöpfung.

Laurel (Lorbeer). »Einfallsreichtum«. Symbolisiert die Fülle des Universums. Ermöglicht es den Weisen im Herzen, ihren Ideen und Idealen Form zu geben. Manifestation.

Lime (Linde). »Einklang«. Hilft, das Herz dem Licht und der Liebe des universellen Seins zu öffnen. Dank dieser Einsicht erfahren Sie Ihre Verbundenheit mit den anderen Menschen auf Erden und stellen harmonische Beziehungen her. Universalität.

Rowan (Eberesche). »Vergebung«. Hilft Ihnen, Groll abzulegen und alte Wunden zu heilen. Wenn Sie lernen, sich selbst und anderen zu vergeben, können Sie die Vergangenheit heilen. Versöhnung.

Scots Pine (Föhre). »Weisheit«. Hilft Ihnen, auf Ihrer Suche nach Antworten auf Ihre Fragen die Richtung zu finden. Wenn Sie offen sind, werden Sie von innen geführt – vom allwissenden Selbst und von den inneren Lehrern. Wahrheit.

Sea Pink (Grasnelke). »Harmonie«. Verbindet Ihr Wesen mit dem Geist. Wenn Sie Ihre Lebenskraft mit dem Göttlichen verschmelzen, können Sie den Energiestrom zwischen allen Zentren harmonisieren. Einheit.

Snowdrop (Schneeglöckchen). »Ergebenheit«. Hilft Ihnen, sich in das Ende vergangener Ereignisse und Bindungen zu ergeben. Im Tod des Alten finden wir den Samen unseres ewigen inneren Lichts und gewinnen neue Einsichten. Unsterblichkeit.

Sycamore (Bergahorn). »Sanftheit«. Kräftigt den Körper, wenn Sie unter Streß stehen, und versorgt Sie mit sanfter und doch starker Energie. Revitalisierung.

Valerian (Baldrian). »Humor«. Hebt die Stimmung und hilft Ihnen, Lebensfreude neu zu entdecken. Wenn Sie sich selbst nicht zu ernst nehmen, erlangen Sie inneren Frieden. Freude.

Green Man Tree Essences

Unsere Beziehung mit Bäumen ist so alt wie die Zeit. Seit Jahrhunderten glauben die Menschen, daß bestimmte Bäume heilen können; sie sorgen für sie und verehren sie als heilige oder gar magische Wesen.

Bäume gehören zu den ältesten lebenden Organismen auf diesem Planeten. Sie schützen und regulieren ihre Umgebung und bieten vielen anderen Lebensformen Nahrung und Unterkunft. Heute wissen wir, daß unsere Existenz von den großen Wäldern abhängt, die die Erde bedecken. Sie regulieren nicht nur die Atmosphäre und sorgen für das lebenswichtige Gleichgewicht zwischen Sauerstoff und Kohlendioxid, sondern sie beeinflussen auch das Klima und düngen den Boden.

Bäume wachsen und überleben, indem sie ihre Form den Verhältnissen harmonisch anpassen, und es gelingt ihnen, dieses Gleichgewicht Hunderte, manchmal Tausende von Jahren aufrechtzuerhalten. Diese Fähigkeit, ausgewogen und flexibel zu sein, zu absorbieren und loszulassen, ist für uns eine wichtige Lehre.

Jede Baumart hat andere Merkmale, und Sie können ihre jeweiligen Energien sehen, wenn Sie in alten Wäldern spazierengehen. Wenn wir diese Energie in unser System integrieren, handeln wir verantwortungsbewußter gegenüber der Natur.

Die Green-Man-Essenzen wurden von Simon Lilly und seiner Partnerin Sue als Hilfen für die Meditation und die Selbstheilung geschaffen. In der britischen Volkskunde ist der »grüne Mann« die vollkommene Verschmelzung des Menschen mit der Pflanze. Er ist der Geist der Natur, die Verkörperung der Fruchtbarkeit, die man am ersten Mai feiert.

Das Green-Man-Sortiment umfaßt 74 Baumessenzen, von denen ich hier 34 beschreibe. Die erste Essenz stammte von den Blüten des Haselnußbaumes; sie hilft neue Fertigkeiten zu erwerben.

Alder (Erle). »Befreiung«. Lindert Nervosität, Angst und Streß, bringt geistige Klarheit und stärkt die Lebenskraft.

Apple (Apfel). »Entgiftung«. Hilft, Giftstoffe auszuscheiden und spirituelle Energie aufzunehmen. Transformiert negative Emotionen.

Ash (Esche). »Stärke«. Gibt Ihnen das Gefühl, mit Ihrer Umwelt in Harmonie zu leben. Bringt Flexibilität und Sicherheit.

Bay (Lorbeer). »Energie«. Befreit blockierte und unterdrückte Emotionen. Bringt tief verwurzelte Vitalität und spiritualisiert die körperliche Ebene.

Black Poplar (Schwarzpappel). »Stabilität«. Erzeugt ein starkes Gefühl des Friedens, der Sicherheit und der inneren Klarheit. Sehr tröstend. Verschmilzt alle Energien.

Blackthorn (Schwarzdorn). »Kreislauf«. Stabilisiert die Emotionen, bringt Hoffnung und Freude. Verbessert die Durchblutung und die Nährstoffabsorption.

Box (Buchsbaum). »Klarheit«. Stärkt den Geist und den Willen, gibt einen klaren Kopf, lindert Unvernunft und Verwirrung. Verbindet Sie mit dem höheren Selbst.

Catalpa (Trompetenbaum). »Freude«. Stabilisiert die Emotionen und hilft Ihnen, Seelenfrieden zu finden. Lindert Angst und stärkt das Selbstvertrauen.

Crack Willow (Bruchweide). »Spirituelle Sonne«. Hilft Ihnen, sich zu lösen und Ereignisse hinzunehmen. Bringt ein Gefühl der Einheit mit der Welt. Fördert die Kommunikation mit dem höheren Selbst, dem Planeten und der Energie der Sonne.

Elder (Holunder). »Selbstwert«. In Zeiten der Transformation und des Wandels. Gut für unruhige Kinder. Lindert Aggressionen und bringt Stabilität, Liebe und Vergebung. Harmonisiert das Selbstbild.

Gean, Wild Cherry (Wilde Herzkirsche). »Linderung«. Bündelt die Energie im physischen Körper und regt die Selbstheilung an. Beruhigt Herz und Gedanken, läßt die Energie sanft fließen. Lindert Schmerzen.

Glastonbury Thorn (Weißdorn). »Überm Berg«. Sie sehen die Richtung klarer. Aus Unentschlossenheit und Chaos erwächst das Wissen, was Sie tun und wie Sie sein sollen. Die Folge ist sofortige Entspannung. Verbessert die subtile Information und Intuition. Hilft gegen Klaustrophobie.

Great Sallow (Große Weide). »Seele«. Hilft Ihnen, den Sinn des Lebens zu verstehen. Erweitert den Geist und verbindet ihn mit der Seele. Gibt Energie und verbindet Sie mit der Energie der Erde.

Hawthorn (Rotdorn). »Liebe«. Stimuliert die Heilkraft der Liebe. Bringt Vertrauen und Vergebung. Hilft, das Herz von negativer Energie zu reinigen.

Hazel (Haselnuß). »Fertigkeiten«. Fördert das Geschick und die Fähigkeit, Weisheit zu empfangen und weiterzugeben. Hilft bei Studien aller Art. Bringt mehr Stabilität und Konzentration und hilft Ihnen, nützliche Informationen zu integrieren.

Holm Oak (Steineiche). »Negative Emotionen«. Lindert Unruhe und Emotionen wie Schuldgefühle, Eifersucht und Wut, die entstehen, wenn Sie keine Ausdrucksmöglichkeiten haben. Aktiviert die Kreativität. Harmonisiert die emotionale und geistige Energie.

Judas Tree (Judasbaum). »Channelling«. Verschafft Ihnen Zugang zu völlig neuen Ideen. Bringt Offenheit und hilft Ihnen, sehr subtile Energieebenen zu akzeptieren und anderen verständlich zu machen. Hilft Ihnen, den Wert von Informationen zu beurteilen.

Lawson Cypress (Lawson-Zypresse). »Der Weg«. Hilft Ihnen, richtiges Tun und Ihre wahren Bedürfnisse zu erkennen. Sorgt für Wandel an der richtigen Stelle. Verbessert die Kommunikation zwischen Körper und Geist. Gibt Disziplin, so daß Sie Ihre wahre spirituelle Richtung finden und Ihre Ziele erreichen.

Leyland Cypress (Leyland-Zypresse). »Freiheit«. Für Menschen, die sich selbst nicht leiden können. Hilft Ihnen, verborgene Ängste zu lindern und eine positive Einstellung und Humor zu erwerben. Gibt Ihnen das Gefühl, daß Sie die Freiheit haben, zu wachsen und sich dabei wohl zu fühlen.

Lilac (Flieder). »Wirbelsäule«. Hilft der Wirbelsäule in jeder Hinsicht. Lindert Spannungen im Rücken und verbessert die Heilung. Aktiviert alle Chakras. Flieder wird mit vielen verschiedenen Naturgeistern in Zusammenhang gebracht.

Lucombe Oak. »Schöpferische Energie«. Bringt lebensfördernde Kreativität, Inspiration, Ideen, Konzentration, Weisheit und Mitgefühl. Hilft Ihnen, zu handeln und Veränderungen herbeizuführen.

Norway Maple (Spitzahorn). »Heilende Liebe«. Bringt Liebe und Akzeptanz, heilende Energie bei Schocks und Traumata, Unbeschwertheit, Freude, Entspannung. Hilft Ihnen, Ihr Leben wieder in den Griff zu bekommen, und es gibt Ihnen neue Energie.

Osier (Korbweide). »Spirituelle Leere«. Verbindet Sie mit dem höheren Selbst. Bringt Energie, die Sie brauchen, um sich anzupassen, sich zu ändern und zu wachsen. Nützlich, wenn alles leer und sinnlos erscheint. Bringt Einsicht.

Pine (Föhre). »Einsicht«. Hilft Ihnen, das Dritte Auge zu aktivieren und auf harmonische Weise subtile Bewußtheit zu erlangen. Bringt durchdringende Einsicht und macht Sie zäher und geduldiger. Erweitert den Blickwinkel.

Plum (Pflaume). »Spirituelle Kraft«. Hilft der höchsten spirituellen Energie, in die materielle Welt zu gelangen. Bringt praktische Problemlösungen. Läßt Sie Ihre Umwelt bewußter wahrnehmen und Ihre Energie effektiver nutzen. Verbessert das Selbstwertgefühl und die Motivation.

Rowan (Eberesche). »Natur«. Stimmt Sie auf die Energien der Natur ein, vor allem auf Holz und Erde. Erweitert die Perspektive und zeigt Ihnen die Welt aus einem kosmischen Blickwinkel, so daß Sie einen tiefen Einblick in das Universum erhalten.

Silver Birch (Weißbirke). »Schönheit«. Hilft Ihnen, Schönheit und Ruhe zu erfahren. Macht Sie tolerant gegenüber sich selbst und anderen. Hilft Ihnen auch, wenn Sie Schwierigkeiten haben, sich auszudrücken.

Silver Maple (Silberahorn). »Stimmungen«. Hilft Ihnen, den Energiestrom durch den Körper zu regulieren. Dämpft Stimmungsschwankungen. Harmonisiert die Meridiane und ist daher ideal in Verbindung mit Akupunktur.

Sweet Chestnut (Edelkastanie). »Das Jetzt«. Hilft Ihnen, sich auf das Jetzt zu konzentrieren. Befreit von Schuldgefühlen und versöhnt mit der materiellen Welt. Erleichtert die Loslösung und hilft Ihnen zu verstehen, so daß Sie wieder einen breiteren Blickwinkel gewinnen und Wege aus schwierigen Situationen finden.

Sycamore (Bergahorn). »Aufheiterung«. Gibt mehr Energie und hilft dadurch gegen Lethargie und Schwermut. Macht Ihnen die Schönheit des Lebens bewußt und bringt Harmonie und Entspannung.

Tamarisk. »Feuer der Transformation«. Zeigt Ihnen die spirituelle Richtung, setzt Energie für das Persönlichkeitswachstum frei. Sorgt für gründliche Reinigung und moralische Aufmunterung. Befreit Sie von alten Schlacken, so daß Ihr wahres Selbst zum Vorschein kommt.

Tree Lichen (Baumflechte). »Weisheit«. Verschafft Zugang zum Wissen der Vergangenheit und zu uralter Weisheit. Bringt Loslösung und Unabhängigkeit ohne Isolierung. Hilft Ihnen, auf Dinge zu verzichten, die Sie nicht mehr brauchen, so daß Sie wachsen können.

Whitebeam (Mehlbeere). »Feen«. Stimuliert die subtileren Ebenen der Wahrnehmung und hilft, das Tier- und Pflanzenreich zu verstehen. Öffnet Herz und Geist für die subtileren Ebenen der Schöpfung.

Yew (Eibe). »Schutz«. Schützt Sie vor Schaden, indem es Ihnen den spirituellen Wert des Überlebens klar macht. Unterstützt das Gedächtnis und die Urteilsfähigkeit. Stärkt das Immunsystem und gibt Energie.

Harebell-Essenzen

Diese »Glockenblumen-Arzneien« stellte Ellie Webb in Schottland aus Blüten her, die in England traditionell verwendet werden. Sie bereitet sie meist im Frühlings- und Sommersonnenschein zu, manchmal auch bei Regen, gelegentlich bei Mondschein.

Alkanet (Alkannawurzel). Vereinigt auf alchemistische Weise die Gegensätze in Ihnen und bereitet Sie auf die Transformation vor.

Bindweed (Winde). Hilft Ihnen, den Sinn des Lebens und die Spirale der Evolution zu erkennen, und macht Ihnen klar, daß jede Lebensphase dem Wachstum dient.

Blackberry (Brombeere). Hilft, Wachstum, Vitalität und Fruchtbarkeit zu verstehen. Gut gegen Lethargie, Depression und Angst, besonders gegen Angst vor dem Tod. Macht Ihnen bewußt, daß alles lebt und selbst der Tod eine neue Form des Lebens ist.

Bluebell (Glockenblume). Kühlt, beruhigt und bringt Zufriedenheit und Freude – wie in einem Glockenblumenwald.

Borage (Borretsch). Bringt Mut, Frohsinn und Zuversicht. Schützt und stärkt das Herz, dämpft Emotionen. Ein gutes Tonikum.

Broom (Besenginster). Bei Verzweiflung. Hilft Ihnen, trotz aller Probleme durchzuhalten. Reinigt und erneuert den Glauben. Gibt einen starken, ruhigen Willen, so daß Sie neu anfangen können.

Buddleia (Fliederspeer). Für Menschen, die sich in einer sterbenden Großstadtkultur fremd fühlen und doch ein Teil davon sind. Auch für Menschen, die ihre künstlerische, magische Ausdrucksfähigkeit verloren haben. Gibt Ihnen die Kraft, in der Einöde zu blühen.

Buttercup (Butterblume). Fördert die Entspannung und das Gefühl, sicher, kindlich und geduldig zu sein und die Schätze der Erde zu genießen. Gibt Ihnen Sicherheit, um Freude und Fülle zu erfahren.

Chamomile (Kamille). Hilft bei großer Nervosität, übersteigertem Verantwortungsbewußtsein und Aufgewühltheit. Beruhigt und lindert Spannungen und Furcht. Fördert tiefe Entspannung und Meditation. Hilft Ihnen, Ihre Situation zu akzeptieren.

Comfrey (Beinwell). Stärkt die Nerven, heilt emotionale Wunden und fördert das Gedächtnis und die Biorhythmen. Gibt das Gefühl, entspannt, integriert, im Rhythmus, vereint und ganz zu sein.

Cornflower (Kornblume). Fördert die Selbstliebe und die Freude über Ihr Anderssein. Heilt Schäden, die in Anstalten wie Schulen, Krankenhäusern, Gefängnissen usw. entstanden sind. Schützt übersinnliche Fähigkeiten.

Courgettes (Zucchini). Für Offenheit und Sicherheit in sexuellen Fragen.

Cymbidium (Kahnlippe). Gibt Widerstandskraft gegen schädliche Einflüsse. Hilft Ihnen, Frustration und Angst vor Ablehnung zu überwinden. Bringt Zuversicht und Stärke.

Cytisus (Geißklee). Stärkt die Selbstmotivation. Hilft Ihnen, trotz Schwierigkeiten, Ablenkungen oder mangelnder Unterstützung aktiv zu bleiben. Gibt Energie in Fülle.

Daffodil (Gelbe Narzisse). Für den »Frühjahrsputz«. Ersetzt Depression und Selbstzweifel durch Liebe und Selbstvertrauen.

Daisy (Gänseblümchen). Für leichtes und klares Verständnis. Fördert die Tiefatmung und die organisatorischen Fähigkeiten. Sammelt Gedanken und integriert Ideen um einen zentralen Brennpunkt.

Dandelion (Löwenzahn). Für Menschen, die immer angespannt sind. Entspannt den Geist und die Muskeln. Hilft Ihnen, Furcht zu überwinden, und macht Ihnen klar, daß Sie mit dem Leben fertig werden können.

Dill. Hilft Ihnen, Erlebnisse zu verarbeiten, die Sie zu überwältigen drohen. Gut in Großstädten und in vorübergehend belastenden Situationen. Gibt Ihnen Zeit, Erlebnisse zu verdauen und daraus Lehren zu ziehen.

Elder (Holunder). Schützt vor Mißbrauch, Eindringen fremder Gedanken und Besessenheit. Gibt Ihnen die Kraft, Furcht zu überwinden und nein zu sagen.

Eyebright (Augentrost). Hilft, die Dinge klar zu sehen und Furcht zu überwinden. Lindert den Schmerz des Sehens. Gut bei Gehirn- und Gedächtnisschwäche.

Flowering Currant (Johannisbeerstrauch). Wärmt und öffnet das Herz, dehnt die Lungen und macht sie weich, fördert den freien Energiestrom.

Forget-me-not (Vergißmeinnicht). Erinnert Sie an die Realität. Bringt emotionale Ausgewogenheit und befreit von negativem Denken (oft durch Träume). Macht Ihnen klar, daß das Unterbewußtsein weise ist und eine Erklärung für all Ihre Ängste hat.

Forsythia. Hilft Ihnen, Energie zu akzeptieren und zu absorbieren. Zeigt Ihnen, daß es überreichlich Energie gibt.

Foxglove, Purple (Lila Fingerhut). Bei starken Schmerzen, Wunden im Herzen, dem Gefühl, betrogen worden zu sein. Hilft Ihnen, Schmerzen als unerläßlichen Teil des Wachstums zu akzeptieren.

French Marigold (Samtblume). Für Ohren, Gehör, Zuhören. Hilft, die Wahrheit auf allen Ebenen zu verstehen.

Fuchsia. Zeigt Ihnen, daß die Dinge so, wie sie sind, vollkommen sind. Hilft Ihnen, eine geringe Meinung von sich selbst oder anderen zu ändern.

Geranium (Geranie). Hilft Ihnen, die Anfangsschwierigkeiten eines Vorsatzes (z. B. mit dem Rauchen aufzuhören oder ein neues Geschäft zu eröffnen) zu überwinden, so daß er gut durchdacht und solide ist. Ermöglicht die Verwirklichung von Plänen.

Gypsy Rose (Skabiose). Kanalisiert spirituelle Energie. Macht Ihnen Ihr Ziel klar. Gibt Ihnen das Gefühl, ein Teil der Quelle zu sein und zu wissen, woher Sie gekommen sind, was Sie tun und wohin Sie gehen.

Harebell (Rundblättrige Glockenblume). Gibt Ihnen das Gefühl, ein Teil der Natur zu sein, und hilft Ihnen, Sanftheit, Klarheit und Kraft zu erwerben, indem Sie naturnahe leben.

Hawkweed (Habichtskraut). Gibt klare Sicht, Vision und die Fähigkeit, die Wahrheit zu sehen – das Geschenk des Sehens und die Disziplin, es weise zu nutzen.

Hawthorn (Weißdorn). Bringt Hoffnung und schützt den Geist bei extremem Streß, Schmerzen oder Kummer. Stärkt das Immunsystem. Macht Ihnen klar, daß Ihr Geist frei, Ihr Körper stark und Ihr Herz unverwüstlich ist.

Heartsease (Wildes Stiefmütterchen). Lindert seelischen Schmerz und Einsamkeit, bringt gebrochenen oder wunden Herzen Trost.

Heather (Heidekraut). Bei Angst vor der Dunkelheit und leeren Räumen. Gibt Ihnen die Kraft, allein zu sein, Raum in Ihrem Leben zuzulassen und in der Dunkelheit einen Freund zu sehen. Hilft Ihnen, alle Aspekte des Selbstes zu akzeptieren.

Honesty (Silberblatt). Bei Verwirrung oder Bewußtseinsstörungen. Fördert die Offenheit gegenüber anderen und die Ehrlichkeit zu sich selbst. Hilft, der Wahrheit die Ehre zu geben und die Realität zu sehen.

Hyssop (Ysop). Hilft Ihnen, Schuld anzuerkennen und Schuldgefühle loszuwerden, sich mit der wahren Ursache Ihrer Gefühle auseinanderzusetzen und sich selbst zu vergeben.

Jacob's Ladder (Himmelsleiter). Erleichtert es Ihnen, Hilfe anzunehmen, wenn Sie sie brauchen.

Lady's Mantle (Wiesenfrauenmantel). Für Menschen, die den Schutz und die Inspiration der Göttin brauchen. Hilft bei Störungen der Fruchtbarkeit.

Lady's Smock (Wiesenschaumkraut). Reguliert die Sensibilität, wenn Sie mehr oder weniger davon brauchen.

Lavender (Lavendel). Beruhigt, reinigt, schafft Raum und bringt einen klaren Überblick. Gut für die Meditation. Sorgt für ausgeglichene Emotionen und gibt ein Gefühl des Friedens.

Lilac (Flieder). Bei Unflexibilität und steifer Haltung. Entspannt, öffnet und verbindet die Chakras.

Lungwort (Lungenkraut). Bringt reine Luft in den Körper und in den Geist, wenn Sie sich »aufgedreht« fühlen.

Maize (Mais). Gibt Ihnen das Gefühl, am rechten Platz und im Zentrum der Dinge zu sein.

Majoram. Beruhigt, tröstet und schützt vor Schaden. Hilft, wenn Sie in Gefahr sind. Befreit Sie von Emotionen wie Furcht, so daß Sie der lebenserhaltenden Kraft vertrauen können.

Mallow (Malve). Bei Angst vor dem Altern. Hilfreich in der Midlife Crisis, bei Pubertätsstörungen; gut für vorzeitig Gealterte und manchmal für kleine Kinder. Macht das Erwachsen- und Älterwerden leichter.

Marsh Woundwort (Sumpfwundkraut). Hilft Ihnen, alte seelische Wunden heilen zu lassen, ruhig zu werden, sich von der Vergangenheit zu lösen und die Zukunft willkommen zu heißen.

Meadowsweet (Mädesüß). Bei Verspannungen im Kopf- und Halsbereich. Hilft Ihnen, sich zu entspannen, sich auszuruhen und den Kopf zu entlasten.

Monkshood (Eisenhut). Bietet starken spirituellen Schutz (durch das Kronen-Chakra) vor den Giften der Welt. Macht Ihnen klar, daß nichts Ihrer wahren Identität und Ihrem wahren Ziel schaden kann.

Mouse Ear Chickweed (Hornkraut). Für Trancearbeit und kreatives Träumen, Astralreisen, Formveränderungen. Gibt Ihnen das Gefühl, beim »Fliegen« sicher zu sein.

Mugwort (Beifuß). Befreit von gespeicherten »negativen« Emotionen und von bitteren Erinnerungen.

Nasturtium (Kapuzinerkresse). Gibt Vitalität, Sensibilität und Großzügigkeit. Gut für die Augen und für Meditation und Vision auf allen Ebenen.

Nettle (Nessel). Bei kalter Wut. Fördert den heiligen Zorn und die Furchtlosigkeit, wenn Sie sich vernachlässigt fühlen, seelisch verletzt sind oder das Leben Ihnen einen Tritt versetzt hat. Hilft Ihnen, durch den Zorn wieder mit anderen Kontakt aufzunehmen.

Oriental Poppy (Orientalischer Mohn). Für Aussteiger. Gibt Ihnen die Kraft, im Hier und Jetzt zu leben, ohne daß Sie vergessen, »abschalten« oder heucheln müssen.

Pansy (Stiefmütterchen). Macht Sie robust, wenn Sie sich schlecht oder verwundbar fühlen oder wenn Sie häufig an Viruserkrankungen leiden. Harmonisiert das Immunsystem. Gibt Ihnen die Kraft und den Willen, Krankheiten zu besiegen.

Petunia. Hilft Ihnen, sich auf das Wichtige zu konzentrieren. Lindert Verhaltensstörungen wie Hyperaktivität, Stottern, leichte Senilität. Hilft Ihnen, wenn Sie sich Sorgen über Ihr Benehmen machen. Gibt Ruhe und Sicherheit und zeigt Ihnen, was vorrangig ist.

Plantain (Wegerich). Verwandelt Resignation in Akzeptanz, wenn Sie schwermütig sind. Gibt Ihnen die Kraft, Ihre Arbeit und das Leben zu genießen.

Poppy (Feldmohn). Gibt Freude und Stolz, ermöglicht scharfe, helle, heiße, zornige Gefühle. Hilft Ihnen, sich auszuzeichnen und sich durchzusetzen.

Potatoe (Kartoffel). Beruhigt, wenn Sie aufgeregt oder nervös sind. Gibt Ihnen die Freiheit, normal zu sein und sich sicher zu fühlen.

Primrose (Primel). Macht unbeschwert und aufgeschlossen, reinigt und erleichtert. Hilft bei Depressionen nach dem Winter, unterdrückten Gefühlen und Vergiftungen.

Ragwort (Jakobskraut). Entspannt den Körper und befreit von peinlichen Gedanken und vom Wunsch zu verstehen. Beruhigt den Geist und zerstreut Gedanken, die weder weise noch intuitiv sind. Harmonisiert Ihre separaten Selbste. Hilft Ihnen, Ihrem Körper zu vertrauen und ihn zu lieben und zu respektieren.

Red Campion (Rote Lichtnelke). Für Menschen, die nicht da sind, wenn man sie braucht. Schützt vor dem Gefühl, überfordert zu sein, so daß Sie vor den Bedürfnissen anderer nicht wegzulaufen brauchen.

Red Clover (Rotklee). Bei Schock. Hilft Ihnen, wenn Sie zu Panik und unharmonischem Verhalten neigen. Beruhigt und gibt Ihnen die Zuversicht, daß die Welt sich um sich selbst kümmert, wenn Sie sich um Ihre Probleme kümmern.

Red Tulip (Rote Tulpe). Hilft, Schüchternheit zu überwinden. Für Menschen, die ihrem Feuer nicht trauen, also für jene, die zwar kühn, dynamisch und aufgeschlossen sein können, aber häufig die Ruhe verlieren. Harmonisiert und kräftigt.

Rhubarb (Rhabarber). Bei Exhibitionismus und unliebsamem Verhalten, z. B. Schwatzhaftigkeit. Für Menschen, die oft aus der Rolle fallen und ihre Grenzen oder die Grenzen anderer nicht kennen. Gibt ein Gefühl der Erfüllung und der Ganzheit.

Rose Bay (Weidenröschen). Bei alten, abwehrenden Verhaltensmustern, die schwer zu ändern sind. Hilft, wenn Sie sich erstarrt oder von anderen ausgeschlossen fühlen. Heilt alte Wunden.

Rosebud (Rosenknospe). Für Kleinkinder und Babys im Mutterleib. Hilft Ihnen, zu wachsen und sich auf Erden auch künftig wie im Himmel zu fühlen.

Rosemary (Rosmarin). Hilft Ihnen, sich zu erinnern. Nützlich, wenn Sie fürchten, Liebe zu verlieren. Fördert die Autonomie der Geschlechter. Stärkt Herz und Verstand. Bringt Vertrauen in Freunde, starke Bindungen, gemeinsame Ziele. Macht Sie aufgeschlossen, so daß Sie Kraft aus der Liebe Ihrer Freunde schöpfen können.

Rose, Red (Rote Rose). Fördert Kühnheit, Leidenschaft, Wahrhaftigkeit gegenüber Ihren Wünschen. Vertreibt Schamgefühle. Harmonisiert das Wurzel-Chakra. Hilft Ihnen, stolz auf Ihre Sexualität zu sein und Fruchtbarkeit als heilig zu betrachten.

Rose, White (Weiße Rose). Für Gnade – den erneuernden, inspirierenden und stärkenden Einfluß in Ihrem Leben.

Rose, Wild. Gibt Ihnen das Gefühl, sanft, warm, zufrieden, sinnlich, unbekümmert und unabhängig zu sein.

Sage (Salbei). Vermittelt Ihnen die Einsicht, daß Sie nicht alles verstehen können und daß Sie sich nicht zu ernst nehmen dürfen. Dies ist das unabdingbare Geheimnis des langen Lebens. Hilft Ihnen, sich zu entspannen und das Leben zu genießen.

Saint John's Wort (Johanniskraut). Für allzu besorgte oder ängstliche Menschen. Bei Paranoia und nächtlicher Angst von Kindern. Bietet Schutz und Anleitung. Versiegelt die Aura, bringt gesunden Schlaf und befreit dadurch von unbewußter Furcht. Verhilft Ihnen zu der Einsicht, daß alles gut ist und das Licht Sie beschützt.

Salpglossis (Trompetenzunge). Hilft Ihnen, dem heilenden Laut der Stille zu lauschen. Fördert die Meditation und dämpft das Geplapper der Gedanken.

Scarlet Pimpernel (Rote Miere). Hilft Ihnen, ein starkes, liebevolles Herz zu erwerben und zu öffnen. Gibt Ihnen ein intelligentes und leidenschaftliches Verständnis Ihrer Stärken und Schwächen. Fördert die »Traumharmonie« und hilft Ihnen, die richtige Zeit für die Meditation zu finden.

Self-Heal (Braunheil). Hilft Ihnen, das Heft in die Hand zu nehmen. Zeigt Ihnen, was Sie brauchen. Hilft Ihnen, sich selbst zu lieben und zu akzeptieren. Macht Ihnen bewußt, daß Sie sich selbst heilen und die Lebensenergie nutzen können. Fördert die Verwertung von Nährstoffen; gut während einer Fastenkur.

Snapdragon (Löwenmaul). Hilft Ihnen, negative Gefühle deutlich auszudrücken – sie sind wichtig. Gut bei Beschwerden im Hals oder in den Stimmbändern und bei verspanntem Gesicht (Lippen und Kiefer).

Snowdrop (Schneeglöckchen). Für Einfachheit, Unschuld und Vertrauen. Reinigt das Becken.

Speedwell (Ehrenpreis). Für sicheres, unbeschwertes Reisen. Hilft in kritischen Phasen und Situationen, in denen Eile mit Weile am Platze ist. Zeigt Ihnen Ihre neue Richtung klar. Hilft den Augen und der Leber.

Starjasmine (Sternjasmin). Bei geringem Selbstwertgefühl. Allgemeines Anregungsmittel. Hilft Ihnen, das Gute im Leben zu verarbeiten und aufzunehmen und das Schlechte zu beseitigen.

Sunflower (Sonnenblume). Hilft Ihnen bei Problemen mit der Macht und verbindet Sie mit Ihrem Willen. Zeigt Ihnen, daß Ihre Intuition stark ist und daß Sie die Macht haben, ihr zu folgen. Gut für Wirbelsäule und Haltung.

Sweet Pea (Gartenwicke). Für den Umgang mit Menschen. Hilft Ihnen, Furcht, Scheu oder Verwirrung zu überwinden, die mit anderen zu tun haben. Gut für Einsiedler, die unter die Menge müssen.

Thistle (Distel). Für Ehre, Würde, Selbstachtung. Hilft Ihnen, den Glauben zu bewahren, Ihre Integrität zu verteidigen und zu tun, was Sie für richtig halten.

Tormentil (Blutwurz). Gibt Ihnen die Kraft zu verhindern, daß Sie zermalmt oder unterdrückt werden. Lindert innere Qualen und Gefühlsaufwallungen, so daß Sie angesichts jeder Bedrohung durchhalten und an Ihrer Realität festhalten können.

White Narcissus (Weiße Narzisse). Hilft Ihnen, sich vom Über-Ich zu lösen, vom Verstand auf das Gefühl umzuschalten und mit dem inneren Kind Verbindung aufzunehmen, im Vertrauen darauf, daß Sie das Richtige tun.

Windflower (Anemone). Hilft Ihnen, schmerzliche, ängstliche Verletzlichkeit, Zerbrechlichkeit, Sterblichkeit zu erkennen und zu respektieren, Furcht einzugestehen und sich nicht vor Tränen zu scheuen. Ermöglicht es Ihnen, sanft und liebevoll mit sich selbst umzugehen und sich zu schützen.

Yarrow (Schafgarbe). Ein starker Schutz vor negativen Umwelteinflüssen und Gedanken anderer. Stärkt die Aura, hüllt Sie in weißes Licht und schützt Sie vor Schaden.

Yarrow in Seawater (Schafgarbe im Meerwasser). Hilft, wenn Sie radioaktiven Strahlen ausgesetzt waren. Reinigt und mildert Empfindlichkeit gegen Strahlen.

Deva-Blütenessenzen

Das Heilen mit Blüten und Pflanzen hat in Frankreich eine lange Tradition. Die Signaturenlehre und die Homöopathie werden in dieser Gegend Europas weitgehend akzeptiert. Das ist Menschen wie Goethe und Paracelsus zu verdanken.

Die Deva-Blütenessenzen wurden von Philippe Deroide und Dominique Guillet geschaffen, nachdem die beiden die Essenzen der Flower Essence Society entdeckt hatten. Deva-Essenzen bestehen aus Blüten, die in den französischen Alpen und im Mittelmeergebiet wachsen. Nur die gesündesten blühenden Pflanzen in einer sauberen Umwelt werden ausgewählt. Gartenessenzen stammen aus Erlebnisgärten, die nach organischen Grundsätzen bewirtschaftet werden.

Am Gaia-Institut (dem Deva-Laboratorium) untersuchen homöopathische Ärzte, wie Blütenessenzen wirken. Etwa tausend Therapeuten tragen zu diesen Forschungen bei, bei denen sich wissenschaftliche Methodik und Intuition verbinden, um mehr über die Heilkraft der Blütenessenzen herauszufinden.

Almond (Mandel). Für Menschen, die sich vor dem Altern fürchten. Stärkt und regeneriert den physischen Körper und gibt Vitalität und Lebensfreude. Hilft, das Älterwerden zu akzeptieren und die Schönheit hinter der oberflächlichen körperlichen Erscheinung zu sehen.

Angelica. Für Notfälle und lebensbedrohliche Situationen. Gibt spirituellen Schutz. Stärkt die Zuversicht und gibt in schwierigen Augenblicken Kraft. Hilft Ihnen, dem Unbekannten gegenüberzutreten.

Arnica. Hilft nach einem körperlichen oder seelischen Trauma. Regeneriert und beruhigt. Repariert Schäden, die auf Schocks oder tiefe Traumata zurückgehen. Hält den Kontakt mit dem höheren Selbst aufrecht oder stellt ihn wieder her.

Basil (Basilikum). Für Menschen, die ihre Sexualität fürchten und verbergen, vor allem wenn sie Sexualität und Spiritualität für Gegensätze halten. Bewirkt sexuelle Integration und hilft Ihnen, Ihre emotionalen und sexuellen Wünsche mit Ihrer Spiritualität in Einklang zu bringen. Beseitigt Konflikte sexuellen oder emotionalen Ursprungs in einer Beziehung, indem es ihren Ursprung verständlich macht.

Blackberry (Brombeere). Für Menschen, die ihre Projekte und Ideen nicht verwirklichen können. Auch für jene, die an Trägheit, Lethargie und seelischer Verwirrung leiden. Hilft, verborgene Talente zu entwickeln. Gut für Menschen, die meditieren, schöpferisch visualisieren oder sich mit Traumarbeit befassen.

Black-Eyed Susan. Für Menschen, sie sich davor fürchten, tief in sich selbst hineinzuschauen, und die jede Transformation ablehnen. Hilft, verborgene Emotionen und unterdrückte Aspekte des Selbsts zu verstehen, besonders wenn der Geist sich von bestimmten Teilen der Persönlichkeit abspaltet oder sie zensiert.

Bleeding Heart (Flammendes Herz). Für Menschen, die eine schmerzliche Trennung durchmachen: Verlust eines geliebten Menschen, Zerbrechen einer Beziehung usw. Macht starke, belastende Emotionen bewußt und bringt Harmonie und Loslösung.

Borage (Borretsch). Für Depressive. Stärkt den Mut und das Selbstvertrauen. Hilft Ihnen, Sorgen, Traurigkeit und Mutlosigkeit zu überwinden, wenn Sie mit schweren Prüfungen und Gefahren konfrontiert sind.

Box (Buchsbaum). Für willensschwache, schüchterne, vielleicht schwache Menschen, die sich von ihren Nächsten herumkommandieren lassen. Bringt Stärke, Mut und Zähigkeit und hilft Ihnen dadurch, Individualität zu entwickeln und sich von der Dominanz anderer zu lösen.

Buttercup (Butterblume). Für schüchterne, zurückhaltende Menschen, die an sich selbst zweifeln, ihren wahren Wert nicht kennen und sich selbst unterschätzen. Macht aufgeschlossen und vertrauensvoll, stärkt das Selbstwertgefühl.

Calendula (Ringelblume). Für Menschen, die nur oberflächlich zuhören und die oft andere mit Worten verletzen. Macht Sie zugänglich und verständnisvoll über Worte hinaus und hilft Ihnen, andere zu verstehen. Macht jede Kommunikation warm, sensibel und sanft.

Californian Poppy (Kalifornischer Mohn). Vor allem für Menschen, die sich mit äußerlichen Aspekten der spirituellen Entwicklung beschäftigen, anstatt sich an die innere Quelle der spirituellen Erfahrung zu wenden. Fördert das Erwachen Ihrer Tugenden und Fähigkeiten und macht sie Ihnen bewußt. Hilft bei der spirituellen Suche, indem es die Aufmerksamkeit und das innere Lauschen entwickelt. Verhindert, daß die Spiritualität Sie übermäßig fasziniert.

Cayenne. Ein mächtiger Katalysator, der hilft, Trägheit, Unentschlossenheit und Unbeweglichkeit zu überwinden.

Chamomile (Kamille). Bei Nervosität, emotionaler Instabilität und Schlaflosigkeit. Lindert emotionale Spannungen, vor allem im Bereich des Magens. Gut für überaktive Kinder, die zu Stimmungsschwankungen und extremen emotionalen Reaktionen neigen.

Comfrey (Beinwell). Stärkt und tonisiert das Nervensystem. Lindert nervöse Spannungen und verbessert das Gedächtnis. Entwickelt die bewußte Steuerung physiologischer Prozesse und verbessert die Reflexe. Gut für Sportler.

Cosmos (Schmuckkörbchen). Hilft schüchternen, introvertierten und zögerlichen Menschen, ihre Gedanken deutlicher und leichter auszudrücken, so daß sie in der Öffentlichkeit ruhig und gefaßt bleiben. Nützlich für Redner, Schauspieler und Schriftsteller.

Daisy (Gänseblümchen). Hilft dem Geist, Informationen aus verschiedenen Quellen zu integrieren und einen globalen Blickwinkel zu erwerben. Hilfreich für Menschen, die planen und organisieren.

Dandelion (Löwenzahn). Für Menschen, die zuviel tun und die lernen müssen, muskuläre und seelische Spannungen abzubauen. Fördert die spirituelle Offenheit, indem es den physischen Körper entspannt. Gut für Sportler und Menschen, die am Körper arbeiten (z. B. Masseure).

Dill. Für Menschen, die mit dem Tempo des Lebens nicht Schritt halten. Hilft Ihnen, mit Streß fertig zu werden, der durch Reizüberflutung entsteht. Macht Sie lebhaft und klärt die Gedanken. Hilft Ihnen, komplizierte oder ungewöhnliche Situationen zu verarbeiten und zu verstehen.

Eyebright (Augentrost). Hilft Heilern, den Zustand eines Patienten richtig einzuschätzen, und verbessert ihre Sensibilität.

Fig Tree (Feigenbaum). Hilft Ihnen, ruhig und selbstsicher mit dem komplexen, modernen Leben zurechtzukommen. Verbessert die Selbstbeherrschung. Fördert die geistige Klarheit, das Selbstvertrauen und das Gedächtnis. Befreit Sie von verborgener Angst und hilft, Beziehungsprobleme zu lösen.

Fireweed (Stechapfel). Befreit von Spannungen und Ängsten, deren Ursache Traumata sind. Dieser Transformationskatalysator führt

Sie in eine neue Phase des Fortschritts. Fördert die Regeneration und die Reinigung.

Forget-me-not (Vergißmeinnicht). Befreit von unterdrückten Spannungen. Fördert das Gedächtnis, die Geistesgegenwart und die Einsicht. Entwickelt die Verbindung zur übersinnlichen, spirituellen Welt. Stärkt das Band zwischen Mutter und Kind während der Schwangerschaft.

Fuchsia. Befreit von heftigem Zorn, von Sorgen und Gefühlen, die mit Sexualität zu tun haben und zu Spannungen, psychosomatischen Störungen oder Gefühlsduselei geführt haben. Macht unterdrückte Emotionen – oft aus der Kindheit – bewußt und hilft, sie zu verstehen und zu beseitigen.

Hawthorn in May (Weißdorn im Mai). Befreit von äußeren Einflüssen, vor allem, wenn sie von emotionalen Bindungen herrühren. Lindert Trennungsschmerz und emotionalen Streß, dessen Ursache Beziehungsprobleme sind. Bringt innere Freiheit.

Hibiscus (Eibisch). Für Frauen, die den Kontakt mit ihrer Sexualität verloren haben. Bewirkt, daß die Wärme und die Gefühle der Seele die Sexualität durchdringen. Beseitigt seelische Blockaden sexuellen Ursprungs.

Iris (Schwertlilie). Beseitigt die Frustration, deren Ursache Mangel an Inspiration oder das Gefühl der Unvollkommenheit ist. Bringt schöpferische oder künstlerische Inspiration.

Lavender (Lavendel). Für Menschen, denen es schwerfällt, im Alltag an das Spirituelle zu denken, und die darauf mit Nervenstörungen reagieren. Eine harmonische Essenz, wenn Reizüberflutung zu nervösen Spannungen führt. Reinigt und bringt Ausgeglichenheit.

Lemon (Zitronenbaum). Stimuliert und erleuchtet den Intellekt, indem es emotionale Störungen beseitigt und die Gedanken koordiniert. Verbessert das analytische Denken.

Lilac (Flieder). Harmonisiert den Energiefluß im Rücken. Gut für Menschen, die »genug haben«. Regeneriert die Wirbelsäule, verbessert die Haltung und macht flexibel.

Linden (Linde). Macht Sie empfänglicher für die Liebe und macht den Umgang mit anderen respektvoll und herzlich. Gibt Schutz, Wärme, Sanftheit und Ruhe. Stärkt die Beziehung zwischen Mutter und Kind.

Lotos. Eine universelle Essenz für alle Aspekte des Menschen. Gibt blühende und spirituelle Harmonie. Dynamisiert und verstärkt andere Heilmittel. Fördert die Aufgeschlossenheit und die spirituelle Offenheit. Harmonisiert die Kräfte der Seele und reinigt die Emotionen.

Mallow (Malve). Hilft Ihnen, die Transformationen zu akzeptieren, die Teil des Lebens sind. Gut für Menschen, die sich in Gesellschaft unwohl fühlen. Hilft, Unsicherheit und Introvertiertheit zu überwinden. Beseitigt Streß und Spannungen, deren Ursache die Angst vor dem Altern ist. Fördert das Vertrauen und die Herzlichkeit bei Schüchternen.

Martagon Lily (Martagon-Lilie). Für Frauen, deren Ängste mit der Sexualität zusammenhängen, und für kriegerische, aggressive, autoritäre Menschen. Fördert die Zusammenarbeit, Solidarität und die Fähigkeit, anderen zuzuhören. Unterstützt Gruppenarbeit und das Streben nach gemeinsamem Erfolg.

Morning Glory (Purpurwinde). Befreit von schädlichen Gewohnheiten wie Sucht nach Alkohol, Kaffee oder Tabak. Harmonisiert die Lebenskraft und stärkt die Nerven. Reguliert die Rhythmen des Alltags.

Mullein (Königskerze). Für Menschen, die nicht wissen, nach welchen moralischen Werten sie sich richten sollen. Hilft Ihnen, Ihre »innere Stimme« zu hören. Fördert Einigkeit und Harmonie und erleichtert dadurch die Gruppenarbeit.

Nasturtium (Kapuzinerkresse). Bei Unwohlsein wegen Überarbeitung oder einer beginnenden Grippe. Für Menschen, die den Intellekt bevorzugen und dabei ihr körperliches Wohlbefinden vernachlässigen. Verbessert die Vitalität.

Nettles (Nesseln). Löst seelische Probleme, wie man sie in gestörten Familien findet. Lindert emotionalen Streß, beruhigt und ermutigt nach einer Scheidung oder Trennung. Stärkt die Einheit der Familie.

Onion (Zwiebel). Für Frauen, die unter Gewalt in der Familie oder sexuellem Mißbrauch leiden. Erleichtert die Innenschau und macht unterdrückte Emotionen in der Psychotherapie bewußt. Macht emotional frei und hilft Ihnen, »loszulassen«.

Passion Flower (Passionsblume). Löst körperliche Spannungen und hilft Ihnen, ruhig und gelassen zu bleiben. Bringt Stabilität und beseitigt emotionale Verwirrung. Macht Sie aufgeschlossen für höhere Bewußtseinsebenen. Sorgt für spirituelle Ausgewogenheit.

Pennyroyal (Flohkraut). Hilft, wenn das negative Denken anderer Sie stört. Verringert die geistige Verwirrung, die der böse Wille anderer herbeiruft. Schützt.

Peppermint (Pfefferminze). Für Menschen, die zuviel geistige Aktivität lustlos gemacht hat. Hilft, geistige Faulheit und seelische Lethargie zu überwinden. Fördert die geistige Klarheit und macht geistreich. Verbessert den Denkprozeß. Gut für Studenten und Intellektuelle.

Pink Yarrow (Rosa Schafgarbe). Für Menschen, die zu emotional sind oder sich mit den Emotionen anderer identifizieren. Schützt vor emotionalen Spannungen aufgrund von Umwelteinflüssen. Kräftigt Menschen, die zu sensibel und leicht zu beeinflussen sind.

Pomegranate (Granatapfel). Betont alle weiblichen Tugenden. Hilft Frauen, Konflikte zu lösen, deren Ursache Unausgewogenheit zwischen Beruf und Familie ist. Harmonisiert die weibliche Kreativität.

Quince (Quitte). Für Frauen, denen es schwerfällt, ihren Ehrgeiz – z. B. im Beruf – mit ihren Mutterpflichten zu versöhnen. Harmonisiert den weiblichen Aspekt der Persönlichkeit.

Red Clover (Rotklee). Hilft, das seelische Gleichgewicht zu bewahren. Gut in Notfällen, Katastrophen, Konflikten. Hilft, ruhig und gefaßt zu bleiben, auch wenn gewisse Gruppen und kollektive Einstellungen Angst, Panik und Massenhysterie erzeugen.

Rhododendron. Für Menschen, die zu Traurigkeit, Melancholie und Mutlosigkeit neigen, wenn ihre Umwelt schwierig und grob ist. Bringt Wärme, Trost und ein Gefühl der Freude. Befreit den Brustkorb von Spannungen.

Rosemary (Rosmarin). Für Menschen, die orientierungslos, vergeßlich und verschlafen sind und denen es schwerfällt, in ihrem Körper lebhaft zu sein. Fördert geistige Klarheit und Sensibilität. Hilft introvertierten und mürrischen Menschen. Gibt inneren Frieden.

Sage (Salbei). Fördert das Nachdenken über den Sinn der Ereignisse im Leben. Bringt Einsicht und inneren Frieden, macht Ihnen Ihre spirituelle Dimension bewußt. Hilft, Erfahrungen objektiver zu sehen.

Saint John's Wort (Johanniskraut). Für Kinder, die zu unruhigen Träumen neigen. Befreit von Alpträumen, nächtlicher Angst, Verwirrtheit und Angst vor dem Tod. Gibt Mut, Schutz und Freiheit.

Scarlet Monkeyflower (Rote Gauklerblume). Für Menschen, die starke, mit Wut und Aggression verknüpfte Emotionen unterdrücken, weil sie fürchten, die Selbstbeherrschung oder die Achtung anderer zu verlieren. Beseitigt diese Emotionen und hilft Ihnen, Machtkämpfe und Zorn in Ihren Beziehungen zu überwinden. Befreit die Vitalität, die der unterdrückte Groll verbirgt.

Scotch Broom (Besenginster). Bei Pessimismus, Mutlosigkeit und Verzweiflung. Hilft Ihnen, Probleme als Chance zum Wachstum und zur Evolution zu sehen. Macht Sie zäh und ausdauernd, wenn Sie immer wieder auf Hindernisse stoßen.

Self-Heal (Braunheil). Ein Katalysator für die innere Heilung und Transformation. Hilft, die innere Heilkraft zu entwickeln. Unterstützt beim Fasten und während der Genesung. Hilft dem Körper, Nährstoffe aufzunehmen. Gut für alle, die bereits viele Therapien ohne Erfolg versucht haben.

Snapdragon (Löwenmaul). Für Menschen, denen es schwerfällt, Gefühle auszudrücken. Ermutigt Sie, unterdrückte Emotionen zu äußern, sich verbal »loszulösen« und die Wahrheit zu sagen.

Spruce (Fichte). Für Menschen, die an Verspannungen, Härte und Kälte leiden, die unflexibel sind und sich weigern, Kompromisse einzugehen oder Zugeständnisse zu machen. Bringt Harmonie.

Sticky Monkeyflower (Klebrige Gauklerblume). Hilft, Liebe und Sexualität zu integrieren und die heilige Bedeutung aller Lebensaspekte zu entdecken. Befreit von Furcht und löst Konflikte und Verwirrung, die mit Sexualität und Intimität zu tun haben. Harmonisiert die sexuellen Energien.

Sunflower (Sonnenblume). Hilft Ihnen, Konflikte zu lösen, die mit den Eltern oder mit dem Bild, das Sie sich von ihnen machen, zu tun haben. Sorgt für ein ausgewogenes Selbstwertgefühl. Hilft Ihnen, Ihre spirituelle Natur harmonisch auszudrücken und kreativ zu arbeiten. Fördert die Individualität.

Sweet Corn (Süßer Mais). Für Menschen, die in einer künstlichen Umwelt leben und wieder Kontakt mit der Erde aufnehmen müssen (Großstädter). Auch für jene, die sich zurückziehen, wenn sie feindselige Gefühle hegen oder sich entfremdet fühlen. Fördert die harmonische und ausgewogene Beziehung zwischen dem gesellschaftlichen und natürlichen Umfeld.

Valerian (Baldrian). Hilft Ihnen, Schlafstörungen, Streß und Nervosität zu überwinden. Bringt Ruhe und Frieden.

Watermelon (Wassermelone). Hilft Paaren, die sich ein Kind wünschen, eine harmonische Einstellung vor, während und nach der Empfängnis zu entwickeln. Beseitigt emotionalen Streß während der Schwangerschaft.

White Yarrow (Weiße Schafgarbe). Für Menschen, die sich zu verletzlich fühlen, und für jene, die von Berufs wegen mit den Problemen anderer konfrontiert sind. Stärkt die Energiestruktur und schützt vor störenden Umwelteinflüssen (Radioaktivität, elektromagnetische Felder und Strahlen, die der Computer abgibt).

Wild Garlic (Wilder Knoblauch). Beseitigt Furcht, Unsicherheit und Nervosität. Lindert Spannungen im Bereich des Solarplexus. Stärkt jeden Körperteil, der häufig an Infektionen leidet und zu Schwäche neigt.

Zinnia. Macht Sie fröhlich, wenn Sie deprimiert, unruhig oder zu sensibel sind und Lachen Ihnen guttut. Macht Ihnen klar, daß Lachen eine sehr wirksame Therapie ist. Löst Spannungen. Hilft Erwachsenen, die Probleme im Umgang mit Kindern haben, ihr inneres Kind wiederzuentdecken.

Zucchini. Für eine harmonische Schwangerschaft. Verhilft schwangeren Frauen zu ausgewogenen Emotionen und beseitigt körperliche Spannungen. Stimuliert und stärkt die weibliche Kreativität, vor allem wenn schwierige soziale und kulturelle Umstände sie unterdrückt haben.

Indien

Indien hat ein sehr reiches pflanzliches Erbe.
In diesem Land gibt es große klimatische Unterschiede
vom eisigen Norden bis zum tropischen Süden
und infolgedessen eine große Vielfalt von Blütenpflanzen.
In Indien ordnet man Blumen verschiedenen Gottheiten zu
und benutzt sie bei Zeremonien, Pujas, Gebeten und
anderen Anlässen. Über einige Blumen gibt es Mythen,
die sich eindeutig auf die Wirkung der Blumen
im Alltag beziehen.
Blüten spielen immer noch eine Rolle in der ayurvedischen
Medizin, deren Tradition mindestens zweitausend Jahre alt
ist. Die »Nationalblume« Indiens ist der Lotos,
der in der ganzen Welt als die spirituellste aller Blumen gilt.

Besonders die Berge des Himalaya bieten jedes Jahr zur Blütezeit einen großartigen Anblick. Hier ist das Land noch nicht verschmutzt und von Eingriffen des Menschen fast unberührt. Es pulsiert mit einer Dynamik und einer Lebenskraft, die überall sonst im Schwinden begriffen ist. Jedes Jahr wachsen die Gipfel einige Zentimeter, ein beredtes Zeichen für den gewaltigen Druck im Inneren der Erde.

Pilger reisen seit Jahrtausenden zum Himalaya, um dort zu meditieren und die Erleuchtung zu finden. Viele Weise der alten Zeit lebten im Himalaya; andere (unter ihnen der berühmte chinesische Philosoph Laotse) begaben sich dorthin, um ihr Leben abzuschließen, nachdem sie einen höheren Bewußtseinszustand erreicht hatten. Sie wußten, daß diese ewigen, schneebedeckten Gipfel ihr letzter Eindruck auf Erden sein würden. Die Berge des Himalaya, die durch die Wolken in den Himmel ragen, symbolisieren den Gipfel der Bewußtheit, und die Blüten, die dort wachsen, spiegeln die außergewöhnliche Energie des Landes wider.

Aum-Sanjeevini-Blütenessenzen vom Himalaya

Atul und Rupa Shah sind allopathische Ärzte, die sich vor einiger Zeit zunehmend für die ergänzende Medizin interessierten. Sie prüften mehrere Therapien, ehe sie auf die Bachschen Blütenessenzen stießen. Die Ergebnisse, die sie mit diesen Heilmitteln erzielten, beeindruckten sie so sehr, daß sie begannen, Arzneien aus Blüten herzustellen, die wild an den Hängen des Himalaya und an anderen besonders fruchtbaren Orten dieses farbenprächtigen Landes wuchsen.

Die beiden entwickelten ein Verfahren, das es erlaubt, Essenzen an Ort und Stelle zu bereiten, so daß sie die Blumen nicht abschneiden müssen. Dabei steckt man eine Blüte in einen Glaskolben und gießt Wasser hinein. Mit Hilfe des Sonnenlichts erhält man so eine »Muttertinktur«. Die Shahs versuchen, die günstigste Zeit für ihre Arbeit herauszufinden, und sie bitten zuerst im Gebet um Erlaubnis, die Essenzen sammeln zu dürfen. Die Essenzen werden in Gangeswasser (von der Quelle) und Brandy konserviert. Da manche Menschen keinen Alkohol zu sich nehmen dürfen, versuchen die Shahs zur Zeit, Essenzen mit Honig zu mischen.

In seinen beiden Gesundheitszentren, wo sowohl schulmedizinische wie auch ergänzende Methoden angewandt werden, untersucht das Ehepaar die Eigenschaften seiner Essenzen gründlich. Mit Hilfe von Röntgengeräten, Kardiogrammen und Bluttests bewerten sie den Nutzen, den die Blütenessenzen für ihre Patienten haben. Die Shahs berichten, daß sie mit ihren Arzneien und mit Essenzen aus der ganzen Welt sehr erfolgreich Beschwerden behandeln, die mit Streß und Spannungen zusammenhängen, zum Beispiel Unfruchtbarkeit, Bluthochdruck, Brustkrebs und Arthritis.

Ashoka Tree (Ashoka-Baum). Für Menschen, die ein starkes Trauma hinter sich haben, zum Beispiel einen Todesfall in der Familie, eine Krankheit oder eine gescheiterte Beziehung, und nun an tiefer Trauer, Kummer, Isolierung und Disharmonie leiden. Bringt Freude, Harmonie und Wohlbefinden. Besonders gut für ältere Menschen.

Bougainvillea (Wunderblume). Hilft Ihnen zu meditieren, wenn Sie die Verbindung mit Ihrem spirituellen Ziel stärken müssen, wenn Angst, Furcht oder Mittelmäßigkeit Sie überwältigen. Gibt wieder Begeisterung, Interesse und emotionales Wohlbefinden und verbessert das Gefühl für das Heilige im Leben.

Butterfly Lily (Schmetterlingslilie). Für Menschen, die große Macht über andere ausüben und sie mißbrauchen. Macht Ihnen klar, was Sie getan haben, und ruft den Wunsch nach Vergebung und Wiedergutmachung hervor. Bringt wahre Reue für falsches Tun und schenkt inneren Frieden.

Cannon Ball Tree (Kanonenkugelbaum). Hilft Frauen, Frigidität zu überwinden, deren Ursache tiefe Angst ist. Nützlich in der Sexualtherapie mit Frauen, wenn ein starker Wunsch nach einem Kind von einer unerklärlichen Frigidität blockiert wird.

Christ's Thorn (Christusdorn). Für Menschen, die sich aus unerfindlichen Gründen ständig in einem inneren Aufruhr befinden. Verbessert den negativen Zustand der Psyche und beseitigt Konflikte. Eine erlösende Essenz.

Curry Leaf (Currybaum). Heilt Geschwüre und beseitigt überschüssige Säure, deren Ursache seelische Spannungen und unausgewogene Ernährung (z. B. viel Fleisch oder Alkohol) sind. Entspannt und schärft das Bewußtsein, was Ernährung und Lebensweise angeht.

Day-Blooming Jessamine (Am Tag blühender Jasmin). Für Menschen, die sehr an schmerzhaften, schwächenden Krankheiten leiden. Hilft Ihnen, das Leiden zu akzeptieren und es in Liebe, Güte und Sensibilität gegenüber anderen zu transformieren. Lindert Angst, Alpträume und Schmerzen.

Drum Stick (Trommelstock). Zerstreut Bitterkeit, Groll und andere Schmerzen, indem es positive Gefühle aufbaut. Verringert das Verlangen nach Tabak und entwirrt Emotionen. Gut bei Bronchitis.

Golden Rod (Goldrute). Für Menschen, die sich unsicher fühlen und bei geselligen Anlässen negativ auffallen wollen, indem sie sich frech, böse oder abstoßend verhalten. Bringt echte Demut, Liebe und Realismus in Ihre Beziehungen. Lindert emotionale Disharmonie.

Gul Mohar. Heilt Menschen spirituell, die in einem früheren Leben sexuelle Gewalt angewandt haben. Bringt tiefen Frieden und Harmonie. Läßt die sexuelle Energie fließen, so daß die Liebe wieder erfüllend wird.

Indian Coral (Korallenbaum). Für Bürokraten und Menschen, die eine Machtposition in der Gesellschaft einnehmen und die egoistisch, machtsüchtig, arrogant und unsensibel sind. Transformiert das Bewußtsein der politisch Mächtigen und gibt ihnen Weisheit, Erleuchtung, Einsicht und Frieden. Beseitigt Blockaden aus Egoismus und unlauteren Absichten.

Indian Mulberry (Maulbeerbaum). Für Gruppen, die einander hassen. Dämpft alte Vorurteile, Haß und tiefe Disharmonie. Hilft gegen fanatischen Patriotismus und in sozialen Konflikten. Bringt Versöhnung.

Ixora. Stärkt die Beziehung von Paaren, denen die Richtung fehlt oder die Interesse und sexuelle Vitalität verloren haben. Fördert die sexuelle Energie und Aktivität. Macht verantwortungsbewußt, klug, ruhig und sexuell ausgewogen.

Karvi. Beseitigt falsche Einstellungen zum Sex. Hilft bei Potenzproblemen und Frigidität. Für Menschen, die Sex nur als Geschäft betrachten. Führt Sie weg von der Pornographie und egoistischer sexueller Befriedigung und hin zu liebevollen, sensiblen und gleichberechtigten sexuellen Beziehungen und Praktiken.

Lotos. Ein spirituelles Elixier und eine Meditationshilfe. Beruhigt den Geist und verbessert die Konzentration. Befreit sanft von negativen Emotionen und Disharmonien. Beschleunigt die Genesung. Harmonisiert die Chakras, indem es ihnen Energie zuführt. Reinigt das ganze System von Giften. Harmonisiert, reinigt und stärkt die Aura. Harmonisiert Beziehungen. Verstärkt die Wirkung anderer Blütenessenzen.

Malabar Nut Flower (Blüte der Malabarnuß). Für Menschen, die sich anderen wegen ihrer Nationalität oder Rasse überlegen fühlen. Hilft bei Vorurteilen, tief verwurzeltem Stolz und Snobismus. Fördert Liebe, Toleranz und Verständnis.

Meenalih. Für religiöse oder selbstgerechte Menschen, die ihre Sexualität unterdrücken, weil sie sie für sündhaft halten. Bei Impotenz, deren Ursache sexuelle Schuldgefühle sind. Transformiert alte Ängste und Schuldgefühle. Macht Ihnen klar, daß echte, alles einschließende Liebe die wahre Tugend ist und Sie das Recht auf ein lustvolles Sexualleben haben.

Morning Glory (Purpurwinde). Bei Opiat- und Nikotinsucht. Hilft Ihnen, wenn Sie Drogen aufgeben wollen. Lindert nervöse Beschwerden und körperliche Entzugserscheinungen.

Neem (Paternosterbaum). Eine Essenz für das Herz. Macht Verstandesmenschen liebevoller, intuitiver, einsichtiger, nachgiebiger und toleranter.

Night Jasmine (Nachtjasmin). Für Menschen, die Schwierigkeiten bei der körperlichen Liebe haben. Fördert die langfristige Synchronisation eines Paares und ist ein sofort wirkendes Stärkungsmittel vor dem Sex. Stimmt die sexuelle Energie der Liebenden aufeinander ein, schenkt echtes Vergnügen, Erfüllung und Ekstase. Revitalisiert die sexuelle Beziehung, wenn beide Partner es nehmen.

Nilgiri Longy/St John's Lily/Cape Lily. Besonders geeignet für Lehrer, die mit Schülern zu streng umgehen. Hilft Ihnen, den Unterricht schöpferischer und interessanter zu gestalten.

Office Flower. Für Menschen, die in modernen, technisierten Büros arbeiten und unter Streß, Frustration und Hautproblemen leiden, weil sie den ganzen Tag vor dem Bildschirm sitzen.

Old Maid, Pink (Rosenrotes Sinngrün). Für Frauen, die wegen einer falschen Einstellung zum Sex die Männer als Spielzeug betrachten, das ihrer sexuellen Befriedigung und ihrem Ego dient, und die dabei Liebe und Verantwortung vergessen. Auch für Frauen, die benutzt oder mißbraucht wurden und danach brutal und unsensibel gegenüber Männern geworden sind. Macht Sie liebevoll beim Sex.

Old Maid, White (Weißes Sinngrün). Für Männer, die wegen einer falschen Einstellung zum Sex viele Abenteuer suchen. Hilft Ihnen, Ihre egoistische, unsensible Einstellung zu ändern, so daß Sie Ihr eigenes Vergnügen nicht mehr über alles stellen. Fördert Liebe, Fürsorge und die Beherrschung des Sexualtriebs. Macht Ihnen bewußt, wie wichtig die Gefühle Ihrer Partnerin sind.

Pagoda Tree (Banyan). Für Menschen, die Sexualpartner als bloße Objekte behandeln, mit denen sie ihre Wünsche und Phantasien befriedigen, und für die Macht und Befriedigung wichtiger sind als Liebe. Beseitigt Illusionen über den Sex, leitet die sexuelle Energie in die richtigen Bahnen und fördert eine liebevolle, fürsorgliche Einstellung zum Sex.

Parrot (Flame of the Forest). Für Redner, die ihre Sprechtechnik und die Koordination zwischen Denken und Sprechen verbessern wollen. Synchronisiert Gedanken, Willen und Sprechen, verbessert Aussprache und Sprechtechnik. Hilft dem Verstand, das Sprechen zu steuern, und fördert dadurch das Selbstvertrauen und die Ausdrucksfähigkeit.

Parval. Für Hartherzige. Macht Sie emotionaler, spontaner und fröhlicher und erweckt Mitgefühl für andere.

Peacock Flower (Flamboyant). Hilft Ihnen, die Folgen einer langen, schwächenden Krankheit oder körperlicher und seelischer Qualen zu überwinden. Wertvoll in der Rehabilitation und bei Entziehungskuren. Stellt den Energiefluß der Nerven wieder her.

Pill-Bearing Spurge (Wolfsmilch). Für Menschen, die zu Unfällen neigen, denen es nicht gutgeht oder die außerstande sind, ihr Leben in den Griff zu bekommen. Lindert die Folgen einer Pechsträhne und die folgende Bitterkeit.

Prickly Poppy (Stachelmohn). Für Männer, die Frauen sexuell mißhandeln und in ihnen nur Objekte sehen. Hilft, beim Sex verantwortungsbewußt und liebevoll zu sein, ohne daß die körperliche Lust dabei zu kurz kommt. Macht Ihnen klar, daß verantwortungsbewußter und liebevoller Sex mehr ist als nur Lust, und veranlaßt Sie, eine erfüllende und warmherzige Beziehung zu suchen.

Radish (Rettich). Für Menschen, die mit ihrer Trauer nicht fertig werden. Gibt Kraft, Objektivität und Trost nach dem Tod eines nahen Angehörigen. Heilt die Seele nach dem Trauma oder einem schweren Verlust.

Rangoon Creeper (Madhumalti). Befreit Sie, wenn mächtige Gurus oder Kultführer Ihre Seele und Ihren Willen gefangenhalten.

Red Hibiscus (Roter Eibisch). Verbessert Pärchenbeziehungen und gibt ihnen Wärme und Einfühlungsvermögen. Stellt die seelische Harmonie und das emotionale Wohlbefinden wieder her und verbessert indirekt die sexuelle Beziehung.

Red-Hot Cat Tail (Rohrkolben). Für Menschen, die in einem vergangenen Leben mißbraucht oder ungerecht behandelt wurden. Öffnet das Herz-Chakra und bringt eine warme, liebevolle Transformation. Löst tief verwurzelte seelische Blockaden aus Hartherzigkeit und Unversöhnlichkeit auf. Gibt neuen Glauben an einen universellen Geist.

Red Silk Cotton (Roter Wollbaum). Für Menschen, die sich zum Spirituellen hingezogen fühlen. Läutert und transformiert dieses Streben. Befreit von spirituellem Tand und von Machtgelüsten, bringt Demut und Liebe zu allen Menschen.

Rippy Hillox (Kajaput-Baum). Für Menschen, die sich vor dem Sex fürchten und negativ darüber denken, weil sie traumatische Erlebnisse hinter sich haben. Für Opfer einer Vergewaltigung oder einer sexuellen Perversion, für die schon der Gedanke an Sex schmerzlich ist.

Sithihea. Für Menschen, die im Beruf und im Umgang mit anderen egoistisch sind. Hilft Ihnen, wenn Eitelkeit und mangelndes Einfühlungsvermögen Sie daran hindern, auf andere Rücksicht zu nehmen. Gibt Geduld, Vernunft, Mitgefühl und Integrität. Fördert, sensitiviert und harmonisiert Ihre Beziehungen.

Slow Match. Für Menschen (z. B. Ehegatten, Eltern, Kinder), die das Gefühl haben, von anderen schlecht behandelt zu werden und die Bitterkeit und Groll empfinden. Bringt wahre Liebe, Offenheit, Vertrauen und Verständnis für den anderen sowie die Bereitschaft, eine positive Beziehung aufrechtzuerhalten.

Spotted Gliciridia (Rikry Rorshia). Für autoritäre Politiker. Bekehrt jene, die andere wegen ihrer politischen Ansichten ins Gefängnis stecken. Bringt Herzenswandel, Erleuchtung und Weisheit.

Swallow Wort (St.-Lorenz-Kraut). Für Menschen, die sich in einem Zustand der Qual, der Disharmonie und der Furcht befinden und an Schlafstörungen, Alpträumen, Panikanfällen und allgemeiner Unruhe leiden. Lindert tiefe Disharmonie, so daß Frieden, Wohlbefinden und Mut zurückkehren.

Tassel Flower (Troddelblume). Bei tiefen emotionalen Wunden und Disharmonie in der Familie, vor allem zwischen Eltern und Kindern, aber auch zwischen anderen Verwandten. Fördert die Versöhnung.

Teak Wood Flower (Blüte des Teakholzbaumes). Bei unvernünftigem und wirrem Denken und geistiger Müdigkeit. Für Menschen über 60, besonders wenn sie an Senilität leiden. Erfrischt den Geist, verbessert die Konzentration und macht aufmerksam und interessiert.

Temple (Tempelbaum). Vertieft und stärkt das Erlebnis eines Gottesdienstes. Hilft Ihnen, wenn Sie jede Religion ablehnen, und macht Ihnen bewußt, daß es einen universellen Geist gibt.

Torroyia Rorshi Plant. Für Menschen, die in einer städtischen und industriellen Umgebung leben. Weckt das Interesse für die Umwelt.

Tulip (Tulpe). Für Menschen, die im Alltag unnahbar sind und sich nicht für ihr Alltagsleben und andere Menschen interessieren. Hilft Ihnen, wenn Sie außerstande sind, früh aufzustehen, weil Sie intensiv träumen. Weckt die Bereitschaft zu arbeiten und hilft, sich anderen zu öffnen und mit ihnen fröhlich zu sein. Erleichtert das frühe Aufstehen und hilft, mit beiden Beinen auf dem Boden zu stehen und das körperliche Leben voll zu akzeptieren.

Ukshi. Für ältere Frauen, die einst betörend schön waren und jetzt deprimiert und voller Groll sind, weil sie glauben, zurückgewiesen zu werden. Hilft über Groll, Verbitterung und Isolierung hinweg. Verbessert das Selbstwertgefühl und gibt Freude am Leben.

Vilayati Amli. Für Menschen, die Angehörige und Freunde ein wenig beneiden und Schwierigkeiten haben, sich ihnen zu öffnen, mit ihnen zu teilen und mit ihnen zu kommunizieren, weil die anderen scheinbar besser sind. Bringt wahre Freude über den Erfolg anderer und ermutigt Sie, andere zu lieben und ihnen zu helfen. Verbessert die Beziehungen, vor allem innerhalb der Familie und im Freundeskreis.

Water Lily (Seerose). Das »Kama Sutra« unter den Blütenessenzen. Ein sehr wirksames Stärkungsmittel für Menschen, die gehemmt sind, wenn es um Intimität und Sex geht. Fördert den Genuß an Sex, indem es die Sinnlichkeit vertieft.

White Coral Tree (Weißer Korallenbaum). Für engstirnige, religiöse Menschen, die andere dogmatisch und kritisch behandeln und die Welt nur schwarz-weiß sehen. Befreit von Ignoranz, vertieft die Einsicht und macht flexibler, liebevoller und realistischer, was den Glauben betrifft.

White Hibiscus (Weißer Eibisch). Für Menschen, die sich blockiert und angespannt fühlen und nicht im Einklang mit ihrer Spiritualität leben. Stärkt das Einfühlungsvermögen für die spirituelle Welt und die eigene Spiritualität. Verbessert die sinnliche und übersinnliche Fähigkeit, auf die höheren Ebenen der Existenz zu reagieren – der erste Schritt zur Selbsterkenntnis.

Yellow Silk Cotton Tree (Gelber Baumwollbaum). Für Menschen, die von einer unterbewußten Sehnsucht nach spiritueller Macht befreit werden wollen. Läutert den Willen, so daß sie selbstlos und demütig spirituell arbeiten können, ohne andere spirituell beherrschen zu wollen.

Himalayan Flower Enhancers

Diese Essenzen werden aus Blüten hergestellt, die 3000 Meter über dem Meeresspiegel im Parati-Tal der Khulamen-Region des indischen Himalaya wachsen. Ihr Schöpfer ist Tanmaya, ein ehemaliger Landschaftsgärtner, der seine australische Heimat verließ, um die nächsten zwanzig Jahre als Nomade und spiritueller Sucher in Indien zu verbringen.

Er war ein leidenschaftlicher Blütenfreund, und die Entdeckung dieser Blütenessenzen bedeutete einen Wendepunkt in seinem Leben; denn sie machten seinem zurückgezogenen Leben ein Ende.

Tanmaya nennt seine Essenzen »Stärkungsmittel«, weil sie alle wichtigen Chakras mit Energie versorgen. Sie senden ihr Licht in diese Zentren und lösen Blockaden oder gespeicherte Negativität auf.

Die erste Essenz, die er bereitete, stärkte das Kronen-Chakra. Er nannte sie »Flight« (Flug). Im Gegensatz zu vielen anderen Essenzen leitet Tanmaya die Namen seiner Stärkungsmittel nicht von den Pflanzennamen ab, sondern von ihrem therapeutischen Wert. Sie heißen zum Beispiel »Let Go« (Loslassen) oder »Ecstasy« (Ekstase). Tanmaya glaubt, daß wir von den Blüten des Himalaya viel lernen können:

Sie durchstoßen die Erde und die Steine mit solcher Entschlossenheit und großem Mut... (Sie) sind eine Feier und eine Gabe der Erde, und sie teilen ihre Schönheit, ihre Individualität und ihre Einzigartigkeit mit uns.

Er stellt seine Essenzen her, indem er Blüten in reinen, vor Ort gebrannten Alkohol legt. Sie enthalten wilde weiße Rosen, Bergquellwasser, Weizen und Zucker. Die gleiche weiße Rose ist die Quelle seiner Essenz namens »Happiness« (Glück).

Blüten der Welt

Goddess (Göttin). Stärkt die Göttin, die weise Frau. Ruft Schönheit, Anmut, Empfänglichkeit und weibliche Kraft hervor. Verbunden mit der Energie des Mondes und der Venus.

Isan (Paternosterbaum). Besteht aus den Blüten eines alten Baumes neben den Tempeln von Khajuraho. Hilft, Körper, Seele und Geist zu integrieren, und schenkt Weisheit. Gut nach der Meditation. Hilft Ihnen, nach Ihrer Wahrheit zu leben.

Lotos. Symbol der Erleuchtung. Stärkt und reinigt das ganze System. Aktiviert das Kronen-Chakra und unterstützt alle Heilverfahren. Vergrößert die Wirkung anderer Stärkungsmittel, Kräuter und Edelsteinelixiere. Hervorragend in Verbindung mit Meditation geeignet.

Morning Glory (Purpurwinde). Hilft, aufzustehen und den Morgen begeistert zu begrüßen. Verbessert die Vitalität, kräftigt das gesamte Nervensystem und dämpft dadurch die Nervosität. Hilft, Süchte aufzugeben, z. B. das Rauchen. Gut bei nächtlicher Unruhe.

Veil of Dreams. Verbessert die Fähigkeit, bewußt zu träumen und durch den Vorhang der Träume zu gehen, so daß Sie Ihre Träume deuten können. Sehr gut vor dem Schlafengehen. Stärkt zusammen mit »Clarity« und »Blue Dragon« die übersinnlichen Fähigkeiten.

Warrior. Stärkt die männliche Kraft und Sexualität sowie die Entschlossenheit, ein Ziel zu erreichen. Wirkt am besten zusammen mit »Ecstasy«. Verbunden mit der Energie der Sonne und des Mars.

Die sieben Chakras

1. Wurzel: Down to Earth (Nüchternheit). Bei geringer Libido und seelischen Wunden, die mit Sexualität zu tun haben; bei materiellen Sorgen, verborgener Angst, Streß, Trägheit und Antriebslosigkeit. Stärkt die sexuelle Energie und die Verbindung mit der Erde.

2. Hara: Well-Being (Wohlbefinden). Stärkt die Verbindung mit der inneren Kraft, regt die Kreativität an und integriert Emotionen. Hilft, unbestimmte Wut, Geburtstraumata, Angst vor dem Tod und unausgewogene Emotionen aufzulösen. Dieses Chakra speichert fundamentale Energie, und dort wird diese Energie transformiert.

3. Solarplexus: Strength (Stärke). Bei Unsicherheit, schwacher Persönlichkeit, fehlender Richtung und Motivation, Hoffnungslosigkeit, Depression, Unterdrückung. Stärkt Individualität, Kreativität, Aufrichtigkeit, Selbstwertgefühl, Liebe, Identität und die Macht der Manifestation. Befreit von alten Konditionierungen. Hilft, Selbstzweifel zu überwinden und die natürliche Kreativität auszudrücken.

4. Herz: Ecstasy (Ekstase). Bei Starrheit, Beengtheit, Bitterkeit, Eifersucht, Mangel an Liebe, übertriebener Kritik an anderen, Verschlossenheit, Desillusionierung, Mangel an Wahrheit, Reizbarkeit. Fördert Liebe, Mitgefühl, Aufrichtigkeit, Wahrhaftigkeit, tiefe Gefühle, Aufgeschlossenheit, universelle Liebe, die Bereitschaft zu dienen und zu teilen. Stärkt das Mitgefühl für alle lebenden Wesen und die transpersonale Liebe.

5. Kehlkopf: Authenticity (Echtheit). Bei Schüchternheit, Angst, die Wahrheit zu sagen, Kommunikationsproblemen, Streß, Spannungen, Sorgen, Platzangst, Mangel an Überzeugung, Lampenfieber, Frigidität, Widerstand gegen Veränderungen. Fördert Ausdruck, verbale Kommunikation, Freude an der Schönheit, Suchen und Streben, Singen, Ideenaustausch, anregende Träume, Kreativität, Phantasie, Überzeugung, Liebe für die Menschheit.

6. Drittes Auge: Clarity (Klarheit). Bei schlechter Konzentration, Unaufmerksamkeit, Mangel an Klarheit, Verlust der Richtung. Fördert Klarheit, Bewußtheit, intellektuelle Schärfe, Wahrnehmung, Intuition, Spiritualität, Einsicht, hellseherische Begabung, Meditation, Konzentration, Verständnis, Autorität, Glück und die Fähigkeit, ins Herz der Dinge zu sehen. Zerstreut Gefühle der Isolierung, Entfremdung und Sinnlosigkeit. Hilft bei Kopfschmerzen.

7. Scheitel: Flight (Flug). Beim Gefühl, bedeutungslos und von anderen getrennt oder isoliert zu sein. Fördert Einheit, Meditation, Gebet und den Sinn für das formlose höhere Selbst, die Einheit des Körpers, der Seele und des Geistes sowie die Fähigkeit, das Nichts zu erfahren.

Andere Blütenstärkungsmittel aus dem Himalaya

Aura Cleaning (Aurareiniger). Reinigt und erfrischt die Aura und macht das Energiefeld heller und strahlender. Sehr gut geeignet für ein Bad oder zum Einsprühen des Körpers.

Blue Dragon (Blauer Drache). Fördert die Zielstrebigkeit. Dringt schnurstracks in den Kern eines Problems. Hervorragend bei der Meditation.

Champagne (Sekt). Zum Feiern, vor allem abends. Nehmen Sie es mit »Ecstasy«, wenn Sie sich eine leidenschaftliche Liebesnacht wünschen.

Expansion. Für Brustkorb und Brüste. Bringt Entspannung, Expansion, Loslösung.

Gateway (Tor). Hilft in Übergangszeiten und bei Übergangsriten sowie in der dunklen Nacht der Seele. Gibt in stürmischen Zeiten Kraft und Ausdauer.

Happiness (Glück). Erzeugt Strahlung von innen, die ein Lächeln und ein sanftes Glühen durch den ganzen Körper sendet und den Geist entspannt. Sehr hilfreich bei der Meditation des inneren Lächelns.

Healing (Heilung). Hilft Heilern, mit den grundlegenden Lebenskräften der Natur in Verbindung zu bleiben. Besonders nützlich, wenn der Heiler in einer Stadt arbeitet. Reinigt die Energiekanäle, harmonisiert sie und stellt ihre natürliche Verbindung mit der Existenz wieder her. Fördert eine instinktive Beziehung zwischen Heiler und Patient, vor allem, wenn Sie es zusammen mit der Herz-Essenz und der Essenz, die für den Patienten am geeignetsten ist, anwenden. Sehr nützlich, wenn die Lebenskraft schwach ist. Tragen Sie diese Essenz direkt auf das Sakral-Chakra auf oder dort, wo der Energiemangel am deutlichsten ist.

Heart of Tantra (Herz des Tantra). Erzeugt einen Lichtkreis zwischen dem Sexual-Chakra und dem Herz-Chakra. Verbindet das Herz mit dem Solarplexus, besonders bei Männern, und sorgt so dafür, daß es beim Sex nicht um Macht, sondern um Liebe geht.

Hidden Splendour (Verborgene Pracht). Enthüllt die innere Pracht. Unterstützt Sie, wenn Sie Ihr natürliches Recht beanspruchen: Ihren inneren Ruhm. Hilft Ihnen, wenn Sie das Gefühl haben, wertlos, eingeengt oder klein zu sein.

Let Go (Laß los). Eine »Fische«-Blüte – lassen Sie sich im Strom treiben. Entspannt und hilft bei Hypnose und Phantasiearbeit unter Aufsicht.

Endurance (Ausdauer). Fördert jugendliche Dynamik und Vitalität. Verlangsamt den Alterungsprozeß.

Nirjara. Löscht Programme und Konditionierungen in den Zellen, wenn Sie beharrlich danach streben, konditionierte Einstellungen und Verhaltensmuster zu beseitigen. Fördert den Wandel.

Sober up (Nüchtern werden). Schützt vor alkoholischen Exzessen, Zechtouren und ihren Folgen.

Vital Spark (Lebensfunken). Stärkt Vitalität und Lebenskraft, vor allem wenn Sie an einem Schock, an Angst oder an extremen Emotionen leiden. Hilft, sich zu entspannen, sich zu lösen und im Augenblick zu leben; begünstigt dadurch die Genesung.

USA und Kanada

Jahrhunderte vor der Ankunft europäischer Siedler war der riesige und farbenprächtige nordamerikanische Kontinent von Menschen bewohnt, die ihn »Schildkröteninsel« nannten.
Diese amerikanischen Ureinwohner betrachteten sich als Verwalter oder Betreuer des Landes, verantwortlich für die Bewahrung seiner Fruchtbarkeit. Sie fühlten sich als Teil der Natur und sahen es als ihre Pflicht an, das natürliche Gleichgewicht nicht zu stören.
Der Gedanke, Land aufzuteilen und einzelne Parzellen zu besitzen, war ihnen fremd. Die ganze Schildkröteninsel war ihre Heimat, und sie betrachteten sie als heilig.
Die Sagen der Indianer erzählen von sanften Riesen, die einst auf Erden wandelten, als überall Frieden und Harmonie herrschten. Diese »Riesen« waren vielleicht ein sehr spirituelles Volk, das den Großen Geist – Manitu – in allen lebenden Wesen sah und eng mit der Natur verbunden war. Man sagt, sie hätten mit dem Geist der Tiere, der Pflanzen, des Windes, des Wassers und des Donners gesprochen und deren Energie zum Heilen benutzt. Die Überlieferungen der Indianer leben weiter und inspirieren viele Menschen, die die Heilkräfte der Natur erforschen wollen.

Blüten- und Umweltessenzen aus Alaska

Das Alaskan Flower Essence Project wurde 1984 von Steve Johnson gegründet, um das Einsammeln neuer Blütenessenzen aus den weiten, ökologisch sauberen Gebieten Alaskas zu koordinieren.

Johnson wurde in den Bergen von Idaho geboren und aufgezogen, und er fühlte sich seiner natürlichen Umwelt eng verbunden. Seine Kindheit verbrachte er damit, in Gärten und Obstgärten zu spielen, im Wald zu spazieren und in nahegelegenen Seen und Flüssen zu schwimmen. Nachdem er die High School abgeschlossen hatte, arbeitete er als Feuerwehrmann in der Nähe der größten Wildnis der USA, wo er die Namen aller einheimischen Pflanzen und ihre Anwendungsmöglichkeiten lernte. Dann zog er nach Alaska, in ein Land mit riesigen, unberührten Wäldern und Tundren, der Heimat vieler ungewöhnlicher Pflanzenarten.

Johnsons Interesse an Blütenessenzen erwachte 1980, als er zwei Bachblüten-Arzneien erhielt und eine erhebliche Verbesserung seiner körperlichen und seelischen Gesundheit beobachtete. Nach dieser Erfahrung beschloß er, so viel wie möglich über Blütenessenzen und ihre Heilkraft zu lernen. In den nächsten drei Jahren ließ er sich in Aura-Soma-Therapie, Polarity, Reflexeologie und Massage ausbilden, bevor er sich auf die Anwendung der Schwingungsenergie zur Heilung des Körpers, der Seele und des Geistes spezialisierte.

Im Sommer 1983 begann er, Alaska-Blütenessenzen herzustellen, und zwar aus einheimischen Pflanzen, die sich seit Jahrtausenden einem dynamischen Ökosystem angepaßt haben und dort gedeihen. In dieser extremen Umwelt gibt es lange, dunkle Winter mit eisiger Kälte ebenso wie Sommer mit sengender Hitze und Mitternachtssonne. Diese Blütenpflanzen spiegeln die besondere Kraft und Vitalität des Landes wider.

Da diese Pflanzenwelt sich frei und ohne menschliche Einmischung entwickeln konnte, verkörpert sie eine erstaunliche Vielfalt von Schwingungsenergien und Heilkräften, die für Wachstum und Entwicklung des menschlichen Bewußtseins besonders wichtig sind.

Während die »Alaska«-Sets 1 und 2 hauptsächlich aus den Essenzen von blühenden Bäumen und Pflanzen bestehen und die fundamentalen Muster der Lebensenergie harmonisieren sollen, enthält Set 3 Essenzen aus einzigartigen und seltenen Pflanzen, die auf die subtile oder spirituelle Ebene unseres Wesens einwirken. Die meisten Essenzen in diesen Sets stammen aus wilden Blüten, die in gesunden, prächtig gedeihenden Pflanzengemeinschaften wachsen und voll erblüht sind; die Gartenarzneien kommen von Blüten aus einem kooperativen Garten (dort arbeitet der Mensch mit der Natur und den Naturgeistern zusammen).

Diese Blütenessenzen enthalten die speziellen Energien Alaskas und unterstützen daher spürbar die Bewußtseinsveränderung und die Transformation. Sie helfen uns, höhere Bewußtseinsebenen zu erreichen, Einsicht zu gewinnen und im Einklang mit dem göttlichen Plan zu leben. Außerdem heilen sie in einzigartiger Weise das Herz und darum unsere Beziehungen mit anderen Menschen und allen Lebensformen der Natur.

Set 1

Alder (Erle). Bringt klare Wahrnehmung auf allen Ebenen. Hilft Ihnen zu wissen, was Sie sehen, und die Wahrheit zu erkennen. Gibt Ihnen die Kraft, das begrenzte geistige »Programm« zu überschreiten und höheres Wissen zu erwerben.

Balsam Poplar (Balsampappel). Lindert Schmerzen und Spannungen, die mit sexuellen Problemen zusammenhängen (sie blockieren den Energiekreislauf im Körper), synchronisiert die sexuelle Energie mit den Zyklen und Rhythmen der Erde.

Black Spruce (Schwarzfichte). Hilft Ihnen, das Ewige ins Bewußtsein und in die Gegenwart zu integrieren. Öffnet Sie für die Information, die der Archetypus der Natur enthält. Macht Ihnen die Weisheit der Zeitalter zugänglich.

Blue Elf Viola. Hilft Ihnen, die Ursache Ihres Zorns und Ihrer Frustrationen zu verstehen. Dämpft die Energie, die ungelöste Konflikte umgibt, und bringt den ganzen Prozeß zur Reife.

Chiming Bells. Bringt Frieden, indem es Ihnen Ihre wahre Natur zeigt. Gibt Freude an der körperlichen Existenz. Offenbart die Spiritualität der Natur. Regeneriert und erneuert.

Cotton Grass (Wollgras). Hilft Ihnen, sich von Schmerzen im Körper zu lösen. Stellt nach Verletzungen oder Traumata das Gleichgewicht wieder her. Verschiebt die Aufmerksamkeit von den Schmerzen zur Heilung. Zum Einreiben geeignet.

Dandelion (Löwenzahn). Macht emotionale Spannungen und in den Muskeln gespeicherten Streß bewußt und lindert beides. Verbessert die Kommunikation zwischen Körper und Geist. Äußerlich und innerlich anwendbar.

Fireweed (Afterkreuzkraut). Hilft, festen Boden zu finden und alte Energiemuster aus dem Körper zu entfernen, so daß neues Leben einströmen kann. Stellt den belebenden Energiestrom nach einem traumatischen oder transformatorischen Erlebnis wieder her. Nützlich in Notfällen, vor allem zur Linderung körperlicher Schmerzen und Traumata.

Forget-me-not (Vergißmeinnicht). Öffnet das Herz, so daß Sie frei von Schmerzen werden, die tief im Unterbewußtsein schlummern. Hilft Ihnen, sich an Ihre ursprüngliche Unschuld zu erinnern und wieder echten Respekt vor sich selbst, anderen Menschen und der Erde zu erwerben.

Foxglove (Fingerhut). Lindert Spannungen im Bereich des Herzens. Hilft, trotz eingeschränkter Wahrnehmungsfähigkeit, ins »Herz« der Dinge zu sehen.

Golden Corydalis (Goldener Lerchensporn). Lenkt Ihr Interesse auf das Wachstum der Persönlichkeit. Stellt die ungehinderte Kommunikation zwischen Seele und Persönlichkeit wieder her. Reintegriert die Identität nach einer tiefen Transformationserfahrung.

Green Bells of Ireland. Lenkt die Aufmerksamkeit auf die verschiedenen Ebenen der Energie und Intelligenz in der Natur. Hilft, sich mit der Energie der natürlichen Welt zu verbinden und sich auf der Erde wohl zu fühlen.

Icelandic Poppy (Islandmohn). Hilft Ihnen, Ihre innere Strahlung auf alle Aspekte des Lebens zu reflektieren. Macht aufgeschlossen für das Spirituelle im Leben und hilft, sich darauf zu konzentrieren.

Jacob's Ladder (Himmelsleiter). Hilft Ihnen, sich Ihrer Bemühungen bewußt zu werden, die Ereignisse Ihres Lebens zu steuern und schöpferische Impulse von der Seele zu empfangen.

Labrador Tea (Labradortee). Bündelt die Energie im Körper und dämpft extreme Ungleichgewichte zwischen der körperlichen, seelischen und geistigen Energie. Lindert den Streß, der mit extremen Erlebnissen zusammenhängt. Nützlich, wenn Sie eine emotionale Katharsis durchmachen oder eine traumatische Erfahrung hinter sich haben.

Lady's Slipper (Frauenschuh). Hilft Ihnen, sich der subtilen Energie im Körper und in seiner Umgebung bewußt zu werden. Fördert Sammlung, Bündelung und Freisetzung von Energie zum Heilen. Wirkt als sanfter Katalysator auf die Chakras, das Zentralnervensystem und die Wirbelsäule ein.

Monk's Hood (Eisenhut). »Furchtlosigkeit«. Für Menschen, die sich verwundbar fühlen, weil sie keine genau definierten Grenzen kennen und Schwierigkeiten haben, anderen echten Zugang zu gewähren. Eine sehr wirksame und präzise Essenz, die Ihre Fähigkeit steigert, mit anderen zu kommunizieren; sie verhilft Ihnen zu einer stärkeren Identifizierung mit Ihrer Göttlichkeit, kräftigt Ihre Energiefelder und grenzt sie besser voneinander ab, so daß Sie im Einklang mit Ihrem höheren Ziel leben können.

Paper Birch (Papierbirke). Hilft Ihnen, Ihr wahres Ziel deutlich zu erkennen. Enthüllt das wahre, wesenhafte Selbst. Nützlich, wenn Sie vor wichtigen Entscheidungen im Leben stehen oder wenn Sie nicht wissen, wie Sie vorgehen sollen.

Prickly Wild Rose (Wilde Stachelrose). Für Offenheit, Mut und neues Interesse am Leben trotz widriger Umstände. Hilft dem Herzen, sich als Reaktion auf Konflikte zu öffnen. Bringt die Erfüllung Ihrer Hoffnungen.

Spiraea (Geißbart). Hilft Ihnen, Widerstand gegen die Erweiterung Ihres Bewußtseins zu überwinden und Unterstützung in jeder Form anzunehmen. Zeigt Ihnen, wie Sie anderen Lebewesen helfen und von ihnen Hilfe empfangen können.

Twinflower (Nordische Linnäe). Für Menschen, denen es schwerfällt, sich auszudrücken oder anderen zuzuhören oder sie zu verstehen. Verbessert die kommunikativen Fähigkeiten und hilft Ihnen, zuzuhören und ruhig, konzentriert und neutral zu anderen zu sprechen.

Wild Iris (Wilde Iris). Setzt Kreativität frei und bündelt sie. Hilft Ihnen, Ihre innere Schönheit und schöpferische Energie großzügig mit anderen zu teilen.

Willow (Weide). Macht geistig aufnahmefähig und robust. Setzt die Qualität der Gedanken in positive Realität um.

Yarrow (Schafgarbe). Stärkt die gesamte Integrität des Energiefeldes. Zeigt Ihnen, daß Sie die Quelle Ihres Selbstschutzes sind. Stärkt die Aura und errichtet einen Schutzschild gegen Umweltgefahren, zum Beispiel elektromagnetische Strahlen aus Computern und Neonlampen.

Set 2

Alpine Azalea (Alpenazalee). Löst alte Selbstzweifel auf. Öffnet das Herz dem Geist der Liebe. Hilft Ihnen, sich selbst völlig und bedingungslos zu akzeptieren.

Bog Blueberry (Sumpfheidelbeere). Für Fülle. Löst alte Denkmuster der Begrenztheit auf. Macht Sie bereit für den gleichmäßigen Austausch von Lebenskraft im Leben und in den Beziehungen mit anderen.

Bog Rosemary (Sumpfrosmarin). Gibt Kraft durch Vertrauen. Reinigt und heilt die Einstellung zum Leben gründlich. Hilft, jeden Widerstand gegen die Heilung aufzugeben. Stärkt die Verbindung mit der unendlichen Lebenskraft.

Bunchberry (Hornstrauch). Bündelt und lenkt die Willenskraft. Macht in belastenden Situationen standfest und emotional klar. Stärkt die Grenzen zwischen dem emotionalen und dem mentalen Körper.

Cassandra. Beruhigt den Geist und verbessert die Wahrnehmungsfähigkeit, so daß Sie die Ströme des Lebens spüren können. Ein Katalysator, der die Beziehung zur Natur verbessert. Unterstützt die Meditation, in der Sie innere Führung finden.

Columbine (Akelei). Hilft Ihnen, sich selbst gern zu haben und Ihre einzigartige Schönheit zu schätzen, gleichgültig, wie sie sich von der Schönheit anderer unterscheidet. Nützlich, wenn Sie ein starkes Selbstbewußtsein nach außen projizieren wollen.

Cow Parsnip (Bärenklau). Für Menschen, die sich außerstande fühlen, ihr Leben selbst zu bestimmen. Hilft Ihnen zu gedeihen, wo Sie sind. Macht die innere Kraft bewußt und bringt Zufriedenheit mit den derzeitigen Umständen sowie Seelenfrieden in Zeiten des Wandels.

Grass of Parnassus (Herzblatt). Bringt Licht von hoher und reiner Qualität in die Aura, reinigt und schützt sie. Zieht natürliche, belebende Energie an. Nützlich, wenn Sie in einer überfüllten, verschmutzten Umwelt leben.

Grove Sandwort (Waldsandkraut). Stärkt die Bande der Kommunikation und des Trostes zwischen Mutter und Kind. Öffnet Sie für die Unterstützung, die Mutter Erde Ihnen schenkt, und ermutigt Sie, diese Hilfe mit anderen zu teilen.

Horsetail (Schachtelhalm). Gibt ein Gefühl der Verbundenheit. Fördert die Kommunikation mit den verschiedenen Bewußtseinsebenen, so daß Sie imstande sind, echte Kontakte zu knüpfen.

Lace Flower. Hilft Ihnen, die ganze Natur und sich selbst zu lieben. Macht Ihnen klar, wie wichtig Ihr – wenn auch bescheidener – Beitrag für das Ganze ist.

Mountain Wormwood (Bergwermut). Heilt alte Wunden. Hilft Ihnen, sich von Ereignissen zu lösen, die Sie anderen oder sich selbst nicht vergeben haben. Harmonisiert alle Beziehungen.

Opium Poppy (Schlafmohn). Integriert Erfahrungen, so daß Sie die Gegenwart voll genießen können. Gleicht Extreme aus (Aktivität und Ruhe, Sein und Tun).

Pineapple Weed. Hilft Ihnen, harmonisch mit Ihrer Umwelt zu leben und dadurch Risiken (z. B. Verletzungen) vorzubeugen. Fördert die Zuneigung zwischen Mutter und Kind. Für aktive, junge Mütter und künftige Mütter. Fördert das Wohlbefinden während der Schwangerschaft.

River Beauty. Regeneriert und hilft Ihnen, nach einem schlimmen Erlebnis weiterzumachen und ungünstige Umstände als Gelegenheit zur Reinigung und zum Wachstum zu betrachten.

Single Delight. Für Menschen, die das Gefühl haben, isoliert zu sein. Verbindet Sie energetisch mit anderen Angehörigen Ihrer Seelenfamilie. Öffnet das Herz und erinnert Sie an die Unterstützung, die Sie immer erfahren haben.

Sticky Geranium (Klebrige Geranie). Hilft Ihnen, eingefahrene Gleise zu verlassen. Befreit die vielen Aspekte Ihres Potentials. Hilft Ihnen weiterzuwachsen. Ermutigt Sie, nicht mehr zu zaudern, sondern entschlossen und konzentriert zu handeln.

Sunflower (Sonnenblume). Stärkt die Ausstrahlung. Harmonisiert den aktiven, männlichen Aspekt der Energie in Männern und Frauen. Lehrt Sie, die Autorität des höheren Selbsts zu akzeptieren, ohne anderen Ihren Willen aufzuzwingen.

Sweetgale (Heidemyrte). Für tiefreichende Integration. Hilft, emotionale Schmerzen und Spannungen zu beseitigen. Heilt emotionale Beziehungen zu anderen gründlich. Hilft, unvollendete emotionale Erfahrungen abzuschließen und stark und klar auf die Gegenwart zu reagieren.

Tamarack (Lärche). Hilft Ihnen, Ihre Fähigkeiten besser zu verstehen und dadurch selbstbewußter zu werden. Macht Ihnen klar, daß Sie mit Ihren Fähigkeiten auch schwierige Zeiten überstehen können.

Tundra Rose. Gibt Liebe zum Leben. Hilft, Lebens- und Todesangst zu überwinden. Löst tiefsitzende Widerstände, die den dynamischen Ausdruck des Geistes in Ihrem Leben blockieren.

White Spruce (Weißfichte). Harmonisiert Intuition, Denken und Emotionen und vereinigt sie im gegenwärtigen Augenblick. Für die Urbevölkerung Alaskas war dies der »sanfte Großvater-Heiler«, ein Prüfstein unseres höheren Wissens. Harmonisiert und stabilisiert. Öffnet Sie für die innere Weisheit, die Ihre derzeitige Lage erleuchten kann.

White Violet (Weißes Veilchen). Öffnet das Herz für die Essenz der Reinheit und verbindet Sie mit dem Höchsten in Ihnen und in anderen. Für sehr sensible Menschen, die es in engen Verhältnissen nicht aushalten. Unterstützt die Schaffung neuer energetischer Grenzen, gibt Zuversicht und entspannt.

Yellow Dryas (Gelbe Silberwurz). Hilft Ihnen, wenn Sie das Unbekannte erforschen wollen. Erweitert, klärt und schützt die Selbsterkenntnis in Zeiten des dynamischen Wachstums und des Wandels und hält den Zusammenhalt der Familie aufrecht. Für den Pionier in Ihnen.

Set 3

Bladderwort (Wasserschlauch). Löst Illusionen auf und gibt klares inneres Wissen, so daß Sie nur noch die Wahrheit sehen.

Blueberry-Pollen (Heidelbeerpollen). Vertreibt den tiefverwurzelten Glauben an Begrenzung aus dem Geist, so daß Sie alles erlangen können, um ein Leben in Fülle zu führen.

Cattail-Pollen (Teichkolbenpollen). Gibt Ihnen den Mut, trotz Schmerz und Trauma fest bei der Wahrheit zu bleiben und Ihrem Weg zu folgen.

Comandra. Entfernt unharmonische Energie aus dem Herzen, die Ihre Fähigkeit einschränkt, offen zu sein und die subtilen Energien in der Natur zu spüren.

Green Bog Orchid (Grüne Sumpforchidee). Lindert Schmerzen und Furcht, die tief im Herzen verborgen sind. Hilft Ihnen, wahre Harmonie mit der Natur zu finden, so daß Sie Ihr göttliches Potential als Mitschöpfer nutzen können. Erweitert das Bewußtsein, die Sensibilität und die Fähigkeit, das Leben aufgeschlossen und neutral zu betrachten.

Green Fairy Orchid. Hilft Ihnen, durch völliges inneres Gleichgewicht die Einheit zu akzeptieren. Harmonisiert die innere Anima und den inneren Animus auf der tiefsten Ebene des Körpers und des Seins. Hebt die Dualität auf.

Hairy Butterwort (Haariges Fettkraut). Hilft Ihnen, die Unterstützung zu finden, um Übergangszeiten würdevoll, unbeschwert und mit tiefer Einsicht durchzustehen, ohne Krisen oder Krankheiten.

Harebell (Rundblättrige Glockenblume). Beseitigt selbstauferlegte seelische und geistige Einschränkungen, so daß Sie bedingungslose Liebe empfangen und geben können.

Lady's Tresses (Drehwurz). Beseitigt tiefverwurzelte Traumata auf der Ebene der Zellen und macht Ihnen wieder Ihr Lebensziel bewußt.

Lamb's Quarters (Weißer Gänsefuß). Heilt die Trennung von Herz und Verstand. Hilft, Informationen durch das Herz aufzunehmen, bevor der Verstand sie bewertet. Für sehr intellektuelle Menschen. Bringt den Verstand in Einklang mit der Freude des Herzens.

Moschatel (Moschuskraut). Öffnet die intuitive Verbindung zum Pflanzenreich. Für Menschen, die mit dem Wachstum und der Evolution der Pflanzen auf einer subtilen Ebene arbeiten wollen.

Northern Lady's Slipper (Nördlicher Frauenschuh). Verbindet Körper und Geist neu. Sorgt dafür, daß Ihr Wesen durch unendliche Sanftheit berührt und geheilt wird. Ein positiver Katalysator für Erwachsene, welche die tiefen Traumata ihres inneren Kindes heilen müssen. Gut für Kinder und Babys mit Geburtstraumata.

Northern Twayblade (Eiblättriges Zweiblatt). Öffnet das Herz und die Sinne für das spirituelle Bewußtsein der Natur. Stellt die Sinne auf die sehr subtilen Ebenen der physischen Manifestation ein. Integriert dieses Bewußtsein in den physischen Körper und in die Lebenserfahrung.

One-Sided Wintergreen (Wintergrün). Hilft Ihnen, praktische Grenzen zu ziehen und aufrechtzuerhalten, die im Einklang mit Ihrer höchsten Wahrheit und mit Ihrem Lebensziel stehen.

Round-Leaved Sundew (Rundblättriger Sonnentau). Fördert die Verschmelzung mit dem Ursprung des Lebens. Verhindert die Identifikation mit dem Ich, verschmilzt das Ich mit dem göttlichen Willen. Hilft, den Widerstand gegen Veränderungen aufzugeben und sich vom Bekannten zu lösen.

Shooting Star (Götterblume). Fördert die Verbindung mit der inneren spirituellen Führung, so daß Sie kosmische Ursprünge und irdischen Sinn verstehen.

Sitka Burnet (Sitka-Wiesenknopf). Heilt die Vergangenheit auf allen Ebenen, bringt auf allen Ebenen Vollendung. Eine Essenz, die hilft, Probleme zu erkennen, die Mitursachen innerer Konflikte sind, und die alle Genesungsvorgänge fördert.

Sitka-Spruce-Pollen (Fichtenpollen). Eine »Großvater«-Essenz, ein Katalysator, der das richtige Tun zum jetzigen Zeitpunkt unterstützt und eine positive Beziehung zu Ihrer Macht fördert. Reinigt und erweitert die Energiekanäle, so daß sie einen kräftigen Energiestrom im Körper aushalten. Verbindet Sie mit uralten Archetypen der Herrschaft. Vereinigt männliche und weibliche Kräfte vollkommen. Harmonisiert Macht und Sanftheit bei Männern und Frauen und unterstützt die ausgewogene Partnerschaft mit der Natur.

Soapberry (Seifennußbaum). Beseitigt Enge im Bereich des Herzens, wenn sie mit Angst vor der Macht der Natur zu tun hat. Hilft, intensive Erlebnisse in der Natur zu verstehen und zu verarbeiten. Harmonisiert die persönliche und die planetare Macht.

Sphagnum Moss (Torfmoos). Befreit von der Versuchung, andere zu verurteilen. Lehrt bedingungslose Liebe.

Sweetgrass (Süßgras). Reinigt und verjüngt den ätherischen und den physischen Körper. Hilft Ihnen, Ihre Erfahrungen auf allen Ebenen zu vollenden.

Tundra Twayblade (Tundrazweiblatt). Fördert die Heilung von Traumata auf der tiefsten Ebene Ihres Wesens. Öffnet das Herz, so daß bedingungslose Liebe alle Teile des Körpers, die Heilung brauchen, ungehindert erreichen kann, vor allem wenn Störungen im kollektiven Unbewußten verborgen sind (die häufigste Störung dieser Art ist heute Mißbrauch).

White Fireweed (Berufskraut). Für eine tiefe, emotionale Heilung von Schocks und Traumata. Beruhigt den emotionalen Körper und löst die energetischen Spuren vergangener schmerzlicher Erlebnisse aus dem zellularen Gdächtnis, so daß die Verjüngung beginnen kann.

Wild Rhubarb (Wilder Rhabarber). Fördert die geistige Flexibilität. Reinigt und erweitert den Kommunikationskanal zwischen Herz und Verstand, so daß neue Ideen, Aktionspläne und Problemlösungen möglich sind.

Neue Essenzen

Angelica (Brustwurz). Hilft Ihnen, spirituelle Unterstützung in allen Situationen mühelos anzunehmen. Bringt Licht ins Leben und macht Ihnen die Unterstützung bewußt, die von innen kommt.

Cloudberry (Schellbeere). Öffnet Sie für die wahre Quelle Ihres Wesens und spiegelt dies für jeden sichtbar wider. Hilft Ihnen, das Licht der Reinheit tief in Ihrem Inneren zu sehen und die »engelhafte« Ebene Ihres Wesens zu erkennen.

Combination Poppy. Für Ausgewogenheit auf den innersten Ebenen Ihres Wesens und Vereinigung aller Energien im Körper.

Comfrey (Beinwell). Fördert die Heilung auf allen Ebenen. Heilt den Ätherkörper, wenn er verletzt ist.

Crystal Saxifrage (Steinbrech). Verschmilzt die schöpferische Kraft des Denkens, der Intuition und des göttlichen Willens im Herzen und beschleunigt dadurch die Heilung.

Dwarf Fireweed (Zwergberufskraut). Hilft Ihnen, ungelöste Probleme im Kern Ihres Wesens zu transformieren und alte Schmerzen und Traumata zu beseitigen, so daß Sie sich wieder am Leben freuen können.

Indian Paintbrush (Kastilea). Hilft Ihnen, sich von emotionalen Frustrationen und dem Gefühl der Begrenztheit zu lösen, die Ihre Ausdrucksmöglichkeiten blockieren. Hilft, das Herz zu öffnen und zu läutern, so daß es der Brennpunkt schöpferischer Energien sein kann.

Lapland Rosebay (Lapplandoleander). Ermöglicht einen tiefen Einblick in das Selbst und in die Natur. Sie sehen ungetrübt.

Lilac (Flieder). Steigert die energetischen Schwingungen im Körper. Harmonisiert die Chakras, so daß sie Lichtenergie vollständig aufnehmen und speichern können.

Pale Corydalis (Heller Lerchensporn). Hält süchtige und bedingte Liebe im Gleichgewicht. Hilft, Beziehungen als Katalysatoren für spirituelles Wachstum und Erleuchtung zu betrachten. Hilft Ihnen, in Ihren Beziehungen dem göttlichen Plan zu folgen.

Pink-Purple Poppy (Rosa-Purpurroter Mohn). Formgewordene Reinheit. Hilft Ihnen, universelle Liebe zu verkörpern und durch das Herz nach außen zu projizieren.

Potatoe (Kartoffel). Körperliche Befreiung. Hilft, unvollständige Erfahrungszyklen »aufzutauen«, die im Körper gespeichert sind. Sorgt dafür, daß Liebe in jede Zelle und in alle Manifestationen Ihres Wesens eindringt.

Purple Mountain Saxifrage (Purpursteinbrech). Integriert Weisheit, die vom höheren Selbst kommt. Hilft, sich auf höhere Frequenzen der Information einzustimmen.

Purple Poppy (Purpurmohn). Sorgt für Ausgewogenheit in Zeiten schneller Entwicklung. Hilft Ihnen, sich tieferen Ebenen der Integration zu öffnen und sie zu erfahren, während die Transformation weitergeht.

Red Elder (Roter Holunder). »Großmutter«-Weisheit (so nennt die amerikanische Urbevölkerung uralte Weisheit), hilft Ihnen, das Leben von der Mitte her zu sehen und sich Ihrem künftigen Potential zu öffnen. Hilfreich bei übersteigertem Gemütszustand (z. B. wenn Sie sich »total kaputt« oder überwältigt fühlen).

Red-Purple Poppy (Rot-Purpurner Mohn). Harmonisiert Extreme zwischen der irdischen und der ätherischen Ebene. Verschmilzt und harmonisiert verschiedene Aspekte des Lebens.

Self-Heal (Braunheil). Hebt das Selbstwertgefühl. Stärkt das Mitgefühl und die Liebe zu sich selbst. Festigt den Glauben an die Fähigkeit des Körpers, sich selbst zu heilen. Entspannt und beruhigt, so daß Sie wieder ein Gefühl für Prioritäten bekommen, vor allem, wenn Sie unter Entscheidungsdruck stehen.

Valerian (Baldrian). Bringt Harmonie in Ihre Beziehungen, so daß Sie eine friedliche gemeinsame Basis finden.

Wild Sweet Pea (Wilde Gartenwicke). Stärkt Ihr Gefühl für Ihre innere Kraft und Stabilität. Hilft Ihnen, diese Qualitäten an die Oberfläche zu holen und in angemessenem Umfang anderen anzubieten. Macht Sie im Umgang mit anderen selbstsicherer und unbeschwerter.

Desert Alchemy Flower Essences (Alchemistische Blütenessenzen aus der Wüste)

Die Wüste ist eine extreme Umwelt mit Sonnenhitze in Fülle und wenig Wasser. Schon immer haben Menschen, die ihren Sinn für Spiritualität stärken wollen, einige Zeit in der Wüste verbracht. Schlüsselwörter, die die Energie der Wüste beschreiben, sind Anpassungsfähigkeit, Individualität, Expansion und innere Sicherheit.

Die Pflanzen, die dort wachsen, haben erstaunliche Strategien entwickelt, um sich dem extremen Klima anzupassen und zu überleben. Manche blühen nur nachts, während andere innerhalb von sechs Stunden nach einem Regen Blätter treiben können, und wenn es notwendig ist, setzen sie ihre Photosynthese sogar ohne Blätter fort.

Das Projekt Desert Alchemy wurde 1983 von Cynthia Athina

Kemp ins Leben gerufen. Sein Schwerpunkt liegt auf der Forschung und auf der Herstellung von Essenzen aus Wüstenblüten.

Der Gedanke, Essenzen aus Wüstenblüten zu bereiten, kam Cynthia, als sie eines Tages im Auto durch die Wüste von Arizona fuhr. Plötzlich befand sie sich mitten in einem Wald aus Saguaro-Kakteen. Manche von ihnen waren fünfzehn Meter hoch und hatten große Arme, die nach dem Himmel zu greifen schienen. Sie hatte das Gefühl, die Kakteen wollten *mit ihr sprechen* und ihr raten, Blütenessenzen herzustellen, obwohl sie damals noch gar nicht wußte, was das ist.

Aus diesem Erlebnis gingen die Desert Alchemy Essences hervor. Sie enthalten die außergewöhnlichen Kräfte der wilden Pflanzen, die in dieser rauhen Umwelt wachsen. Diese Essenzen dienen vor allem dem »Überleben« – sie sind hervorragend in Krisen geeignet und helfen uns, mit extrem schwierigen Situationen fertigzuwerden. Sie können unseren Blickwinkel verändern, so daß wir in jeder Krise eine Gelegenheit zum Wachstum sehen.

Agave. Für Menschen, die ihre Talente und Fähigkeiten aus Furcht zurückhalten. Hilft Ihnen, sich zu Ihren Fähigkeiten zu bekennen und Ihre innere Schönheit und Kraft im täglichen Leben auszudrücken.

Aloe Vera. Hilft Ihnen, sich freudig dem Heilungsprozeß hinzugeben, weil Sie innere Unterstützung erfahren.

Arizona White Oak (Weißeiche). Lindert Nostalgie, Depression und Furcht vor Veränderungen, so daß Sie sich getröstet, ruhig und stark fühlen.

Arroyo Willow (Trockentalweide). Macht Ihnen wieder bewußt, daß Sie einen Willen haben, und hilft Ihnen, die Erfahrungen Ihres Lebens verantwortungsbewußt auszuwählen und dabei sich selbst treu zu bleiben.

Beargrass (Palmlilie). Bei Angst vor Aggression oder vor den Absichten anderer. Hilft Ihnen, ruhig zu bleiben und der Herz-Energie zu vertrauen – kein äußerer Einfluß kann Ihre tiefverwurzelten Vorsätze überwältigen. Macht Ihnen bewußt, daß jede Situation einfach ist.

Big Root Jatropha. Sehr gut für »Wachstumsschübe« geeignet. Stärkt das Gefühl der Sicherheit, wenn Sie innerlich stark wachsen, so daß Sie den Wandel geschehen lassen, ohne eingreifen zu wollen. Hilfreich bei sexuellem Mißbrauch.

Bisbee Beehive Cactus. Vor allem bei sexuellem Mißbrauch. Hilft, den Kern eines Problems zu sehen und auf der zellulären Ebene Gnade und Heilung zu empfinden.

Bourgainvilla (Wunderblume). Entspannt den Körper, vertieft die Atmung und stärkt das Gefühl des Friedens und der Unbeschwertheit, die Selbstreflexion und das innere Zuhören. Hilft, Trauer zu empfinden, ohne zu leiden, und einer Krise mit Stille und ohne Überreaktion zu begegnen.

Bouvardia. Stärkt den Willen, das Leben direkt und bewußt zu bewältigen und emotionale Über- und Abwehrreaktionen durch positive Reaktionen und Aktionen zu ersetzen.

Bright Star. Für Menschen, die sich in Situationen verheddern und nicht nein sagen können. Bringt Schutz und ein Gefühl der Sicherheit. Hilft Ihnen, vernünftige Grenzen festzulegen, und stärkt das Vertrauen darauf, daß Sie verdienen, was Sie haben wollen.

Buffalo Gourd. Für Menschen, die das innere Gleichgewicht verloren haben und launisch und erschöpft sind. Bringt emotionale Stabilität und hilft Ihnen, innerlich ruhig zu bleiben und zu genesen, während Sie an äußeren Aktivitäten teilnehmen. Macht Ihnen klar, daß Sie in jeder Situation das Zentrum sind.

Camphorweed. Für Menschen, die sich isoliert und verwirrt fühlen und keinen festen Boden unter den Füßen spüren. Löst alte Denkmuster sanft auf und gibt Ihnen das Gefühl, daß alles seinen Sinn hat. Hilft, Pläne zu verwirklichen.

Candy Barrel Cactus. Hilft, wenn Sie innerlich verstört sind und glauben, weniger wert als andere zu sein. Fördert die geistige Klarheit, die emotionale Ruhe und Flexibilität im Denken und im Umgang mit anderen. Hilft Ihnen, sich Ihrer inneren Weisheit bewußt zu werden und Fähigkeiten zu nutzen, die Sie seit langem besitzen.

Cane Cholla Cactus. Hilft, wenn Sie übertrieben stur oder ablehnend reagieren oder »festgefahren« sind. Zeigt Ihnen die Situation aus einem neuen Blickwinkel. Gibt Ihnen die Möglichkeit, fröhlich mit anderen zusammen zu sein, ohne sich zu verschließen oder zu heucheln.

Canyon Grapevine (Canyon-Weinstock). Hilft Ihnen, andere Energien als unabhängig, nicht als Störenfriede zu empfinden. Gut für Probleme mit der Autonomie. Hilft Ihnen, ein Gleichgewicht zu finden zwischen Entfremdung und dem Gefühl, in einer Falle zu sitzen, so daß Sie Dominanz und Abhängigkeit überwinden können. Zeigt Ihnen, daß Hindernisse zugleich Chancen sind.

Cardon Cactus. Bei Zurückhaltung und Scham. Setzt mächtige Energien frei, wenn Sie mit Unterdrückung konfrontiert sind. Die Schattenseite wird zur Quelle der Kraft und des Selbstvertrauens. Weckt den Drang, etwas zu verändern; macht entschlossen und eröffnet tiefe Energiereserven, so daß Sie im Leben Fortschritte machen.

Chaparral. Bei tiefer Verzweiflung, Einsamkeit, Traurigkeit. Zerstreut unbewußte Düsterkeit und setzt auf der zellulären Ebene frei, was unausgedrückt oder verborgen ist. Gibt Ihnen das strahlende Gefühl, frei zu sein. Auch für Menschen, die egozentrisch sind und in ihrer eigenen magischen Welt leben.

Claret Cup Hedgehog Cactus. Bringt Klarheit und unterstützt bei der Meditation, beim Umsetzen von Plänen und in jeder Situation, die einen scharfen Geist erfordert.

Cliff Rose. Für Menschen, die sich nicht konzentrieren können und die unfähig sind, eine schöpferische Idee oder ein Projekt in die Tat umzusetzen. Vereinigt den Willen, den Plan und die Tatkraft. Verbindet mit der Quelle der Energie und bringt spirituelle Energie in den Alltag.

Compass Barrell Cactus. Für Menschen, die murren, klagen oder grollen. Hilft Ihnen, sich zu lösen und darauf zu vertrauen, daß die innere Weisheit Ihnen den Weg zeigt.

Coral Bean (Korallenbaum). Hilft Ihnen, wenn Ihr Willen zum Überleben (wie unter Drogeneinfluß) abstumpft. Stärkt Konzentration und Willenskraft, wenn Sie gefährliche Situationen meistern müssen.

Cow Parsnip (Bärenklau). Hilft, wenn Sie sich nicht sicher fühlen, wenn Sie glauben, für alles verantwortlich zu sein, oder wenn Sie mit dem Leben nicht mehr fertig werden. Ersetzt Unsicherheit durch Entspannung und Hingabe an den göttlichen Willen, so daß Sie die Einzelheiten dem Universum überlassen.

Crown of Thorns. Für Asketen oder Menschen, die sich selbst bestrafen, sich vor dem Leben zurückziehen und Beziehungen meiden. Auch für jene, die glauben, sie müßten leiden oder einen Preis für die Liebe zahlen und alles Wertvolle sei schwer zu bekommen. Macht Ihnen klar, daß Sie ein Recht auf Fülle haben.

Damiana. Bei Minderwertigkeitsgefühlen, Schwäche, emotionaler Armut, Mangel an Lebenskraft. Entspannt und gibt strahlende neue Energie und Sinnlichkeit in Fülle.

Desert Christmas Cholla (Wüstenfeigenkaktus). Für gestreßte, überspannte Menschen, von denen zuviel verlangt wird und die unter den emotionalen Problemen anderer leiden. Hilft Ihnen, anderen Ihre Grenzen humorvoll aufzuzeigen.

Desert Holly (Wüstenstechpalme). Hilft Ihnen, dem Herzen zu folgen und sich der Liebe zu öffnen, anstatt sie angestrengt zu suchen.

Desert Marigold (Wüstenringelblume). Eine Essenz für den Solarplexus, die Ihnen hilft, Ihre Kraft zu nutzen, Verantwortung zu übernehmen und sich nicht mehr als Opfer zu fühlen.

Desert Sumac (Wüstenfärberbaum). Für Menschen, die sich ausgeschlossen fühlen. Hilft, den Schmerz der Einsamkeit und der Trennung zu transformieren und über die oberflächlichen Unterschiede zwischen den Menschen hinauszusehen.

Desert Willow (Wüstenweide). Hilft, wenn Sie sich gehetzt und überfordert fühlen. Macht Sie flexibel und bringt Sie »in den Strom des Lebens«, wo Sie ruhig und sicher sind, Schönheit sehen und sich der Realität der Fülle hingeben.

Devil's Claw (Teufelskralle). Für Menschen, die ihre Attraktivität oder ihren Magnetismus dazu mißbrauchen, andere zu manipulieren. Auch für jene, die den Überredungskünsten anderer zum Opfer fallen. Macht Ihnen klar, daß Charisma Verantwortung mit sich bringt.

Ephedra (Meerträubel). Hilft Ihnen zu erkennen, daß Sie sich selbst heilen und gefährlichen Situationen entkommen können. Aktiviert den Willen und die natürlichen Energiequellen, gibt Richtung, Vision, Entschlossenheit und Selbstvertrauen.

Evening Star. Bei Abhängigkeit, sich entwickelnder Identität, inneren Zweifeln. Hilft, äußere Abhängigkeit ruhig und sicher durch Selbstvertrauen zu ersetzen.

Fairy Duster. Dämpft die Neigung, zwischen hohen und niedrigen energetischen Zuständen zu schwanken. Für Menschen mit übertriebenen Erwartungen und Erbauer von Luftschlössern. Sehr gut bei nervöser Erregbarkeit und Überreaktion auf Reize.

Fire Prickly Pear Cactus (Feuerfeigenkaktus). Für Menschen, die sich wie besessen auf einen einzigen Aspekt des Lebens oder des Körpers konzentrieren und das Ganze vernachlässigen. Hilft Ihnen, alternative Ausdrucksmöglichkeiten zu finden, wenn Ihr derzeitiger Weg Ihnen nicht mehr zusagt.

Fishhook Cactus. Für Menschen, die sich weigern, über Probleme zu diskutieren, weil sie fürchten, das Gesicht zu verlieren. Baut Barrieren ab, mit denen Sie sich vor Kommunikation schützen wollen, und stärkt das Vertrauen und die Risikobereitschaft.

Foothills Paloverde. Hilft bei Scham und Selbstvorwürfen. Beruhigt den Geist, so daß er mit seiner Vollkommenheit Kontakt aufnehmen kann.

Hackberry (Zürgelbaum). Ermutigt Sie, Kummer zu empfinden, vor allem unverarbeiteten Kummer.

Hedgehog Cactus (Igelkaktus). Hilft Ihnen, den Unterschied zwischen Selbsterhaltung und Völlerei klar zu erkennen. Verstärkt das Mitgefühl und bringt Sie der Natur und anderen Menschen näher.

Hoptree (Hopfenstrauch). Hilft, wenn Sie Angst haben, Ihr wahres Lebensziel aus den Augen zu verlieren, und sich zu sehr abmühen. Schützt vor Ablenkungen und hilft, sich auf das Wesentliche zu konzentrieren.

Immortal (Strohblume). Bei tiefer Depression, Scham, übertriebener Aufopferung. Hilft Ihnen, sich der Gnade der Transzendenz zu unterwerfen und Ihre eigene Herrlichkeit zu erkennen.

Indian Root (Traubige Aralie). Zeigt Ihnen den Wert der Einfachheit und macht Ihnen klar, daß es falsch ist, sich krampfhaft anzustrengen und die Dinge zu komplizieren. Beseitigt tiefverwurzelte Furcht, die Ihren freien schöpferischen Ausdruck blockiert.

Indian Tobacco (Lobelie). Hilft Ihnen, Wachstumsprozesse als Chance, nicht als Hindernis zu betrachten. Läßt Sie tiefer blicken und den Sinn entdecken, als ob Sie durch die Oberfläche der Dinge sehen könnten. Fördert den Frieden.

Indigo Bush (Rauchbaum). Hilft Ihnen, Ihre auf spirituellem Weg erworbenen Ideen im Alltag zu verankern. Wärmt das Herz und lenkt das Licht der klaren Vision oder der Innenschau dort hin, wo es benötigt wird.

Jojoba. Gibt festen Boden unter den Füßen. Hilft Ihnen, den Alltag zu bewältigen und Beziehungen zu knüpfen. Auch für übersensible Menschen, die mit dem Profanen nur schwer zurechtkommen.

Jumping Cholla Cactus. Ein Mittel gegen übersteigerte Angst, Hektik, unüberlegtes Handeln. Bringt innere Ausgeglichenheit und hilft, im Jetzt zu leben.

Klein's Pencil Cholla Cactus. Fördert die Kreativität und das Wachstum, wenn eine stagnierende Beziehung Sie daran hindert, Fortschritte zu machen.

Mala Mujer. Für Menschen, die mürrisch, griesgrämig, zänkisch und gehässig sind. Hilft Ihnen, weibliche Eigenschaften positiv auszudrücken, emotionale Spannungen abzubauen und unbeschwerter und aufrichtiger zu werden.

Mariola. Für Menschen, die sich hinter einer Maske verstecken und etwas vortäuschen, was sie nicht sind. Bringt das innere Bild wieder mit dem äußeren in Einklang. Erfüllt Ihr ganzes Wesen mit Aufrichtigkeit und hilft Ihnen, sich so, wie Sie sind, wohl zu fühlen.

Mariposa Lily (Mormonenlilie). Bei Verzweiflung und Einsamkeit. Bringt Freude und Freiheit durch Selbstbemuttern und beseitigt das Gefühl der Isolierung und Entfremdung. Fördert die Empfänglichkeit für menschliche Liebe und verbindet sie mit der Quelle der Energie.

Melon Loco. Bringt die Emotionen in Einklang mit dem Körper. Dämpft Übereifer, stärkt das emotionale Verantwortungsbewußtsein. Bringt Ruhe, Ausgeglichenheit und Ehrlichkeit.

Mesquite (Süßhülsenbaum). Öffnet Sie der Fülle und der Freude. Stärkt Wärme und Mitgefühl. Gut für Einzelgänger.

Mexican Shell Flower (Glatte Schildblume). Fördert die Bereitschaft, sich mit dem Leben und seinen Chancen auseinanderzusetzen. Hilft Ihnen, »die Schale abzustreifen«.

Mexican Star. Fördert die starke, selbstgenügsame Individualität, so daß Sie Ihre Einzigartigkeit genießen können, ohne sich deshalb isoliert zu fühlen.

Milky Nipple Cactus. Für Ihre »innere Mutter«. Diese Entwöhnungsessenz beruhigt, gibt Ihnen das Gefühl, zur Erde zu gehören, und transformiert Abhängigkeit in selbstgenügsame Autonomie.

Morning Glory Tree. Macht Ihnen Süchte bewußt, die Sie von Vorfahren geerbt haben. Hilft Ihnen, ererbte Verhaltensmuster zu ändern.

Mountain Mahogany (Bergmahagonibaum). Für Menschen, die gewaltsam versuchen etwas herbeizuführen, oder die glauben »festzustecken«. Befördert Sie mit einem sanften, aber bestimmten Schub ins nächste Entwicklungsstadium.

Mullein (Königskerze). Hilft Ihnen, sich an sich selbst zu freuen, Ihre dunkle Seite ohne Angst zu betrachten und emotional selbstgenügsam zu sein, vor allem, wenn Sie keine Unterstützung von außen erhalten. Gibt Ihnen das Gefühl, in Sicherheit zu sein und ein Lebensziel zu haben.

Ocotillo (Kerzenstrauch). Hilft bei unbewußten oder unterdrückten Gefühlen, die sich unbeherrschbar Luft verschaffen. Macht Emotionen bewußt und hilft, sie zu akzeptieren, ohne ihnen zum Opfer zu fallen.

Oregon Grape (Mahonie). Bei Selbstvorwürfen, Unzufriedenheit mit sich selbst, Bitterkeit, Paranoia und dem Gefühl, nicht geliebt und ausgeschlossen zu werden. Hilft Ihnen, die Angst vor Feindseligkeit zu überwinden. Transformiert Selbstkritik in Selbstliebe und Selbstakzeptanz.

Organ Pipe Cactus. Stellt keine Fragen, akzeptiert und tröstet wie eine Mutter, vertreibt Angst, Druck und Befangenheit. Stärkt das emotionale Band mit der Menschheit. Heilt und kräftigt den Körper und die Emotionen, indem es den Geist beruhigt.

Pencil Cholla Cactus. Für Menschen, die sich in Details verzetteln, leicht abzulenken sind und vor Verwirrung oft in Panik geraten. Hilft Ihnen, sich zu konzentrieren. Harmonisiert die Energien, bringt Klarheit und beseitigt die Angst vor Hindernissen.

Pomegranate (Granatapfel). Hilft Ihnen, wenn Sie sich ohne Erfolg abmühen und Ihre Energie verzetteln, weil Sie sich am falschen Platz oder nicht genügend engagieren. Für Menschen, denen es schwerfällt, andere zu umsorgen oder sich umsorgen zu lassen. Entzündet die Feuerenergie und den natürlichen Drang, zu erschaffen, zu zeugen und für andere zu sorgen. Bringt Energie und zeigt Ihnen klar, für welches Ziel Sie sich engagieren sollten.

Prickly Pear Cactus (Feigenkaktus). Bei innerem Aufruhr, Erschöpfung und dem Wunsch, etwas aufzugeben oder auf etwas einzugehen, was nicht gut für Sie ist. Macht anpassungsfähig, so daß Sie nicht mehr mit dem Kopf durch die Wand stürmen müssen. Hilft, sich dem Strom des Lebens hinzugeben und daraus Kraft zu schöpfen.

Purple Mat. Für Menschen, die insgeheim Angst vor öffentlicher Zurückweisung haben. Hilft Ihnen, Risiken einzugehen und sich selbst und anderen treu zu bleiben.

Queen of the Night Cactus (Königin-der-Nacht-Kaktus). Für Menschen, die furchtsam sind, sich verzetteln, verzweifelt suchen und mit Gewalt etwas versuchen, sich aber minderwertig fühlen. Bei einer Störung oder Blockade des weiblichen, empfangenden Prinzips. Hilft Ihnen, tief intuitiv, verständnisvoll, einfühlsam, sinnlich und empfänglich zu sein. Gibt ein Gefühl der spirituellen Ganzheit, die nach außen strahlt.

Rainbow Cactus (Igelsäulenkaktus). Ein Suchscheinwerfer, der Dunkles oder Verborgenes erhellt. Hilft, versteinerte Emotionen zu befreien, ohne sich darin zu verwickeln, um dadurch hell, frei und ganz zu werden. Gut für Meditation oder Regressionstherapie. Erleichtert den Übergang von einem Bewußtseinszustand zum anderen.

Ratany. Nützlich, wenn Sie sich nicht zwischen zwei Verehrern entscheiden können. Hilft Ihnen, den Wunsch Ihres Herzens zu erkennen, ihm zu folgen und ihn auszusprechen.

Red-orange Epiphyllum (Rot-orangefarbener Gliederkaktus). Hilft Ihnen, weibliche Energie (die Energie der Göttin) im irdischen Leben zu nutzen. Unterstützt das Manifestieren.

Red Root (Säckelblume). Bei Vorurteilen, Neigung zu Furcht und Schuldgefühlen (weil Sie es vorziehen, nicht zu leiden, während alle anderen in Ihrer Umgebung es tun). Für Menschen, die sich vom Aberglauben oder von anderen unbewußten Kräften leiten lassen. Gibt ein klares, reifes Urteil und befreit die Wahrnehmung von kultureller Konditionierung. Hilft Ihnen, verfahrene Beziehungen zu entwirren.

Sacred Datura. Für Menschen, die sich der Realität entfremdet, orientierungslos und ausgegrenzt fühlen und die Angst haben, weil ihre Identität, Situation oder Einstellung bedroht ist. Hilft Ihnen, über Ihre derzeitige Auffassung von Realität hinauszusehen und einen umfassenderen, visionären Standpunkt einzunehmen. Ermutigt Sie, das Bekannte und Vertraute aufzugeben, ohne sich bedroht zu fühlen.

Saguaro (Kandelaberkaktus). Für sentimentale, nörglerische Menschen, die immer eine Ausrede haben. Stärkt das »Ich kann«. Bringt menschliche Würde, Ausdauer und Mitgefühl; hilft Ihnen zu akzeptieren, wer und wo Sie sind. Erneuert den Willen, zu leben und geheilt zu werden. Hilft, das Beste aus sich zu machen und der inneren Weisheit und Autorität zu vertrauen.

Scorpion Weed. Für Menschen, die in Hindernissen gefährliche Ungeheuer sehen. Bringt die Stärke der Unschuld und der direkten Konfrontation. Überwindet Furcht und Lähmung.

Senita Cactus. Hilft, einfach nur zu sein, ohne Verbitterung über die Vergangenheit und ohne etwas von der Zukunft zu erwarten. Gibt Ihnen Weisheit und macht Ihnen klar, daß die Schmerzen des Lebens ein notwendiger Teil der seelischen Entwicklung sind und ein umfassenderer Blickwinkel den Emotionen ihren Lauf läßt, ohne daß Sie Schmerzen empfinden. Sanft, süß und mit uralter Kraft erfüllt.

Skullcap (Heimkraut). Für Menschen, die erschöpft, verwirrt und zerstreut sind. Hilft Ihnen, sich zu entspannen und im Jetzt zu leben, so daß Sie nachdenken und alte Denkmuster oder Einstellungen sanft auflösen können.

Soaptree Yucca (Seifenbaum-Palmlilie). Hilft, langfristige Ziele im Auge zu behalten, und gibt Glauben, Beharrlichkeit und Ausdauer.

Sowthistle (Gänsedistel). Für Menschen, die sich von dominierenden Persönlichkeiten einschüchtern lassen. Hilft Ihnen, angemessen zu reagieren, wenn Sie oder andere sich unausstehlich benehmen.

Spanish Bayonet Yucca (Aloeblättrige Palmlilie). Bei Unentschlossenheit, Zögern und Angst vor Herausforderungen. Vereinigt den Willen mit dem angestrebten Ziel.

Spineless Prickly Pear Cactus (Stachelloser Feigenkaktus). Für Menschen, die glauben, es fehle ihnen etwas, um mit dem Leben fertigzuwerden. Bringt Entschlossenheit und Kraft und macht Ihnen klar, daß Sie nichts brauchen, was Sie nicht bereits besitzen. Alles, was in irgendeinem Augenblick *ist*, ist für Sie ein Mittel zum Überleben.

Staghorn Cholla Cactus. Das sich selbst organisierende Prinzip des Lebens. Baut nach Auflösung und Wandel neu auf.

Star Leaf. Hilft Ihnen, ganz einfach Sie selbst zu sein, ohne nach äußerem Beifall zu heischen. Befreit Ihren Selbstausdruck.

Star Primrose. Für Menschen, die ein geringes Selbstwertgefühl haben oder selbstkritisch, unbeholfen, zornig oder rachsüchtig sind und eine äußere Ursache für ihre negativen Gefühle verantwortlich machen, obwohl sie gleichzeitig abstreiten, daß diese Gefühle existieren. Hilft Ihnen, wenn Sie in spirituellen oder sexuellen Fragen verwirrt sind. Auch für Menschen, die ihre Sinnlichkeit unterdrükken möchten und sich mit Okkultismus oder Mystizismus befassen. Bringt Reinheit und Klarheit über Ihr Ziel, so daß Sie Ihre innere Freude und Schönheit genießen können.

Strawberry Cactus (Erdbeerkaktus). Für Menschen, die das Leben zu ernst nehmen, sich nie freuen und immer damit rechnen, daß etwas schiefgeht. Emotional beruhigend. Hilft Ihnen, sich zu lösen, so daß Ihr Herz schwierige Emotionen transformieren kann. Bringt Freude und Sinn für Humor.

Syrian Rue (Steppenraute). Ein energetisches »Wahrheitsserum«. Hilft, Probleme zu erkennen und zu lösen, bei denen es darum geht, sich selbst oder anderen die Wahrheit zu sagen. Zeigt Ihnen Ihre Wahrheit und macht Ihnen klar, daß Sie ihr trotz äußeren Drucks vertrauen dürfen.

Tarbush. Stärkt die Inspiration und die Motivation, etwas zu ändern, was Sie bisher als Grenze oder Bedingung akzeptiert haben. Hilft bei Sturheit und Abhängigkeit.

Teddy Bear Cholla Cactus. Bringt Beharrlichkeit und Geduld als Folge Ihres Wachstums. Hilft bei großer Angst vor Intimität und läßt andere so nahe an Sie heran, daß sie Ihre Vollkommenheit sehen.

Theresa Cactus. Für Menschen, die sich hinter dem Dienst an anderen verstecken. Weckt ein tiefes Interesse, sich selbst zu dienen. Hilft Ihnen, bedingungslos zu dienen.

Thistle (Distel). Für Menschen, die an ihrer Spiritualität zweifeln. Hilft Ihnen, Ihre Abwehrhaltung aufzugeben, so daß Sie die Gnade in Ihrem Leben sehen können.

Thurber's Gilia. Für Menschen, die sich in einer Art Fegefeuer befinden, weil das alte »Selbst« sich aufgelöst hat und das »neue Ich« noch nicht geboren ist. Hilft, Furcht und Einschränkungen zu überwinden.

Violet Curls. Hilft, emotionale Energie zu erkennen und auszudrücken, so daß sie sich nicht aufstauen kann. Lindert emotionale Spannungen und Verstopfungen im emotionalen Körper. Harmonisiert den emotionalen, mentalen und physischen Körper.

White Desert Primrose (Weiße Wüstenprimel). Bei Selbstzweifeln oder Schwierigkeiten zu entscheiden, welches Tun oder welcher Ausdruck im Einklang mit Ihrem tiefsten Wesen steht. Hilft Ihnen, an sich selbst zu glauben und das Muster Ihrer Seele zu erkennen.

Whitethorn (Weißdorn). Für Menschen, die sich überfordert, nervös und erschöpft fühlen. Hilft Ihnen, sanfter mit sich selbst umzugehen. Bringt ein Gefühl der Frische und des Optimismus, so daß Sie auf neue, innovative Gedanken kommen. Dämpft die Wirkung eines Adrenalinüberschusses.

Windflower (Anemone). Für Menschen, die zwischen Munterkeit und Erschöpfung schwanken. Erleichtert die gleichmäßige Verteilung der Energie. Sehr gut für »Adrenalinsüchtige«.

Wolfberry (Petersstrauch). Befreit von tiefer Traurigkeit. Für Menschen, die schmerzliche Erfahrungen verdrängen, um nicht davon überwältigt zu werden. Sorgt dafür, daß emotionale Prozesse ohne Beteiligung des Bewußtseins ablaufen können.

Woven Spine Pineapple Cactus. Für Menschen, die sich überlastet, müde und als Opfer der Umstände fühlen. Löst alte emotionale Spannungen im Körper und revitalisiert gründlich. Gibt neues Selbstvertrauen und mehr Selbstwertgefühl. Fördert eine unbeschwerte, mutige Haltung. Hilft Ihnen, Ihr bester Freund zu werden.

Forschungsessenzen aus Nordamerika

Die meisten der folgenden Essenzen müssen noch vollständig erforscht werden. Aufgrund meiner Erfahrung und meiner Diagnosen sind sie nützlich und bei bestimmten Beschwerden geeignet. Bei einigen bereits erforschten Essenzen habe ich mögliche weitere Eigenschaften angegeben. Sie stammen zum Teil aus dem Pegasus-Programm, zum Teil aus der Reihe der kalifornischen FES-Essenzen. (Die Beschreibungen stammen allerdings nicht von FES, da die Essenzen noch erforscht werden.)

Angelica (Brustwurz). Integriert das gesamte energetische System. Bessert nervöse Hautkrankheiten. Packt Alkoholprobleme an der Wurzel.

Apricot (Aprikose). Bei Stimmungsschwankungen, deren Ursache der Blutzuckerspiegel ist (z. B. Hyperglykämie). Reinigt das Lymphsystem, lindert Entzündungen und Allergien.

Avocado. Säubert das Lymphsystem und das Blut. Fördert die Ausscheidung.

Bo-Tree. Bestandteil einer Mixtur für die Raucherentwöhnung.

Bottlebrush (Ackerschachtelhalm). Hilft, wenn sich giftige Schlakken im Körper angesammelt haben (Toxämie).

Cedar (Wacholder). Bei Darmstörungen, schlechter Assimilation, Geschwüren und Schlacken im Körper.

Chamomile (Kamille). Beruhigt das Nervensystem bei Nervosität, Schlafstörungen und Streß, der »auf den Magen schlägt«. Bringt emotionale Objektivität. Entfernt Streß und unverarbeitete Emotionen aus dem Solarplexus und aus dem Nervensystem.

Cherry (Kirsche). Stärkt die fundamentalen Energieebenen.

Clove (Gewürznelke). Lindert Spannungen und Streß sowie damit verbundene Kopfschmerzen.

Comfrey (Beinwell). Stärkt das Nervensystem und die Muskulatur, lindert gespeicherten nervösen Streß. Unterstützt vor allem die Genesung nach einem Nervenzusammenbruch. Ein »Sicherheitsventil«, das nervösen Störungen vorbeugt.

Eucalyptus. Beseitigt Verstopfungen und lindert Entzündungen der Lungen, der Nebenhöhlen und der Nase. Hilft bei Erkältung und Grippe sowie bei Asthma und Atembeschwerden.

Evening Primrose (Nachtkerze). Harmonisiert den hormonellen Zyklus bei Frauen.

Feverfew (Mutterkraut). Bei Kopfschmerzen, besonders wenn sie mit hormonellen Schwankungen während des Menstruationszyklus zu tun haben.

Gooseberry (Stachelbeere). Bei Störungen in der Menopause, z. B. Hitzewallungen, Angstanfälle, geringes Selbstwertgefühl und Verspannungen. Hilft auch, wenn es Ihnen schwerfällt, eine Hysterektomie und die damit verbundene Unfruchtbarkeit zu akzeptieren.

Grapefruit. Bei Streß. Lindert Spannungen in den Gesichtsmuskeln. Bestandteil meiner Gesichtscreme.

Green Rose (Grüne Rose). Bei Heuschnupfen. Nützlich, wenn Sie in der Kindheit den psycho-spirituellen Aspekt unterdrückt haben und Allergien die Folge waren (z. B. Asthma, Migräne, Geschwüre und Kolitis). Heilt Traumata aus dem vergangenen Leben im Herz-Chakra, so daß Sie sich spirituell weiterentwickeln können.

Jasmine. Bei Verschleimung, die mit Entzündungen in den Lungen, in den Nebenhöhlen, im Hals oder in der Nase einhergeht. Sehr gut bei Lungenentzündung.

Königin von Dänemark. Stärkt das Immunsystem.

Licorice (Süßholz). Lindert Unruhe und hilft bei Schlafstörungen.

Luffa. Hilft bei den meisten Hautkrankheiten, z. B. bei Ekzemen und trockener Haut. Gut als Bestandteil von Hautcremes.

Lungwort (Lungenkraut). Reinigt und heilt Lungen und Hals.

Morning Glory (Trichterwinde). Hilft bei Drogensucht (von Opiaten bis zum Tabak) und anderen schlechten Gewohnheiten. Reinigt den Körper von Nebenwirkungen wie Unruhe und nervöser Verspannung. Harmonisiert und vitalisiert das Nervensystem.

Pansy (Stiefmütterchen). Hilft, virale oder bakterielle Infektionen zu überwinden. Lindert den Juckreiz bei Herpes.

Peanut (Erdnuß). Bekämpft Streß und Verspannungen.

Rose Damacea. Hilft, Süchte und Abhängigkeiten zu überwinden.

Sage (Salbei). Lindert nervöse Verdauungsstörungen. Indianer benutzen diese Essenz, um ihre Energie zu bewahren.

Skullcap (Heimkraut). Beseitigt die Wirkung von Giften und erleichtert den Drogenentzug, vor allem bei Morphium- und Koffeinsucht.

Spiderwort (Tradescantie). Befreit den Organismus von Giftstoffen, besonders von Umweltgiften und Strahlung.

Spruce (Fichte). Für die allgemeine Entgiftung. Verhindert die Nebenwirkung von Betäubungsmitteln.

Valerian (Baldrian). Fördert die Entspannung, hilft bei Unruhe und Schlafstörungen und lindert Schmerzen sowie Streß.

Watermelon (Wassermelone). Bringt männliche und weibliche Hormone ins Gleichgewicht. Hilft bei Unfruchtbarkeit und unterstützt die Geburt.

Ylang Ylang. Bei emotionaler Aufregung, Streß und Anspannung. Hilft bei Schlafstörungen und Jet-Lag.

(Anmerkung: Einige dieser Informationen verdanke ich Erik Pelham)

Weitere Forschungsessenzen

Banana (Banane). Stabilisiert den Blutzuckerspiegel.

Coffee (Kaffee). Befreit den Organismus von den Wirkungen des Koffeins. Hilft gegen Koffeinsucht (Kaffee, Cola, Schokolade usw.). Reinigt und stabilisiert das vegetative Nervensystem. Lindert körperliche und nervöse Instabilität, die zu Koffeinsucht führt.

Hyssop (Ysop). Bei Erkrankungen der Atemwege, vor allem wenn sie mit Streß und Nervosität zu tun haben. Reinigt die Lungen.

Khat. Stärkt das Immunsystem.

Lemon (Zitrone). Fördert das Denkvermögen und reinigt den Organismus.

Nettle (Nessel). Ein Stärkungsmittel und Blutreiniger. Lindert Streß.

Paw Paw (Papaya). Bei Anorexie und Anämie. Fördert die Verwertung von Nährstoffen.

Peach (Pfirsich). Ein Katalysator, der die Selbstheilung in Gang setzt.

Pennyroyal (Polei). Schützt auf der subtilen Energieebene, körperlich, seelisch und geistig. Sehr gut geeignet, um Schäden der Aura zu beheben, z. B. Löcher, deren Ursache Sucht ist.

Rose Beauty Secret. Bei Streß in der Stadt.

Saguaro (Kandelaberkaktus). Bei Entzündungen der Haut. Reinigt das Lymphsystem.

Sugar Beet (Zuckerrübe). Bei Depression, Müdigkeit und Stimmungsschwankungen, deren Ursache Hyperglykämie ist. Reguliert den Blutzuckerspiegel.

Tobacco (Tabak). Hilft gegen die Wirkungen des Nikotins. Harmonisiert den Organismus.

Flower Essence Society (Fes)

Die Flower Essence Society besteht länger als alle anderen vergleichbaren Organisationen mit Ausnahme des Bach Flower Center. Sie wurde 1979 von Richard Katz gegründet, dessen Anliegen es war, Informationen zu sammeln, neue Blütenessenzen zu erforschen und die Öffentlichkeit durch Seminare und Schriften zu unterrichten. 1980 wurde seine Frau Patricia Kaminski seine Partnerin. Die beiden leiten nicht nur die Flower Essence Society, sondern ihre Firma Flower Essence Services stellt viele verschiedene hochwertige nordamerikanische Blütenessenzen her, die sie »Fes Quintessentials« nennen. Die Essenzen stammen von wilden Blüten aus unberührten Gebieten Kaliforniens und anderen Teilen Nordamerikas sowie aus organischen Gärten und wilden Gebieten auf ihrem 17 Morgen großen Zentrum »Terra Flora« in der Nähe von Nevada City am Fuße der kalifornischen Sierra Nevada. Dort gibt es Granitberge, die mit Quarz und funkelnden Flüssen übersät sind.

Katz und Kaminski legen großen Wert darauf, ihre Essenzen gründlich zu erforschen. Dabei ziehen sie ausführliche Fallgeschichten und klinische Berichte von Ärzten heran und untersuchen die Morphologie und die botanischen Eigenschaften der Pflanzen. Sie halten auch Seminare ab und bilden Therapeuten aus, und sie schreiben und veröffentlichen Zeitschriften und Bücher, darunter ihr ausführliches *Flower Essence Repertory.* Den Mitgliedern der Flower Research Society steht ein Kommunikationssystem zur Verfügung, wenn sie auf diesem Gebiet lehren, forschen oder praktizieren.

Die Fes-Essenzen werden derzeit von Tausenden von Therapeuten und Laien in mehr als fünfzig Ländern der Welt benutzt. Katz und Kaminski sagen dazu:

Blütenessenzen sind keine Allheilmittel, sondern Katalysatoren, die den inneren Transformationsprozeß stimulieren und mit Energie versorgen, und dabei überlassen sie es uns, unsere natürliche Heilkraft zu nutzen. Ebenso wie Essen den Körper ernährt, ernähren und heilen Blütenessenzen die Seele. Sie sind Vorboten einer neuen Alchemie der Seele, *die uralte Weisheit mit modernen Erkenntnissen über die menschliche Psyche und die Natur vereint.*

Set für Ärzte und Therapeuten

Aloe. Für Menschen, die viel feurige Energie haben, aber meist Raubbau damit treiben und »ausbrennen« – Arbeitswütige, die ihre emotionalen und körperlichen Bedürfnisse vernachlässigen. Regeneriert und verjüngt, gibt neue Energie. Harmonisiert die schöpferische Aktivität und bündelt die Lebenskraft.

Alpine Lily. Für Frauen, denen es schwerfällt, ihre Weiblichkeit zu akzeptieren, und die zu Störungen der Fortpflanzungsorgane und der Sexualität neigen.

Angelica. Für Menschen, die sich isoliert und ohne spirituellen Schutz fühlen. Gibt das Gefühl, beschützt, geführt und umsorgt zu werden, vor allem in Krisen. Gut beim Gebären und beim Sterben, bei großen Festen und anderen wichtigen Übergängen des Lebens.

Angels's Trompet (Engelsposaune). Für Menschen, die den Tod fürchten und den physischen Körper nicht verlassen wollen. Hilft, sich in den Tod und in die Transformation zu fügen.

Arnica. Bei tiefen Schocks oder Traumata, die im Körper »eingeschlossen« sind und die vollständige Genesung verhindern. Hilft nach Unfällen und Begegnungen mit Gewalt, wenn die Seele (das höhere Selbst) sich vom physischen Körper gelöst hat. Hebt diese Trennung auf und fördert die Heilung. Nützlich bei psychosomatischen Krankheiten, die auf keine andere Therapie ansprechen.

Baby Blue Eyes (Hainblume). Für unsichere Menschen, die nicht an das Gute in anderen und in der Welt glauben und die abweisend und zynisch sind. Gibt Unschuld und kindliches Vertrauen und hilft, das Gute in anderen und in der Welt zu sehen.

Basil (Basilikum). Für Menschen, die dazu neigen, Spiritualität und Sexualität zu trennen. Sie reden oft nicht gerne über Sex, weil sie ihn für sündhaft halten; andererseits finden sie verbotene sexuelle Praktiken reizvoll. Integriert Sexualität und Spiritualität zu einem heiligen Ganzen.

Black Cohosh (Wanzenkraut). Für Menschen, deren Beziehungen oder deren Lebensweise mit Mißbrauch, Gewalt oder Sucht verbunden sind. Gibt Ihnen den Mut, sich bedrohlichen Situationen zu stellen, anstatt zurückzuweichen. Hilft Ihnen, das Negative zu transformieren, und gibt Kraft und Ausgeglichenheit in einer destruktiven Umgebung.

Blackberry (Brombeere). Für Menschen, die gerne Luftschlösser bauen, aber ihre Ideen nicht in die Tat umsetzen können, weil sie unfähig sind, spezifische Ziele und Prioritäten festzulegen. Bei Kreislaufschwäche und Stoffwechselstörungen. Steuert die Willenskraft und hilft, entschlossen zu handeln.

Black-Eyed Susan. Für Menschen, die Teile ihrer Persönlichkeit oder traumatischen Erlebnisse meiden oder verdrängen – z. B. Vergewaltigung oder Inzest – und oft an emotionaler Amnesie und Lähmung leiden. Hilft, alle Aspekte des Selbst zu akzeptieren, und gibt tiefe Einsicht.

Bleeding Heart (Flammendes Herz). Für Menschen, die ihre Beziehungen auf Furcht oder Besitzgier aufbauen. Bei emotionaler Abhängigkeit, die eine Beziehung unfrei macht. Für Menschen, die seelische Schmerzen empfinden, weil sie jemanden lieben, der emotional distanziert oder nicht mehr da ist. Hilft, andere bedingungslos zu lieben und gibt emotionale Freiheit.

Borage (Borretsch). Bei Schwermut und Mangel an Selbstvertrauen in schwierigen Situationen. Für Menschen, die entmutigt sind, wenn sie an Kummer oder Traurigkeit leiden. Hebt die Stimmung, gibt Mut und vermittelt ein Gefühl des Optimismus und der Begeisterung.

Buttercup (Butterblume). Für Menschen, die sich minderwertig fühlen und ihre Einzigartigkeit und ihr inneres Licht weder akzeptieren noch erfahren können. Zeigt Ihnen Ihr inneres Licht, die Quelle der Heilung und des Friedens. Befreit Sie von dem Bedürfnis, sich selbst nach den üblichen Normen (Erfolg, Einkommen usw.) zu beurteilen. Gut für körperbehinderte Kinder.

Calendula (Ringelblume). Für Menschen, die gerne streiten, eine scharfe Zunge haben und im Umgang mit anderen unsensibel sind. Gibt Wärme, Güte und Mitgefühl. Macht Sie in Gesprächen sensitiver.

California Pitcher Plant (Kannenpflanze). Für Menschen, die Angst vor ihren instinktiven Wünschen haben. Ihnen fehlt Kraft und körperliche Dynamik, oder sie leiden an Blutarmut und können Nährstoffe schlecht verwerten. Gibt wieder erdhafte Vitalität und harmonisiert das instinktive Verlangen, so daß diese Energien die körperliche Vitalität verbessern können.

California Wild Rose. Bei Apathie oder Resignation. Für Menschen, die nicht die volle Verantwortung für ihr Leben übernehmen wollen oder die vor den Schmerzen und Herausforderungen des Lebens zurückschrecken. Auch für Ungesellige und Furchtsame, die keine Beziehung eingehen wollen, weil sie mit einem emotionalen Risiko verbunden ist. Hilft, sich dem Leben und anderen zu geben. Weckt Begeisterung für Handeln und Dienen.

Californian Poppy (Mohn). Für Menschen, die nach Licht oder höherem Bewußtsein der falschen Art suchen oder die sich für »spirituellen« Firlefanz und übersinnliche Erfahrungen interessieren. Harmonisiert die Kräfte des Lichts und der Liebe. Ermutigt Sie, mehr Verantwortung für sich selbst zu übernehmen, und fördert eine ruhige innere Entwicklung.

Calla Lily (Zimmercalla). Bei Verwirrung oder Ambivalenz hinsichtlich der sexuellen Identität oder des Geschlechts. Hilft, die Sexualität zu akzeptieren und die sexuelle Identität zu finden.

Canyon Dudleya. Für Menschen, die die Bedeutung übersinnlicher Erlebnisse übertreiben und die sich von Medien, Channelling oder okkulten Erfahrungen angezogen fühlen und dabei die täglichen Pflichten vernachlässigen. Fördert die innere Zufriedenheit und zerstreut das Interesse an okkulten Sensationen.

Cayenne. Für Menschen, die zu Stagnation und Selbstgefälligkeit neigen, sich »festgefahren« vorkommen oder unfähig sind, Fortschritte zu machen oder sich zu ändern, weil sie immer nur zaudern und ablehnen. Gibt der Seele Feuer und hilft, die spirituelle und emotionale Entwicklung in Gang zu setzen und aufrechtzuerhalten.

Chamomile (Kamille). Für Menschen, die sich leicht aufregen, die launisch und reizbar sind und die emotionale Spannungen nicht abbauen können, so daß sie oft an Schlafstörungen leiden. Lindert Spannungen, fördert die Gelassenheit, das emotionale Gleichgewicht und ein sonniges Gemüt. Gut für Kinder, die seelisch bedingte Magenbeschwerden haben.

Chaparral. Bei schlechten Träumen und bei seelischer Vergiftung durch zu viele chaotische oder gewalttätige Eindrücke. Eine wichtige Medizin für die moderne Gesellschaft. Ein seelisches Reinigungsmittel, das vor allem durch Träume wirkt.

Chrysanthemum (Chrysantheme). Bei Angst vor dem Altern und Sterben oder übertriebener Sehnsucht nach Jugend oder Ruhm. Hilfreich in der Midlife Crisis. Macht Ihnen klar, was wirklich ewig ist.

Corn (Mais). Bei Orientierungslosigkeit und Streß, besonders in der Stadt. Nützlich, wenn Sie sich in einer überfüllten, chaotischen Umwelt unwohl fühlen und eine ländliche oder weniger belebte Gegend vorziehen. Hilft, ruhig und erdverbunden zu bleiben und mit den Beinen fest auf dem Boden zu stehen.

Cosmos (Schmuckkörbchen). Für Menschen, denen es schwerfällt, ihre Gedanken in Worte zu fassen. Sie werden von Ideen überflutet und sprechen schnell und undeutlich. Harmonisiert Denken und Sprechen und macht beides kohärent.

Dandelion (Löwenzahn). Für Menschen, die das Leben lieben, aber sich oft überanstrengen und daher an Verspannungen, vor allem in der Muskulatur, leiden. Hilft, Signale des Körpers zu verstehen und körperliche und seelische Spannungen abzubauen. Gibt dynamische Energie, die Sie keine Anstrengung kostet.

Deer Brush. Bei gemischten oder widerstreitenden Gefühlen. Für Menschen, die sich selbst täuschen, was ihre Beziehungen und ihre alltäglichen Verrichtungen angeht. Bringt sanfte Reinheit, klare Ziele und aufrichtige Motive. Hilft der Seele, rein zu werden, so daß sie Wahrheit und Harmonie ausstrahlen kann.

Dill. Hilft, wenn die Sinne überwältigt und überreizt sind. Bei Überempfindlichkeit gegen die Umwelt. Hilft, das Leben voll zu genießen, vor allem was Sinneseindrücke angeht.

Dogwood (Hornstrauch). Bei emotionalen Traumata, die tief im Inneren des Körpers gespeichert sind. Die Ursache sind oft körperlicher oder sexueller Mißbrauch oder harte Lebensbedingungen, und die Folge können Scham und ein Gefühl der Unreinheit sein. Auch für Menschen mit selbstzerstörerischen Tendenzen und Unfallneigung. Gibt Ihnen ein Gefühl der Sanftheit, der Anmut und der inneren Heiligkeit.

Easter Lily (Weiße Lilie). Für Menschen, die Probleme mit der Sexualität haben und die entweder prüde sind oder häufig den Partner wechseln. Beseitigt den Konflikt und hilft, Sexualität und Spiritualität zu integrieren. Fördert die innere Reinheit der Seele.

Echinacea. Hilft, wenn ein schweres Trauma, ein Mißbrauch, ein vermeintlicher Verlust der Würde oder tiefe Entfremdung Sie erschüttert haben. Stellt die wahre Identität und die Würde wieder her. Schützt die Selbstintegrität.

Evening Primrose (Nachtkerze). Für Menschen, die sich abgelehnt und unerwünscht fühlen, weil sie mißbraucht oder als Kind vernachlässigt wurden, oder die nur unverbindliche Beziehungen eingehen wollen. Bei Angst vor Elternschaft und bei sexueller und emotionaler Unterdrückung. Bringt emotionale Wärme und hilft, ernsthafte Beziehungen aufzubauen.

Fairy Lantern. Bei Unreife, Hilflosigkeit, Abhängigkeit. Für das ewige Kind, das zerbrechlich und bedürftig ist und dem die innere Kraft fehlt, um der Welt gegenüberzutreten oder Verantwortung zu übernehmen. Hilft Ihnen, ein reifer, unabhängiger Erwachsener zu werden. Nützlich während der Kindheit und Jugend, wenn die körperliche oder emotionale Entwicklung sich verzögert.

Fawn Lily. Bei übertriebener Zurückhaltung oder Isolierung. Für Menschen, die spirituell hoch entwickelt sind und denen es schwerfällt, mit dem Streß der modernen Gesellschaft fertig zu werden. Hilft Ihnen, die Welt zu akzeptieren und Ihre spirituellen, heilenden Fähigkeiten auch anderen zukommen zu lassen.

Filaree. Für Menschen, die sich übermäßige Sorgen wegen alltäglicher Angelegenheiten machen und die Energie für Kleinigkeiten vergeuden. Gibt einen umfassenden Überblick und rückt alles ins rechte Licht, so daß Sie mehr Energiereserven haben.

Forget-me-not (Vergißmeinnicht). Für Menschen, die sich isoliert fühlen und die sich ihrer spirituellen Verbindung mit anderen nicht bewußt sind. Macht Ihnen klar, daß Sie für alle Menschen verantwortlich sind. Hilft Ihnen, mit geliebten Menschen, die Sie verloren haben, verbunden zu bleiben.

Fuchsia. Für Menschen, die ihre wahren Gefühle (z. B. Schmerzen oder tiefe Traumata) hinter falschen Emotionen und psychosomatischen Symptomen verstecken. Bringt natürliche emotionale Vitalität. Hilft, tiefe Gefühle auszudrücken, zum Beispiel Kummer, Wut oder Widerstand gegen eine Transformation.

Garlic (Knoblauch). Für furchtsame, schwache oder leicht zu beeinflussende Menschen, die wenig Vitalität haben. Bringt ein Gefühl der Ganzheit, das Kraft und aktiven Widerstand einschließt. Gut bei geschwächtem Immunsystem und Infektionsanfälligkeit.

Golden Ear Drops. Für Menschen, die schmerzliche Erinnerungen und Traumata (vor allem aus der Kindheit) verdrängen, die sie immer noch emotional belasten. Hilft, mit dem inneren Kind, der Quelle der Spiritualität, Verbindung aufzunehmen, sich an die Traumata zu erinnern und sich davon zu lösen. Dann wird die Vergangenheit eine Quelle der Kraft, Weisheit und Einsicht.

Golden Yarrow. Für Menschen, die sich von der Gesellschaft zurückziehen und künstlerische Tätigkeiten meiden, weil sie sehr sensibel sind. Sie scheuen das Rampenlicht und öffentliche Auftritte, und der Versuch, mit ihrer Verletzlichkeit fertig zu werden, macht sie hart. Schützt und hilft, aufgeschlossen und ausgeglichen zu bleiben, ohne Integrität und Gesundheit zu gefährden.

Goldenrod (Goldrute). Für Menschen, die sich leicht von der Familie oder anderen beinflussen lassen, von Kollegen oder gesellschaftlichen Erwartungen unter Druck gesetzt werden, nicht sie selbst sein können oder nicht nach ihren eigenen Wertvorstellungen und Überzeugungen leben können. Wenn solche Menschen sich den üblichen Normen unterwerfen, um akzeptiert zu werden, können sie eines Tages asozial werden oder sich so unausstehlich wie als Heranwachsende benehmen. Fördert die Individualität und gibt Kraft und innere Überzeugung.

Hibiscus (Eibisch). Hilft, wenn die Sexualität kalt und lustlos wird, was oft auf sexuellen Mißbrauch zurückzuführen ist. Besonders gut für Frauen, die sich von den Klischees der weiblichen Sexualität abgestoßen fühlen. Gibt sexuelle Wärme und Vitalität. Integriert die Wärme der Seele und die Leidenschaft des Körpers.

Hound's Tongue (Hundszunge). Für eingefleischte Materialisten, deren zu weltliche Einstellung sie deprimiert oder abstumpft. Fördert das ganzheitliche, ausgewogene Denken, so daß Sie sich wieder wundern und das Leben verehren können. Hilft, die physische Welt mit spiritueller Klarheit zu sehen.

Indian Paintbrush (Kastilea). Für Kreative, die bei der Arbeit an geringer Vitalität, Erschöpfung oder anderen körperlichen Beschwerden leiden, weil sie nicht mit beiden Füßen fest auf dem Boden stehen und schöpferische Kräfte nicht physisch ausdrücken können. Hilft dem physischen Körper, lebhaft, dynamisch und gesund zu sein und dabei sein schöpferisches Potential zu nutzen.

Indian Pink. Für Menschen, die zuviel auf einmal tun und die verspannt, sprunghaft und erschöpft sind, weil sie das Selbst nicht als Zentrum der Aktivität sehen können. Hilft Ihnen, Ihre Energie selbst unter Streß zu konzentrieren und verschiedene Aktivitäten zu koordinieren.

Iris. Für Menschen, denen es an Inspiration und Kreativität mangelt und die sich von der Banalität der Welt niederdrücken lassen. Hilft,

Schönheit wahrzunehmen, und bewirkt, daß alles lebendig und dynamisch aussieht. Gibt tiefe Inbrunst, die mit den höheren Ebenen verbunden ist.

Lady's Slipper (Frauenschuh). Für Menschen, die ihrer inneren Autorität entfremdet sind und ihr spirituelles Ziel nicht mit dem realen Leben in Einklang bringen können, was zu nervöser und sexueller Erschöpfung führt. Beruhigt und stabilisiert die Nerven, hilft, die innere Fassung und die spirituelle Kraft wiederzugewinnen, integriert das spirituelle Ziel mit der täglichen Arbeit und gibt dem Körper spirituelle Energie.

Larkspur (Rittersporn). Für Menschen in Führungspositionen, die sich überlastet fühlen oder sich überschätzen. Fördert charismatische, ansteckende Begeisterung und Freude am Dienen.

Lavender (Lavendel). Bei Nervosität und Überreizung der spirituellen Kräfte sowie Erschöpfung des physischen Körpers. Für Menschen, die sehr aufgeregt und nervös sind und meist an Kopfschmerzen, Sehstörungen und Verspannung in Nacken und Schultern leiden. Beruhigt und lehrt Mäßigung.

Lotos. Bei spirituellem Hochmut, also für Menschen, die sich für »spirituell korrekt« halten. Eine vielseitige Arznei, die das höhere Bewußtsein stärkt und harmonisiert.

Love-Lies-Bleeding (Roter Fuchsschwanz). Für Menschen, deren Leiden und Schmerzen durch Isolierung verschlimmert werden oder die in tiefe Melancholie versunken sind, weil sie ihre Schmerzen zu persönlich nehmen. Bringt transzendentes Bewußtsein und hilft, den überpersönlichen Sinn im Leiden zu erkennen.

Madia (Ölmadie). Für Menschen, die sich leicht ablenken lassen, sich nicht konzentrieren können und Schwierigkeiten haben, in der Gegenwart zu leben. Gut bei jahreszeitlich bedingten Beschwerden, zum Beispiel wenn Hitze Sie lustlos und zerstreut macht. Bringt präzises Denken, Disziplin und Konzentration.

Mallow (Malve). Bei Unsicherheit, Mißtrauen und mangelnder Wärme. Beseitigt Hindernisse und hilft, den inneren Gefühlen zu vertrauen. Fördert das offenherzige Teilen und die Freundlichkeit.

Manzanita (Bärentraube). Für Menschen, die ihren Körper und die physische Welt nicht leiden können. Sie neigen zu strengen Diäten und fühlen sich oft krank, selbst wenn sie genau auf ihre Gesundheit achten. Mildert diese Einstellung und begünstigt ein positives Verhältnis zur Welt.

Mariposa Lily (Mormonenlilie). Für Menschen, die ihrer Mutter oder dem Mutterinstinkt entfremdet sind, weil sie als Kind verlassen oder mißbraucht wurden oder ein Trauma erlitten haben. Heilt das Trauma und ermutigt Sie, für andere zu sorgen. Stärkt den Mutterinstinkt und das Band zwischen Mutter und Kind. Stärkt das innere Kind.

Milkweed (Wolfsmilch). Für Menschen, die extrem abhängig von Drogen, Alkohol oder Essen sind, weil sie sich nicht mit dem eigenen Selbst beschäftigen wollen. Bringt Unabhängigkeit, Kraft und ein gesundes Ich. Stärkt auf der tiefsten Ebene.

Morning Glory (Trichterwinde). Für »Nachteulen« mit einem unregelmäßigen Eß- und Schlafrhythmus, denen es morgens schwerfällt aufzustehen, so daß sie zu nervöser Erschöpfung und Immunschwäche neigen. Nützlich bei Süchten. Hilft, einem natürlichen Rhythmus zu folgen, Energie und Lebenskraft zurückzugewinnen und mit dem Leben verbunden zu bleiben.

Mountain Pennyroyal (Bergpolei). Für Menschen, denen es schwerfällt, klar zu denken und vernünftig zu entscheiden, weil das negative Denken anderer sie beeinflußt. Reinigt den Geist und fördert klares, positives Denken.

Mountain Pride (Schaftbaum). Für Menschen, die sich fürchten und zurückziehen, wenn sie vor Herausforderungen stehen, so daß sie für das, woran sie glauben, nicht eintreten können. Fördert eine mutige, kriegerische Einstellung zum positiven Tun.

Mugwort (Beifuß). Für Menschen, die zu irrationalem, hysterischem, gefühlsbetontem Verhalten neigen und den Kontakt mit der Realität verloren haben. Harmonisiert Träume, so daß Sie die Angelegenheiten des täglichen Lebens besser verstehen.

Mullein (Königskerze). Für Menschen, die schwach und verwirrt sind, ihre innere Stimme nicht hören, unentschlossen sind, oft lügen und sich selbst und andere täuschen. Stärkt das Gewissen, die Ehrlichkeit und die moralische Stärke.

Nasturtium (Kapuzinerkresse). Für Intellektuelle, die zuviel denken und ihre Lebenskraft erschöpfen. Gibt wieder Wärme, Vitalität und strahlende Energie.

Nicotiana (Tabak). Bei abstumpfenden Emotionen und Verhärtung des Körpers. Für Menschen, die nicht mit tiefen Gefühlen und heiklen Themen umgehen können. Bringt Frieden, der tief im Herzen wurzelt, und integriert das körperliche und emotionale Wohlbefinden durch harmonische Verbindung mit der Erde.

Oregon Grape (Weinrebe). Für paranoide, furchtsame Menschen, die andere und die äußere Welt als feindselig und unfair betrachten. Hilft Ihnen, an das Gute in anderen zu glauben. Gut bei Spannungen und Feindseligkeiten, wie sie in vielen Städten vorherrschen.

Penstemon (Bartfaden). Für Menschen, die sich als Verfolgte oder Opfer fühlen oder sich selbst bemitleiden, weil das Leben sie benachteiligt – sie sind körperbehindert oder haben einen geliebten Menschen, ihr Heim oder ihren Besitz verloren. Gibt innere Kraft, Mut und Zähigkeit in schweren Zeiten.

Peppermint (Pfefferminze). Bei geistiger Stumpfheit und Lethargie, Sucht nach Reizen oder Eßsucht, deren Befriedigung zu Erschöpfung führt. Bei unausgeglichenem Stoffwechsel. Bringt geistige Klarheit und Dynamik.

Pink Monkey Flower (Rosa Gauklerblume). Bei Scham, Schuld- oder Minderwertigkeitsgefühlen, Angst vor Bloßstellung und Ablehnung. Für Menschen, die ihre Gefühle, ihr wahres Selbst oder ihre Schmerzen verbergen. Die Ursache kann Mißbrauch oder ein Trauma in der Kindheit sein. Hilft, sich selbst zu akzeptieren und zu vergeben, sich von der Vergangenheit zu lösen und emotional aufgeschlossen für die Liebe und Zuneigung anderer zu sein.

Pink Yarrow (Rosa Schafgarbe.) Für Menschen, die übertrieben mitfühlend und äußerst anfällig für verwirrende emotionale Einflüsse sind. Bringt größere Objektivität und hilft Ihnen, sich zu wehren. Zeigt Ihnen, wie Sie Liebe ausstrahlen.

Poison Oak (Lacksumach). Bei Angst vor intimen Kontakten oder Vergewaltigung. Für Menschen, die sich hinter einer Wand aus Feindseligkeit verbergen und dadurch die Intimität vertreiben. Macht emotional aufgeschlossen und sensitiv, so daß andere enge Kontakte knüpfen können. Besonders gut für Männer, die Angst vor zuviel Offenheit haben.

Pomegranate (Granatapfel). Für Frauen, die zwischen Beruf und Familie hin und her gerissen werden, verwirrt sind und ein schlechtes Gewissen haben. Der seelische Druck kann den Geschlechtsorganen schaden. Hilft Ihnen, Ihr Schicksal und Ihre Wahlmöglichkeiten klarer zu sehen. Fördert Aktivität, Produktivität und Familienbewußtsein.

Pretty Face. Für Menschen, die sich wegen ihres Aussehens häßlich und abgelehnt fühlen, zum Beispiel wegen angeborener Fehler oder eines unattraktiven Gesichts. Hilft, innere Schönheit auszustrahlen und die äußere Erscheinung zu akzeptieren.

Purple Monkeyflower (Purpurne Gauklerblume). Bei Angst vor dem Okkulten oder vor jeder spirituellen Erfahrung; bei Angst vor

Strafe oder Zensur wegen Abweichung von der Religion der Familie oder der Gemeinschaft. Bringt innere Ruhe und Klarheit, wenn Sie Zeuge eines spirituellen oder okkulten Phänomens werden. Ermutigt Sie, Ihrer spirituellen Erfahrung oder Führung zu vertrauen, und verhilft Ihnen zu einer Spiritualität, die nicht auf Furcht, sondern auf Liebe gründet.

Quaking Grass (Zittergras). Für Menschen, denen es schwerfällt, ihren Platz bei der Arbeit oder in der Familie zu finden. Hilft, die Identität zu wahren, ohne unterwürfig oder hochmütig zu sein.

Queen Anne's Lace (Wilde Möhre). Für Menschen, die ihre Augen vor der Wirklichkeit verschließen oder die subtileren Ebenen der Realität leugnen. Gibt klarere Sicht und spirituelle Einsicht – aber Sie bleiben mit beiden Füßen auf dem Boden.

Quince (Quitte). Für Menschen, denen es schwerfällt, ihre Sanftheit mit Disziplin und Objektivität zu verbinden. Hilft Ihnen, Ihre liebevolle Art so auszudrücken, daß Würde und Kraft nicht darunter leiden.

Rabbitbrush (Goldaster). Hilft, sich auf Details zu konzentrieren, ohne das Ganze aus dem Auge zu verlieren.

Red Clover (Rotklee). Für Menschen, deren Individualität durch das Massenbewußtsein bedroht ist, die das Gefühl haben, daß eine Woge von Massenhysterie und Angst sie hinwegschwemmt, oder die sich leicht durch Panik in ihrer Umgebung beeinflussen lassen. Macht Ihnen das eigene Verhalten bewußt und hilft Ihnen, auch in Notfällen ruhig zu bleiben.

Rosemary (Rosmarin). Für Menschen, die vergeßlich und zerstreut sind, weil ihr Geist sich unsicher fühlt. Sie haben oft kalte, leblose Hände und Füße. Hilft, sich warm, sicher und dynamisch zu fühlen.

Sage (Salbei). Für Menschen, die sich vom Schicksal benachteiligt fühlen und die den höheren Sinn der Ereignisse nicht erkennen.

Hilft Ihnen, zu lernen und über Ihre Erfahrungen nachzudenken; bringt Einsicht, Weisheit und inneren Frieden. Hilft in Übergangsphasen des Lebens und veranlaßt Sie, einen Schritt zurückzutreten und die Ereignisse zu beobachten.

Sagebrush (Beifuß). Für Menschen, die unbedingt ihre Existenz beweisen wollen, indem sie sich übermäßig mit illusionären Teilen des Selbsts identifizieren. Hilft, das Selbst zu reinigen und sich von schädlichen Aspekten des Selbsts und der Umwelt zu lösen. Macht Ihnen Ihre wahre Identität bewußt und hilft Ihnen, sich selbst treu zu bleiben, so daß Sie sich ändern und transformieren können.

Saguaro (Kandelaberkaktus). Bei rebellischen Neigungen, Konflikten mit der Autorität, Widerstand gegen die eigene Vergangenheit. Macht Ihnen bewußt, was alt und heilig ist, und hilft Ihnen, Ihre Kultur, Herkunft oder Tradition zu verstehen, so daß Sie sich mit der Vergangenheit versöhnen können.

Saint John's Wort (Johanniskraut). Für Menschen, die hitze- und lichtempfindlich, hellhäutig und empfindlich gegen Umweltschmutz sind, leicht einen Sonnenbrand oder Allergien bekommen und anfällig für übersinnliche Attacken bei Nacht sind, die zu Bettnässen und Schweißausbrüchen führen. Bei körperlicher Verwundbarkeit, tiefer Angst und Alpträumen. Gibt Schutz, Kraft und ein lichterfülltes Bewußtsein.

Scarlet Monkeyflower (Scharlachrote Gauklerblume). Für Menschen, die Angst vor starken Gefühlen haben oder sie unterdrücken. Hilft, mit Macht und Zorn umzugehen und nicht blindwütig zu reagieren. Gibt Ihnen den Mut, solche Gefühle zuzugeben und sich damit auseinanderzusetzen. Bringt emotionale Tiefe und hilft, Gefühle ehrlich, direkt und klar auszudrücken, also den emotionalen »Schatten« zu integrieren.

Scotch Broom (Besenginster). Für Menschen, die auf Ungewißheit oder Unruhen in der Welt ängstlich und deprimiert reagieren und die pessimistisch und verzweifelt sind, was ihren Einfluß auf wichtige Ereignisse betrifft. Gibt Zähigkeit und Kraft, Hoffnung und Glauben an die Zukunft.

Self-Heal (Braunheil). Für Menschen, die nicht die Verantwortung für ihre Heilung und ihr Wohlbefinden übernehmen wollen, denen die spirituelle Motivation für Gesundheit fehlt und die auf die Hilfe anderer angewiesen sind. Macht Ihnen bewußt, daß Sie sich selbst heilen können.

Shasta Daisy (Riesenmaßliebchen). Für zu analytische Menschen, die Informationen zerstückeln, anstatt sie als Teile eines Ganzen zu sehen. Gibt Einsicht in die größeren Muster der seelischen und geistigen Erfahrung und hilft, diese Muster zu einem lebenden Ganzen zu synthetisieren. Nützlich, wenn Sie schreiben, lehren, forschen oder einen anderen intellektuellen Beruf haben.

Shooting Star (Götterblume). Für Menschen, die sich auf der Erde fremd fühlen oder ein fanatisches Interesse an außerirdischen Wesen haben. Hilft, den richtigen Kontakt zur Erde zu finden und sich an allem zu erwärmen, was menschlich und irdisch ist.

Snapdragon (Löwenmaul). Für energische, sehr sinnliche Menschen mit starkem Willen, die ihre Wünsche häufig unterdrücken. Sie neigen zu Sarkasmus, verletzender Kritik und Verspannungen im Kieferbereich (Zähneknirschen). Gibt eine lebhafte, dynamische, gesunde Libido und emotionale Ausgewogenheit im Umgang mit anderen.

Star Thistle (Distelartige Flockenblume). Für Einzelgänger und Einsame, denen es schwerfällt, anderen zu vertrauen und großzügig zu sein. Für jene, die ihren materiellen Besitz horten oder behüten, weil sie sich tief im Innern arm fühlen. Gibt ein Gefühl der Sicherheit und der Fülle. Fördert die Fähigkeit, zu geben und zu teilen.

Star Tulip (Sterntulpe). Für Männer, die ihre sanftere, empfängliche Seite verleugnen, und für Frauen, die sich in einer schützenden Schale verstecken. Fördert die Sensibilität und Empfänglichkeit und hilft, die innere Stimme zu hören.

Sticky Monkeyflower (Klebrige Gauklerblume). Bei Angst vor sexueller Intimität, die oft dadurch kompensiert wird, daß der Betroffene oberflächliche sexuelle Begegnungen sucht. Hilft, in sexuellen Beziehungen Wärme und tiefe Liebe auszudrücken.

Sunflower (Sonnenblume). Bei Hochmut und Eitelkeit oder niedrigem Selbstwertgefühl als Folge eines gestörten Verhältnisses zum Selbst. Stärkt die Individualität, harmonisiert die Empfänglichkeit und fördert Selbstausdruck und Aufgeschlossenheit.

Sweat Pea (Gartenwicke). Für Wanderer, die Schwierigkeiten mit Beziehungen haben, wenn sie Verpflichtungen mit sich bringen. Auch für Menschen, die sich heimatlos fühlen, vielleicht weil sie als Kind häufig umziehen mußten oder weil sie in einer Stadt oder Vorstadt fern der Natur leben. Gibt das Gefühl, zu Hause zu sein. Ermutigt Sie, sich zu verpflichten und mit anderen und der Erde eine Verbindung einzugehen.

Tansy (Gänsefingerkraut). Für müde, träge, lethargische Menschen, die unentschlossen und zögerlich sind und einen faulen, gleichgültigen und lässigen Eindruck machen. Vielleicht haben sie als Kind Chaos, Verwirrung, emotionale Instabilität oder gar Gewalt erlebt und geizen seitdem mit ihrer Energie. Ermutigt Sie, entschlossen und freimütig auf andere und auf das Leben zuzugehen.

Tiger Lily (Tigerlilie). Für aggressive, feindselige, äußerst ehrgeizige Menschen, die gegen andere kämpfen, anstatt mit ihnen zum gemeinsamen Wohl zusammenzuarbeiten. Eine feminine Blüte, die inneren Frieden und Harmonie bringt – die Grundlage für alle Beziehungen. Fördert die Kooperation.

Trillium (Wachslilie). Bei übertriebenem Ehrgeiz und Gier nach Besitz, Macht und materiellem Reichtum. Fördert Altruismus, harmonisiert die Energie und bringt innere Reinheit.

Trumpet Vine (Klettertrompete). Bei Mangel an Vitalität, Unfähigkeit, bestimmt aufzutreten oder klar zu sprechen, und Schüchternheit. Fördert die lebendige, plastische, freie Rede und die Dynamik im Umgang mit anderen. Hilft, Gefühle verbal auszudrücken.

Violet (Veilchen). Für Menschen, die sehr schüchtern, zurückhaltend, unnahbar und einsam sind. Vielleicht sehnen sie sich nach Gesellschaft, haben aber Angst, bedrängt zu werden. Fördert die Geselligkeit und schützt die Individualität.

Yarrow (Schafgarbe). Bei extremer Verwundbarkeit durch Gedanken oder böse Absichten anderer. Hilft Ihnen, wenn Sie sich leicht beeinflussen lassen und in einer ungünstigen Umwelt zu Allergien und anderen Krankheiten neigen. Schützt mit einem Schild aus Licht. Heilt die Aura und gibt neue Vitalität und Stabilität.

Yarrow Special Formula (spezielle Schafgarbenmischung). Hilft, wenn Sie radioaktiver Strahlung oder anderen gefährlichen Umweltbelastungen oder geopathischen Störfeldern ausgesetzt waren, z. B. Monitoren, Röntgenstrahlen, therapeutischen Bestrahlungen, elektromagnetischen Feldern. Ursprünglich als Reaktion auf die Reaktorkatastrophe von Tschernobyl im Jahre 1986 entwickelt. Wirkt wie ein Schild, der die schädliche Wirkung der Strahlung auf das menschliche Energiefeld abwehrt. Hat sehr starke vitalisierende und heilende Eigenschaften.

Yellow Star Tulip. Für Menschen, die keine Rücksicht auf die Gefühle anderer nehmen und sich über die Folgen ihres Tuns nicht im klaren sind. Macht mitfühlend, fürsorglich und empfänglich für das Leiden anderer.

Yerba Santa. Bei verdrängtem Kummer, Melancholie, tief verdrängten Emotionen und einem Gefühl der Enge in der Brust. Solche Menschen scheinen oft zu verkümmern, und sie neigen zu Verschleimung in der Brust, Lungenentzündung, Tuberkulose und Nikotinsucht. Macht das Herz leichter und läßt die Emotionen frei fließen.

Zinnia. Für Menschen, die düster, humorlos und zu ernst sind. Fördert kindliche Verspieltheit, Lachen und Humor.

Master's Flower Essences (Blütenessenzen der Meister)

Diese Essenzen werden ausschließlich aus blühenden Früchten und Gemüsen aus örtlichen organischen Obst- und Gemüsegärten hergestellt. Dattel, Avocado, Ananas, Kokosnuß und Banane werden auf der hawaiischen Insel Kaui zubereitet. Ihnen liegt der Gedanke zugrunde, daß Nahrungsmittel uns nicht nur wegen ihres Nährwerts ansprechen, sondern auch, weil sie natürliche seelische Kräfte besitzen, die Streß, Angst und emotionale Unruhe lindern.

Dies ist die Philosophie von Parmahansa Yogananda, einem hochangesehenen spirituellen Meister und Lehrer. Er kam in den zwanziger Jahren aus Indien in die USA, um dort seine praktischen Techniken der Selbstverwirklichung zu lehren. Er war beispielsweise der Meinung, daß Kirschen Fröhlichkeit symbolisieren, während Äpfel die Gesundheit fördern (daher das englische Sprichwort: »Ein Apfel am Tag vertreibt den Arzt«). Yoganandas Autobiographie gilt heute als spiritueller und psychologischer Klassiker.

Yoganandas Lehre brachte Lila Devi auf die Idee, daß die Blüten derart wirksamer Nahrungsmittel sogar noch größeren Nutzen haben müßten, zumal die Blüten 90 % aller Energie der Pflanze enthalten. Nachdem sie seit 1977 achtzehn Jahre lang auf diesem Gebiet geforscht hatte, entwickelte sie am Fuße der Sierra Nevada in Kalifornien die Master's Flower Essences, die dem Menschen helfen sollen, »sein Leben selbst zu meistern«. Sie sagt darüber:

Sie helfen uns, Eigenschaften zu manifestieren, die wir bereits auf unsere eigene, wunderbar einzigartige Weise besitzen. Das erreichen wir durch ein Zusammenwirken der Essenzen mit unserer Bereitschaft, die notwendigen Veränderungen in unserem Leben und an unseren Einstellungen vorzunehmen.

Diese Essenzen sind besonders für Kinder, Schwangere und Gebärende zu empfehlen. Auch für andere Menschen sowie für Tiere und Haustiere sind sie von großem Wert.

Almond (Mandel). »Selbstbeherrschung«. Bei übertriebener Lust an Aktivität, Essen oder anderen Substanzen; bei körperlicher oder geistiger Maßlosigkeit, sexuellen Exzessen, Beklommenheit und Nervosität. Beruhigt den Geist und die Nerven. Hilft, wenn Sie sich nach innen wenden und von der Umwelt und den Verhältnissen weniger berührt werden wollen. Nützlich, wenn Sie aktiv sind und hohe Anforderungen an Ihre Energiereserven stellen. Fördert die Synchronizität zwischen Körper, Seele und Geist und gibt wieder Ausgewogenheit und Mäßigung.

Apple (Apfel). »Gesundheit«. Bei Hypochondrie, Angst, Zweifeln und anhaltenden negativen Emotionen wie Wut und Furcht. Bringt Klarheit, Aufgeschlossenheit, Freude und eine optimistischere Einstellung zum Leben. Öffnet die Quelle der wahren Gesundheit und Vitalität und weckt den Wunsch, besser für sich selbst zu sorgen.

Avocado. »Gutes Gedächtnis«. Bei Vergeßlichkeit, Zerstreutheit, Trägheit, geistiger Verwirrung und Unklarheit, was das Lebensziel angeht. Hilft, wenn Sie mehr Bewußtheit brauchen, um ein Problem zu lösen. Bringt Konzentration, Erinnerung an Details, Inspiration für neue Projekte und geistige Herausforderungen (z. B. Prüfungen) und macht Ihnen den Sinn des Lebens bewußt.

Banana (Banane). »Bescheidenheit«. Hilft, wenn Angst das Urteil trübt. Für Menschen, die unter der Last ihrer Verantwortung stöhnen und die nervös, gereizt und stolz sind. Hilft Ihnen, Ihre negativen Bindungen ruhig und nüchtern zu sehen, so daß Sie einen Schritt zurücktreten und unbeteiligt beobachten können. Mildert die geistige Belastung.

Blackberry (Brombeere). »Reine Gedanken«. Bei negativem Denken, Pessimismus, Sarkasmus, Zynismus, dunklen oder unfreundlichen Gedanken, Nörgelei, Kleinlichkeit. Bringt Güte, geistige Klarheit, Optimismus. Hilft Ihnen, das Gute an sich selbst und anderen zu sehen, so daß Sie inspiriert, prägnant, direkt und dennoch sanft sein können. Schlechte Behandlung lebender Wesen wird Sie abstoßen.

Cherry (Kirsche). »Fröhlichkeit«. Für Menschen, die launenhaft, mürrisch, unglücklich, mutlos und hoffnungslos sind und ihre Emotionen nicht mehr ganz zügeln können – einerlei, ob sie die Ursache dieser Stimmungen kennen oder nicht. Ermutigt Sie, das Gute an jeder Situation zu sehen, andere zu inspirieren und optimistisch, positiv, unbeschwert und gelassen zu sein. Hilft bei Mangel an Energie, Begeisterung und Interesse am Leben.

Coconut (Kokosnuß). »Erbauung«. Bei Unsicherheit, Mangel an Ausdauer, Neigung zur Flucht, Prüfungsangst. Für Menschen, die immer Ausreden haben, überall Probleme sehen und leicht aufgeben. Bringt Beharrlichkeit, so daß Sie Aufgaben vollenden und Ihr Potential voll ausschöpfen können. Hilft Ihnen, Lösungen zu finden und Unterstützung bei Herausforderungen aller Art anzunehmen und anzubieten.

Corn (Mais). »Geistige Vitalität«. Bei Trägheit, blockierter Energie, mangelndem Interesse, Zaudern, Lustlosigkeit, Lethargie. Hilft Ihnen, mit Projekten zu beginnen, gibt neue Begeisterung und unbegrenzte Energie, so daß Sie alles erreichen können, was Sie wollen.

Date (Dattel). »Liebenswürdigkeit«. Für Menschen, die andere kritisieren und die intolerant, leicht reizbar, unfreundlich und schlechte Gastgeber sind. Fördert die Sensitivität für die Gefühle anderer, das Urteilsvermögen und die Aufgeschlossenheit. Macht Sie gesprächsbereit, magnetisch und warmherzig.

Fig (Feige). »Flexibilität«. Für Menschen, die zu streng zu sich selbst, stur, fanatisch, übertrieben diszipliniert und unnachgiebig sind, mit Veränderungen nicht zurechtkommen, unrealistische Erwartungen von sich selbst hegen und ihr Potential nicht ausschöpfen. Macht Sie humorvoller, flüssiger und innerlich freier, so daß Sie sich entspannen und mit sich selbst und anderen unbefangen umgehen können.

Grape (Weinrebe). »Liebe, Hingabe«. Bei Neid, Gier, Lust, Eifersucht, mangelndem Engagement, Armut, Grausamkeit, Einsamkeit und dem Gefühl, isoliert, fremd und verwundbar zu sein. Bei Trennung, Scheidung und Tod. Hilft Ihnen, die innere Quelle der Liebe zu sehen, bedingungslos und ohne Erwartungen zu lieben und geduldig mit den Fehlern anderer zu sein. Macht rein.

Lettuce (Kopfsalat). »Ruhe«. Bei Unruhe, Konzentrationsmangel, Reizbarkeit, unterdrückten Emotionen, Wut, Unentschlossenheit. Bringt tiefen Frieden, beseitigt emotionale Aufgewühltheit und ersetzt sie durch Gelassenheit. Hilft Ihnen, Ihre Wahrheit auszusprechen und sich klar auszudrücken. Schafft eine produktive, klar denkende Umwelt für sehr kreative Menschen. Gibt Freiheit, so daß Sie die subtileren Stadien der Entspannung erfahren können.

Orange. »Freude«. Bei Depression oder Melancholie, Hoffnungslosigkeit, Verzweiflung, Selbstmitleid, körperlichem, sexuellem oder emotionalem Mißbrauch jetzt oder früher. Bringt Energie, Konfliktlösungen, Unbeschwertheit. Verjagt Schwermut und fördert das innere Lächeln.

Peach (Pfirsich). »Selbstlosigkeit«. Bei Egoismus, Narzißmus, Gedankenlosigkeit. Für Menschen, die andere mit unerwünschten Aufmerksamkeiten überschütten und sie ausnutzen. Bringt Reife, Rücksicht, tiefes Mitgefühl, Sensibilität und sorgt dafür, daß Sie sich um das Wohl anderer kümmern.

Pear (Birne). »Für Notfälle«. Bei Unfällen, Krankheit, Operationen, komplizierten Geburten, körperlichen oder seelischen Krisen, Schock, extremem Kummer und in anderen Situationen, die Sie aus dem Gleichgewicht bringen. Auch bei unerwünschten, hartnäckigen Gedanken und falschen Gewohnheiten sowie Störungen der Aura. Bringt Seelenfrieden und ein Gefühl für Rhythmus und Proportionen. Hilft, in der Gegenwart zu leben und mit Krisen umzugehen.

Pineapple (Ananas). »Selbstsicherheit«. Für Menschen mit einem Minderwertigkeitskomplex, die sich ständig mit anderen vergleichen, mit ihrer Arbeit unzufrieden sind und sich nicht für einen

Beruf entscheiden können. Fördert Selbstvertrauen, Weisheit und Zufriedenheit mit dem Beruf. Gibt ein starkes Gefühl der Identität.

Raspberry (Himbeere). »Güte«. Für Menschen, die leicht beleidigt und reizbar sind, die wild um sich schlagen, wenig Verständnis für andere haben, vorschnell urteilen, sich von Emotionen leiten lassen, andere verantwortlich machen, Groll und Bitterkeit empfinden. Fördert Verantwortungsbewußtsein, Sympathie, Vergebung, Güte, Großzügigkeit und den Wunsch, anderen zu helfen. Heilt alte Wunden.

Spinach (Spinat). »Einfachheit«. Bei Streß, Überlastung, Mißtrauen, Paranoia, unglücklicher Kindheit. Bringt kindliche Freude, Vertrauen, Sinn für Wunder, einen freien Geist, Verspieltheit und Abenteuerlust. Hilft Ihnen, unkompliziert und direkt zu sein, so daß andere Sie verstehen.

Strawberry (Erdbeere). »Würde«. Bei Schuldgefühlen, Selbstvorwürfen, Minderwertigkeitsgefühlen, Mangel an Verantwortungsbewußtsein, Unsicherheit. Die Ursache kann Mißbrauch in der Kindheit oder zu große Sensibilität sein. Bringt Kraft, Gelassenheit, Anmut, Würde, Selbstachtung, Verläßlichkeit. Hilft Ihnen, sich von Ihrer schlimmen Kindheit zu lösen.

Tomato (Tomate). »Kraft, Mut«. Bei Angst, Alpträumen, übertriebener Zurückhaltung, Sucht, Schüchternheit (vom leichten Zögern bis zum Entsetzen), Defätismus. Macht Ihnen klar, daß es keine Fehlschläge, sondern nur neue Chancen gibt. Stärkt den Glauben an sich selbst, an die eigene Unbesiegbarkeit und an Schutz vor negativen Umwelteinflüssen.

Pegasus-Essenzen

Fred Rubenfeld, der Eigentümer der Pegasus Company, lernte die Kunst der Heilung durch Schwingungen kennen, als er in einer Diamantenfabrik in New York arbeitete. Umgeben von Edelsteinen, begann er sich mit der Heilkraft der Steine zu beschäftigen und machte Experimente. 1983 war er einer der ersten, die ein Edelsteingeschäft eröffneten und Edelsteinelixiere verkauften. Als er Pegasus übernahm, betrat er auch die Welt der Blütenessenzen. Inzwischen hat Rubenfeld eine phänomenale »Arzneibank« geschaffen, die mehr als 500 Blütenessenzen, über 300 Edelsteinelixiere und Starlight-(Sternenlicht-)Elixiere anbietet.

Das Pegasus-Sortiment umfaßt Essenzen aus aller Welt: Lilie aus Afrika, Holy Thorn aus Glastonbury, Creeping Thistle aus Schottland, viele Blüten aus Tahiti usw. Die Firma befindet sich in den Rocky Mountains in einer Stadt namens Love Land in der Nähe von Boulder, Colorado. Das ist eine wenig bevölkerte Gegend mit viel Wild und reichen Gold- und Quarzlagern. Geographisch gesehen ist es die Mitte Nordamerikas. Die Menschen, die dort leben, scheinen eine Menge gesundheitsfördernde Energie vom Land aufzunehmen.

Rubenfeld glaubt, das Geheimnis guter Essenzen und Elixiere bestehe darin, alle Reiche der Natur mitwirken zu lassen – Flora, Mineralien, Elemente, Planeten, Weltraum – und sich selbst gedanklich und emotional vom Herstellungsprozeß zu lösen.

Bei der Zubereitung seiner Essenzen benutzt er eine spezielle Schale aus Quarzkristall und läßt Sonnenlicht, gefiltert von Xenongas, auf das Wasser scheinen. Das Gas beseitigt angeblich alle schädlichen Wirkungen des Lichts.

Die Essenzen werden dann von einer geometrischen Form namens Metaform, einer mit gemahlenem Quarz gefüllten Wasserpyramide, potenziert. Dieser Prozeß findet statt, wenn die Essenz zubereitet ist, wenn sie in Flaschen gefüllt wird und noch einmal vor dem Transport. Dadurch soll alles Negative entfernt und eine sichere Reise und lange Haltbarkeit gewährleistet werden.

In der heutigen Zeit wollen die Essenzen dem Menschen die Energie geben, die er benötigt, um mit Problemen, Zerstörung, Veränderungen und Katastrophen fertig zu werden. Rubenfeld glaubt, daß Blüten und Kristalle dabei besonders hilfreich sind, und er schreibt den »Stadtblumen«, die auf Gehwegen in New York wachsen, einzigartige Kräfte zu: Sie sind entschlossen, Widerstand zu überwinden, und besitzen eine geistige Kraft, die uns helfen kann, die Probleme des modernen Lebens zu lösen. Auch wir brauchen Zähigkeit, um tagtäglich Hindernisse zu überwinden.

Rubenfeld ist der Meinung, daß die Menschen von heute sich der höheren Ebenen klarer bewußt sind als in biblischen Zeiten oder noch früher. In einer Zeit, wo so viele Lebewesen auf Erden bedroht sind, bieten uns Edelsteine und Blüten einige Lösungen an. Elefanten werden jetzt beispielsweise dadurch gerettet, daß eine neu entdeckte Substanz aus einer Bohne sich wie Elfenbein bearbeiten läßt. Rubenfelds »Tagua«-Essenz fängt ihre Eigenschaften zum erstenmal ein.

Agave Yaquinana. Beeinflußt unbewußte Entscheidungen, die sich auf einen tief verwurzelten Glauben an Trennung, Einsamkeit usw. stützen und die oft das Erbe eines vergangenen Lebens sind. Hilft bei regelmäßiger Einnahme, diesen verborgenen oder unbewußten Glauben aufzulösen.

Aloe Eru. Hilft, Löcher im Ätherkörper zu stopfen, die andere Wesen oder, in geringerem Umfang, eigene Erlebnisse verursacht haben. Beruhigt nach einer Trennung von einem negativen Wesen.

Alyogyne Huegelli. Stärkt die Fähigkeit des Kronen-Chakras, Informationen aufzunehmen und zu verarbeiten. Verschafft Zugang zum »kosmischen Computer«. Kann das Verständnis der Kundalini-Energie, die durch die Wirbelsäule fließt, verbessern.

Bird of Paradise (Paradiesvogelblume). Hilft, Fliegen und Bewegung zu verstehen. Macht Ihnen klar, daß Menschen und ihre Gemeinschaften miteinander verbunden sind. Nützlich, wenn Sie mit Menschen umgehen und neue Techniken anwenden müssen, die Einfluß auf die Freiheit haben. Bringt Humor in Ihre Beziehungen.

Blazing Star (Prachtscharte). Kann Energie wecken, die sich im Herzen anreichert und dann durch Hände und Finger strömt, vor allem durch den Mittelfinger. Sie können sie zum Heilen nutzen.

Blue Witch. Kann Energieverlagerungen in den Chakras 4 bis 9 herbeiführen (Chakras 8 und 9 befinden sich in den subtilen Körpern). Die Energie beginnt am Herzen zu fließen und breitet sich nach oben aus, bevor sie zurückkehrt. Hilft, die höheren Dimensionen zu verstehen.

Butterfly Lily. Bereitet Sie auf die Transformation vor, deren Symbol der Schmetterling ist, und macht Ihnen bewußt, wie wichtig diese Transformation für die Menschheit ist. Für Menschen, die mit Gruppen arbeiten und große Schwierigkeiten haben. Macht mutig.

California Baylaurel (Lorbeerbaum). Öffnet den Geist und macht ihn und das Nervensystem flexibel. Hilft, verkrustete Denkweisen zu überwinden. Bringt Weisheit, beruhigt und lindert.

California Buckeye (Roßkastanie). Hilft Ihnen, Ihre Vision zu verstehen und mit ihr zu arbeiten. Stimmt Sie auf Ihr Lebensziel ein und erleichtert den Kontakt mit Ökosystemen, Landwirtschaft und Naturgeistern. Stärkt das Dritte Auge.

Calypso Orchid. Hilft Ihnen, gleichzeitig durch mehrere spirituelle Ebenen zu klettern. Erleichtert die Kommunikation mit dem höheren Selbst oder Ihren Führern. Ermutigt Lehrer, mit Ihnen in Verbindung zu treten. Reinigt und öffnet das Kronen-Chakra.

Cape Honeysuckle (Geißblatt). Kann den physischen Körper und die Chakras 4 bis 8 koordinieren. Kann übersinnliche Fähigkeiten fördern und Veränderungen im emotionalen Körper verstärken. Lindert Kummer, Einsamkeit und andere unangenehme Emotionen.

Caterpillar Plant. Ermutigt Sie, spirituelle Gaben, deren Sie sich nicht bewußt sind, zu empfangen. Macht es leichter, übersinnliche Fähigkeiten zu verarbeiten und zu integrieren.

Choke Cherry (Würgkirsche). Hilft bei Mangel an Klarheit im Inneren und in den Beziehungen. Gibt Licht, wenn Sie ein Problem sehen müssen; vertreibt Dunkelheit, beseitigt Verwirrung und macht Motive bewußt.

Clarkia. Bringt Ihnen die Energie der Vergebung nahe, vor allem wenn es um körperliche Aspekte und den Einfluß des Geschlechts geht. Macht Ihnen die genetischen Strukturen und Ihre Fähigkeit, mit ihnen zu arbeiten, bewußter.

Coralroot, Spotted (Gefleckte Korallenwurz). Macht Ihnen die Bedeutung der Krankheit im Leben bewußter und hilft Ihnen, ihren Sinn auf den subtileren Ebenen zu verstehen, so daß eine bestimmte Krankheit sich nicht mehr körperlich zu manifestieren braucht. Kann die Wirkung von Antibiotika noch lange nach deren Einnahme verringern.

Creeping Thistle. Erzeugt Ranken aus Licht und Energie, die vom 7. Chakra ausgehen und vorübergehend neue, vielfältige Energien miteinander mischen. Kann eine Brücke vom 7. Chakra zum Herz-Chakra und zum Wurzel-Chakra herstellen. Versorgt den Körper mit klarer, heilender Energie und verstärkt die Übertragung von Schwingungen von anderen, subtileren Ebenen zum physischen Körper – das kann ein freudiges Erlebnis sein.

Curry Leaf Tree (Currybaum). Katalysiert aktuelle Ereignisse. Macht spirituelle Praktiken klarer. Fördert den Zusammenhalt in Beziehungen, vor allem in der Familie. Bringt Verspieltheit, Unbeschwertheit und Klarheit über Ihr Ziel.

Dayflower (Commeline). Verschafft Zugang zum größeren Licht, das besonders nützlich für den physischen Körper und bei der Lichttherapie ist. Macht Ihnen die Verbindung zwischen Sonne und Erde bewußter. Hilft Ihnen, wenn Sie weniger essen und sich besser auf das Licht einstimmen wollen.

Deer's Tongue (Spitzwegerich). Weckt übersinnliche Fähigkeiten, die zusammen mit dem 6. Chakra geistige Energie ausstrahlen können. Eine Gruppe, die Liebe zu vielen Wesen ausstrahlt, kann in der heutigen Zeit der Erde helfen.

Desert Barrel Cactus. Hilft Ihnen, wenn Sie wissen wollen, wo Grenzen anfangen und enden, wo eine Beziehung anfängt und endet, wo und wie Sie mit der ganzen Menschheit verbunden sind. Erleichtert den Kampf gegen die Traurigkeit und Isolierung, die Sie mitunter auf Ihrer spirituellen Reise zwischen dem Selbst und Ihrer Seelenfamilie verspüren.

Dragon Flower Cactus. Hilft, spirituelle Grundsätze auf der physischen Ebene anzuwenden. Harmonisiert die physischen Aspekte des Körpers. Besonders hilfreich, wenn Sie sich bewegen oder trainieren.

Dutchman's Breeches (Doppelsporn). Fördert die Abgabe von Emotionsresten an die Aura, wo sie durch Bewegung, Wasser oder Luft leicht entfernt werden können. Kann auch Überreste einer negativen Umwelt beseitigen.

Easter Lily Cactus. Hilft Ihnen, sich besser auf das Chaos und die vollkommene Symmetrie einzustimmen. Verbessert die Kommunikation durch Gesten und Bewegungen.

Elephant's Head (Begonie). Stellt eine Verbindung her zwischen den Energien der Engel und den Energien, welche die Entwicklung der Menschheit steuern. Stärkt die Fähigkeit, die Energie der Erde wahrzunehmen und damit zu arbeiten. Hilft, Engel oder Geistführer besser zu sehen und sich auf sie einzustimmen. Gibt Weisheit.

Everlasting (Strohblume). Hilft, eine Bewußtseinsveränderung zu mildern, die unterdrückte Erinnerungen an die Kindheit oder ein vergangenes Leben freisetzt. Stärkt das Selbstwertgefühl und macht es leichter, spirituelle Fortschritte zu erkennen. Fördert positive Energie.

Gardenia. Hilft, Emotionen zu verarbeiten, die eine Bewußtseinsveränderung auslöst. Erleichtert die Einstimmung auf kürzlich erworbenes Wissen. Sehr gut für das Verhältnis zwischen Schülern und Lehrern. Bringt Frieden, macht fürsorglich und mitfühlend.

Gentian (Enzian). Verbessert die Fähigkeit, auf vielen Ebenen zu kommunizieren. Fördert die Redegewandtheit und die Verbundenheit mit anderen.

Gilia-Scarlet (Gilia Rubra). Gibt Ihnen Kraft, wenn Sie verstehen wollen, wie Sie die Erde bevölkern und mit anderen teilen. Fördert die Möglichkeiten der spirituellen Aspekte der Sexualität. Kann bei der Behandlung rätselhafter Hautkrankheiten helfen. Verbessert die Sympathie für Pflanzen und Tiere. Fördert Harmonie.

Green Rein Orchid. Hilft Ihnen, alte Emotionsmuster zu erkennen – den roten Faden, der verschiedene Lebensphasen verbindet –, besonders wenn Sie Ihre Eltern und Ihre frühe Kindheit verstehen wollen. Nützt Therapeuten und Patienten, wenn sie damit Depressionen oder süchtigmachende Energien behandeln.

Heliconia. Erzeugt Energiespiralen, die das Gleichgewicht der subtilen Körper beeinflussen und sich positiv auf Gehirn und Rückenmark auswirken. Hilft, Ideen zu entwickeln und in die Tat umzusetzen, die Ergebnisse zu akzeptieren und die notwendigen inneren Veränderungen vorzunehmen. Stärkt die Chakras 7 bis 10.

Holy Thorn. Öffnet das Kronen-Chakra und fördert die Bereitschaft, mit einem universellen Energienetz zu arbeiten. Hilft Ihnen, auf Ihrem spirituellen Weg voranzukommen. Wenn Sie diese Essenz einnehmen (am besten unvermischt), sollten Sie an ein bestimmtes Wesen oder Ideal denken. Sie stellt eine Verbindung zu der Energie her, die das spirituelle Ideal oder die Idee speist.

Hooded Lady's Tresses (Drehwurz). Hilft, nach Gipfelerlebnissen, katalytischen Veränderungen oder einer Katharsis im höheren Bewußtseinszustand zu bleiben, auch wenn dessen Intensität nachläßt. Verbessert übersinnliche Fähigkeiten ein wenig.

Hydrangea, Green (Grüne Hortensie). Verbindet die Energien der Chakras in verschiedener Weise, harmonisiert sie und vermischt sie. Hilft, die Chakras zu visualisieren und zu öffnen.

Indian Pipe (Einblütiger Fichtenspargel). Harmonisiert und verbessert den Energiestrom zwischen den Chakras. Verbessert den Kontakt mit höheren Schwingungen beim Channelling. Lindert Rückenbeschwerden.

Kinnick-Kinnick (Kornelkirsche). Hilft Ihnen, sich bewußt mit anderen in Verbindung zu setzen und unbewußte Verbindungen zu lösen. Hilft, sich ungezwungen und frei zu bewegen, und lockert unerwünschte Verbindungen aus einem früheren Leben.

Lemmon's Paintbrush. Kann Sie inniger mit Ihren höheren Energien verbinden. Besonders nützlich, wenn Sie die Wechselbeziehung zwischen Ihnen und der Gemeinschaft besser verstehen wollen. Fördert die Geselligkeit.

Leopard Lily (Pantherlilie). Hilft, das Selbstwertgefühl zu verbessern, sich klar auszudrücken und die innere Natur zum Vorschein zu bringen. Besonders nützlich für Redner und Schriftsteller, die abweichende Meinungen vertreten.

Lobivia Cactus (Seeigelkaktus). Macht Ihnen das Christus-Prinzip bewußt, das sich in Ihrer Beziehung zur Erde manifestiert. Kann das Verhältnis zu einem anderen Menschen vertiefen und den Energieaustausch zwischen Ihnen beiden fördern.

Milkmaids. Löst kritische Einstellungen zu sich selbst und anderen auf. Bringt Liebenswürdigkeit, Liebe, Anerkennung und stärkt das Selbstwertgefühl. Hilft dem Herzen, Güte und positive Eigenschaften zu verstehen, so daß Sie auf Urteile verzichten und wieder spirituell lieben können.

Mock Orange (Pfeifenstrauch). Fördert die Koordination in tiefer Entspannung oder Meditation. Hilft, neue Ideen zu entwickeln. Baut Streß ab.

Monkeyflower (Gauklerblume). Unterstützt emotionale Klärungsprozesse, vor allem wenn es um Selbstverleugnung oder Süchte geht. Fördert die Fähigkeit, Licht direkt aufzunehmen, und versorgt das 2. und 3. Chakra mit Energie.

Monvillea Cactus. Hilft, die Symbolik der Brust und der Geschlechtsorgane zu verstehen. Stimmt auf das Mondlicht und das Unbewußte ein.

Mountain Misery. Hilft Ihnen, sich für eine Aufgabe zu engagieren und alte Methoden zu ändern, so daß Ihnen neue Energie zufließen kann. Bringt zusätzliche Inspiration und tieferes Verständnis für ein Projekt.

Mountain Pride (Schaftbaum). Macht die Energie des Wurzel-Chakras bewußt und hilft, die emotionale Verbindung mit der Spiritualität zu verstehen. Macht es leichter, Sexualität zu akzeptieren. Hilft, die Verbindung mit der Erdenergie besser zu verstehen.

Myrtlewood Tree. Hilft, heilende Energie aus der Ferne zu übermitteln. Nützlich, wenn Sie Informationen über das Heilen an den Mann bringen wollen.

Neoporteria Cactus. Ermöglicht der Seele einen engeren Kontakt mit der einströmenden Energie und stärkt dadurch ihr höheres Potential. Läutert und bündelt die Energie der Seele, so daß sie diesen Vorgang versteht. Hilft Ihnen, Trägheit zu überwinden und aufzubrechen, wenn Sie Ihr Ziel kennen. Kann die Verbindung zu Ihrer Seelengruppe vertiefen und sie Ihnen bewußter machen. Stärkt die Motivation.

Noble Star Flower Cactus. Verschmilzt Liebesenergien und macht Ihnen klar, welche Folgen der Fleischverzehr hat. Hilft, auf Fleisch zu verzichten und aus Liebe zu allen Tieren eine leichtere, vegetarische Kost zu essen. Bringt Liebe und Mitleid für Tiere, die verzehrt werden.

Old Maid, Pink/White (Rosenrotes Sinngrün). Hilft Ihnen zu verstehen, was im Leben wirklich wichtig ist. Nützlich, wenn Sie mit dem inneren Kind arbeiten wollen. Erleichtert es Ihnen, Ihre Eltern zu akzeptieren und ihnen zu vergeben und sich von alten, unangenehmen Erinnerungen zu lösen. Stärkt Ihre Verbindung mit allen Dingen.

Orange Flame Flower Cactus (Fackellilienkaktus). Hilft Ihnen, Wut zu verstehen und abzubauen, und zeigt Ihnen, wie Sie Beziehungen durch größere Begeisterung verbessern können. Hilft Ihnen, Ihre bewußten Versuche, allein und von anderen getrennt zu sein, zu verstehen und zu verzeihen. Fördert das Verständnis für die Unterschiede zwischen den Menschen und erleichtert es Ihnen, negative Einstellungen aufzugeben.

Owl's Clover. Bringt Freude und fördert das Verständnis für den künstlerischen Ausdruck. Entwickelt den Selbstausdruck, vor allem im Traum. Bringt Optimismus, wenn es Ihnen daran mangelt oder wenn Sie wenig Vertrauen in Ihre künstlerischen Fähigkeiten haben.

Pegasus Orchid Cactus. Verhilft Ihnen zu einem neuen Schicksal und einem neuen Ziel, so daß Sie dieses Leben und künftige Leben beeinflussen können. Hilft, Beziehungen auf neue Art zu knüpfen und die Verbindung und Intimität zwischen den Partnern zu vertiefen.

Pine Drops (Fichtenspargel). Hilft, schwierige Beziehungen besser zu verstehen und die höheren Aspekte in jeder Beziehung zu erkennen. Erleichtert das Verständnis der genetischen Struktur und des genetischen Codes eines Individuums. Gut geeignet zusammen mit Antibiotika-Alternativen.

Plumeria. Macht Ihnen Ihre Wurzel bewußt und stärkt die Verbindung mit der Menschheit und Ihren Vorfahren. Nützlich bei der

Gruppenmeditation, vor allem über große Entfernungen hinweg, bei Meditationen für Frieden und Harmonie in der Welt.

Prickly Poppy (Stachelmohn). Steigert die Fähigkeit, trotz aller Hindernisse zu lieben und ein Liebesband zu knüpfen, das Zeit und Raum transzendiert. Erleichtert die Erinnerung an frühere Existenzen, wenn Sie bewußt danach streben. Kann Ihnen helfen, sich selbst und anderen für Fehler in einem vergangenen Leben zu verzeihen. Macht es leichter, jenen zu vergeben, die an Kriegen, Hungersnöten und Krankheiten schuld sind.

Protea. Hilft, Energie in eine bestimmte Richtung zu lenken. Erleichtert den Empfang von Informationen aus vergangenen Leben – vor allem von konstruktiven Ideen – und hilft, sie zu verarbeiten. Fördert Telepathie.

Purple Nightshade (Purpurnachtschatten). Lindert Gereiztheit, besonders wenn Überlastung die Ursache ist. Hilft bei Nervosität, Erschöpfung und emotionalen Störungen, die auf Kaffee oder andere Reizstoffe zurückzuführen sind.

Rattail Cactus. Fördert die Fähigkeit, durch Raum und Zeit in andere Dimensionen zu schauen und sich Informationen zu beschaffen, z. B. über Ihr kulturelles Erbe. Hilft, die Zeit zu transzendieren und eine engere Verbindung zur Zukunft herzustellen.

Rattlesnake Plantain Orchid (Netzblattorchidee). Bei Problemen, die zu aggressivem oder »männlichem« Verhalten führen. Hilft Männern, mit Wut und Aggression fertig zu werden. Hilft Frauen, das Weibliche und Männliche an ihrer Redeweise, ihrem Umgang mit Männern, ihrem Erscheinungsbild und ihrem Selbstbild zu harmonisieren.

Red Ginger (Roter Ingwer). Hilft, viele körperliche Merkmale zu spiritualisieren. Öffnet das Wurzel-Chakra für die spirituelle Energie. Vertieft das Verständnis für die männlichen und weiblichen Aspekte in Ihnen. Nützlich für Kampfsportler und Tänzer. Fördert

Sexualität, Tantra und taoistische Übungen sowie die Vereinigung des Männlichen/Weiblichen mit der Erde.

Red Mountain Heather (Rotes Bergheidekraut). Verbessert die Fähigkeit, Töne verschiedener Art (z. B. Musik) wahrzunehmen und damit zu arbeiten. Hilft, die innere Stimme zu hören und Schwingungen wahrzunehmen. Macht es leichter, sich selbst anzuerkennen und zu lieben. Fördert das Interesse an Schwingungen.

Shasta Lily. Beschleunigt die ätherischen Körper. Macht Ihnen klar, wie wichtig Ihr Beitrag zur Rettung der Erde ist. Hilft Ihnen, die Energien zu verstehen und zu nutzen, die bestimmte Kraftpunkte ausstrahlen, z. B. der Josua-Baum und Sedona, die in der Vergangenheit vielleicht eine Quelle der Offenbarung für viele waren.

Sierra Red Orchid. Hervorragend geeignet, Emotionen zu transformieren, so daß verborgene oder verdrängte Gefühle an die Oberfläche gelangen können. Sehr wirksam bei Depression und Traurigkeit.

Snowplant (Roter Fichtenspargel). Hilft vor allem Heilern, einströmendes Licht und einströmende Energie besser zu verstehen. Stärkt die Aura und die subtilen Körper. Erleichtert Veränderungen im Leben (neuer Beruf, neues Heim, neue Beziehungen).

Sourgrass. Fördert die Aufnahme und Abgabe von Substanzen in den subtilen Körpern, besonders im Ätherkörper. Die Folge sind größere körperliche Beweglichkeit sowie Ruhe und Frieden auf vielen Ebenen. Gut in Verbindung mit physikalischen Therapien wie Massage und Aromatherapie.

Spider Lily, Red. Hilft den Nadis, andere Dimensionen zu erreichen und Energie aus dem zwischendimensionalen Bereich, vor allem dem Ätherkörper, zu transformieren und zu übertragen. Hilft Ihnen, die Chakras willentlich zu öffnen und zu schließen, so daß Sie aufnehmen können, was nützlich ist, und das Wertlose zurückweisen können. Stärkt die Verdauungs- und Geschlechtsorgane sowie Nieren und Haut.

Starflower (Milchstern). Hilft, wenn Sie mit anderen arbeiten, um die Wahrheit besser zu verstehen, selbst wenn sie im Unterbewußtsein verborgen ist. Stimuliert das 2. Chakra.

Star Thistle (Distelartige Flockenblume). Hilft, Energie abzustrahlen. Nützlich für Therapeuten, die mit Patienten arbeiten; fördert die Spiritualität beider. Aktiviert das 9. und 10. Chakra.

Sulcorebutia Cactus. Erzeugt in Ihnen einen Energiewirbel, so daß Sie Ihre Fähigkeiten besser nutzen können, soweit sie mit der Seele, der Mitte und dem Ziel des Universums und der irdischen Manifestation zu tun haben. Hilft, Hindernisse auf dem Weg zu beseitigen, und kann nützlich sein, wenn Sie auf bestimmte ganzheitliche Therapien schlecht ansprechen.

Swamp Onion. Bewirkt eine gründliche Reinigung, die meist oben beginnt und nach unten im Körper fortschreitet, vom Kopf bis zu den Zehen. Macht Ihnen die höhere Energie bewußt, die mit dieser Reinigung einhergeht – eine mächtige, universelle Energie, die Sie liebevoll durchströmt. Besonders nützlich, um die subtilen Körper von übersinnlichen Abfällen zu säubern, die Ihre Entwicklung hemmen.

Sycamore (Platane). Lindert Streß und überwindet Probleme mit mangelnder oder übertriebener Disziplin. Hilft Ihnen, Ihr Leben in den Griff zu bekommen, so daß Sie wissen, wann Sie etwas loslassen sollten.

Tagua. Enthält die Schönheit des Elfenbeins in Pflanzenform. Bringt ein Gefühl großer Macht, Langlebigkeit, ein besseres Gedächtnis, ein klares Ziel und tiefe Bewußtheit. Ermöglicht eine direkte Verbindung zu höheren Ebenen. Macht Ihnen klar, wie Sie alte Verhaltensweisen ablegen und sich neue zulegen können.

Tree Opunitia (Baumfeigenkaktus). Fördert die Bereitschaft, sich zu ändern, selbst wenn Sie sich auf bestimmten Existenzebenen wohl fühlen. Erinnert Sie an notwendige Änderungen und gibt Ihnen die körperliche Energie, die Sie dafür brauchen.

Trillium Red (Rote Wachslilie). Stärkt Ihre natürliche Heilkraft und hilft Ihnen zu verstehen, was andere brauchen, um sich zu ändern, und was Sie daraus lernen können. Hilft Ihnen, wenn Ihr Beruf Sie langweilt, und bringt neue Ideen.

Waikiki Rainbow Cactus (Igelsäulenkaktus). Zeigt Ihnen, daß Ihr Selbstausdruck Ihre Verbindung zu anderen vertiefen kann. Stärkt das Selbstwertgefühl.

Washington Lily. Fördert die natürliche Fähigkeit, bedingungslos und universell zu lieben. Hilft Ihnen, Spiritualität in ihren verschiedenen Formen besser zu verstehen und zu akzeptieren, wenn Sie sich schwierigen spirituellen Veränderungen in Ihrem Leben nähern. Stärkt den Äther- und den Astralkörper. Bringt spirituelle Beharrlichkeit.

Wooly Sunflower. Nützlich, wenn Sie mit Sonnenenergie arbeiten. Symbolisiert die sanfteren, subtilen, weiblichen Aspekte des solaren Prinzips. Stärkt das 3. Chakra.

Hawaiian Flower Essences (Hawaiische Blütenessenzen)

Hawaii ist berühmt für seine wunderbar exotischen, subtropischen Blumen, die angeblich zu einem großen Teil von polynesischen Einwanderern mitgebracht wurden, als sie vor etwa 1600 Jahren die Inseln entdeckten und besiedelten. Inspiriert von der Schönheit dieser Inseln, stellten einige Bewunderer die These auf, sie seien die Überreste des alten Lemurien, eines mythischen Landes, das vor etwa 500 000 Jahren existiert haben soll. Sie spekulieren, einige der häufigen hawaiischen Blütenessenzen, zum Beispiel Koa und Sandelholz, könnten das spirituelle Bewußtsein heben, und diese Spezies stammten aus eben dieser Zeit.

Die Hawaiianer benutzten traditionell Kräuter, um Wunden zu

heilen und Verdauungsstörungen zu lindern. Sie glaubten, innere Krankheiten würden von bösen Geistern hervorgerufen, die das »Mana«, die Lebenskraft, schwächten. Ihre Medizinmänner oder Kahunas behandelten Krankheiten, indem sie eine Zeremonie veranstalteten, die sie *ho'oponono* nannten. Dabei versuchten sie, mit Heilkräutern und Riten die seelische Disharmonie in der Familie zu beseitigen und so die Geister zu besänftigen. Die Hawaiianer als Volk anerkannten und respektierten den Geist des Lebens in Pflanzen, Tieren und Steinen, der in der westlichen Welt die Gestalt von Feen oder Devas annimmt.

Aloha Flower Essence Inc.

Alle genannten hawaiischen Blütenessenzen stellt Penny Medeiros, eine Masseurin, auf der vulkanisch aktiven Großen Insel Hawaiis her. Die Pracht und Vielfalt der Blüten, Pflanzen und Bäume haben sie schon immer fasziniert, und sie war angetan von der Idee, Blütenessenzen herzustellen, nachdem sie entdeckt hatte, daß sie uns einen reinen und natürlichen Weg zur Gesundheit und Harmonie zeigen. Sie zog 1986 nach Hawaii, um aus den köstlichen Blüten, die dort wachsen, Essenzen zu bereiten. Zunächst studierte sie die Heilkräfte dieser Blüten eingehend; dann gründete sie 1988 die Aloha Flower Essence Company. Ihrer Meinung nach sind diese Essenzen außergewöhnlich wirksam und spiegeln die Natur- und Vulkankräfte – die *mama* – wider. Die Pflanzen absorbieren diese Kräfte, die man auf der Inselgruppe immer noch spüren kann.

Amazon Swordplant. Hilft Ihnen, Emotionen frei auszudrücken und dadurch Ihre Beziehungen zu verbessern. Nützlich in der Reinkarnationstherapie, um die Quelle emotionaler Blockaden aufzuspüren.

Avocado. Lindert die Angst vor Berührungen. Macht Sie sensibler für Berührungen, hilft Ihnen, sie zu genießen und sich zu entspannen.

Awapuhi-melemele (Gelber Ingwer). Hilft Ihnen, intensiver zu sehen, zu hören und zu fühlen. Bringt Sie ins Hier und Jetzt und fördert die Entspannung. Lindert unbewußte seelische Traumata bei Rückführungen durch Hypnose.

Bamboo Orchid (Bambusorchidee). Fördert das Selbstvertrauen. Regelmäßig angewandt, um karmische Blockaden zu beseitigen, zeigt es den Lebensweg klar und deutlich.

Bourgainvilla, Orange/Pink (Orangefarbene und rote Wunderblume). Macht Ihnen Magie, Schönheit und Wunder des Lebens bewußt. Bringt mystische und höhere Inspiration, Begeisterung und Entschlossenheit.

Chinese Violet (Chinesisches Veilchen). Stellt die engen Beziehungen in der Familie wieder her, wenn Religionen oder Kulte Entfremdung, Feindseligkeit und Trennung hervorgerufen haben.

Coffee (Kaffee). Bringt Entschlossenheit und Inspiration. Stabilisiert Emotionen und sorgt dafür, daß Sie wieder auf Blütenessenzen ansprechen, wenn Kaffeegenuß ihre Wirkung geschwächt hat. Hilft Ihnen, die Sucht nach Koffein zu überwinden.

Cotton (Baumwolle). Lindert Furcht und den mit ihr verbundenen Streß. Schärft das Sehvermögen und hilft, gefährliche Situationen zu überstehen.

Cup of Gold. Für Menschen, die spirituell und religiös engagiert sind und andere schroff und herablassend behandeln. Eine Essenz für das Herz, die aufgeschlossen macht und dazu ermuntert, Fülle und Wissen mit natürlicher Wärme und Liebe zu teilen.

Day-blooming Waterlily/American Beauty. Hilft Ihnen, eine negative Einstellung zum Sex zu überwinden und mit Ihrem Partner sexuelle Erfüllung zu finden.

Hau. Beruhigt, heilt und harmonisiert bei nervösem Streß.

Hawaiian Tree. Bringt den mentalen, den astralen und den physischen Körper wieder in die richtige Position. Stärkt das Blut als Teil des Immunsystems und dadurch die Vitalität.

Hinahina-ku-kahakai. Gibt Frauen Kraft, ihr Lebensziel zu erreichen; erneuert die Willenskraft, wenn männliche Dominanz sie geschwächt haben.

'Ili'ahi (Sandelholz). Sorgt dafür, daß Sie auf Aromatherapie besser ansprechen, und verbessert den Geruchssinn. In der Meditation gibt diese Essenz dem Kronen-Chakra Energie und macht Ihnen bewußt, daß Glückseligkeit Sie einhüllt.

Ilima. Zerstreut alte Illusionen und öffnet Sie für die höchsten Wahrheiten der spirituellen Realität und die wahre Natur des universellen Geistes. Bringt ein Gefühl der Freiheit.

Impatiens (Springkraut). Lindert Ungeduld und hilft, Situationen und Umstände zu akzeptieren.

Jade Vine. Hilft, negatives Denken zu überwinden und sich anderen zu öffnen. Fördert tiefe, herzliche Kommunikation und Aufrichtigkeit.

Kamani. Schützt Heiligkeit und Integrität eines Ortes vor negativen Energien (verwenden Sie es in einem Spray oder einer Wasserschale). Heilt Traumata und Disharmonie, indem es das Herz-Chakra reinigt, wenn Sie unsensibel und lieblos geworden sind.

Koa (Koaakazie). Beeinflußt das Kronen-Chakra, wenn Sie meditieren. Bringt tiefen Frieden und Licht aus den höheren Ebenen und fördert Regeneration, Transformation und Heilung.

Kou. Stimuliert das Dritte Auge, schärft die Sinne und verbessert übersinnliche Fähigkeiten. Regelmäßig eingenommen, verhindert es astrale Besessenheit infolge übermäßigen Alkoholkonsums.

Kukui. Fördert Verständnis, Ruhe und emotionale Aufgeschlossenheit. Vertreibt Furcht, Zorn und Unruhe. Heilt Beziehungen, vor allem wenn sie auf ein vergangenes Leben zurückgehen.

La'au-aila (Rizinuspflanze). Eine lindernde, beruhigende und stärkende Essenz für Frauen, die an tiefsitzender Angst oder an Phobien leiden.

Lehua (Eisenholzbaum). Stärkt Sinnlichkeit und Freude an der Weiblichkeit und dadurch den weiblichen Aspekt und das Selbstwertgefühl. Diese befreiende Wirkung sorgt auch für seelische Harmonie, indem sie die Aktivität des Sexual-Chakras fördert.

Lotos. Symbol der Erleuchtung. Beschleunigt die spirituelle Entwicklung und die Heilung auf allen Ebenen des menschlichen Systems.

Macadamia. Für Menschen mit widersprüchlichem oder kriminellem Verhalten. Löst negative Verhaltensmuster auf und bringt Klarheit, so daß Sie konstruktiv arbeiten und lieben können.

Mamane. Hilft Ihnen, die göttliche Wahrheit zu verstehen und irrige spirituelle und religiöse Ideen aufzugeben, die Ihr Leben bestimmen. Bringt Klarheit und emotionales Wohlbefinden.

Mango. Hilft, die höheren Frequenzen der kosmischen Lichtenergie zu absorbieren, die das spirituelle Wachstum fördern und den Bedarf an dichteren Nahrungsmitteln wie Fleisch verringern.

Naio. Stärkt die Willenskraft, so daß Sie Eßsucht überwinden können.

Nana-honua. Stimmt Sie auf die höheren Ebenen ein. Bringt seelische Führung, klares Denken und geistige Schärfe.

Nani-ahiahi. Hilft Ihnen, tiefe, überwältigende emotionale Probleme zu lösen, die Sie unterdrückt haben. Solche emotionalen Ängste, Spannungen und Sorgen können zu Magenkrebs führen.

Naupaka-kahakai. Stärkt das Gefühl der Verantwortung für das irdische Tun, vor allem wenn Sie in vergangenen Existenzen nach Reichtum, Macht und Ruhm strebten. Heilt negatives Denken. Fördert die Verbindung zum höheren Selbst und zur spirituellen Wahrheit.

Night-blooming Waterlily (Nachtblühende Seerose). Stärkt die bedingungslose Liebe in einer engen, sexuellen Beziehung und fördert den Gleichklang auf der mentalen Ebene. Vertieft das sexuelle Erlebnis.

Niu (Kokosnuß). Stimuliert den Stillinstinkt bei Müttern. Harmonisiert die männliche und weibliche Energie und bringt Klarheit, wenn sexuelle Probleme Sie verwirrt haben.

Noho-malie. Beruhigt und tröstet, wenn Sie aufgeregt, unruhig und verwirrt sind, vor allem, wenn Ihr Zustand auf Erlebnisse in einem früheren Leben zurückgeht.

Noni. Bereitet Frauen auf Geburt und Mutterschaft vor. Reinigt die Emotionen und hilft dem Körper, sich zu entgiften. Verbessert den Kontakt zur Erdmutter und weckt die fürsorglichen, liebevollen Instinkte.

Ohai-ali'i. Löst Blockaden aus alten, starren Denkmustern auf (sie können mit der Zeit das Skelett schwächen).

Ohelo. Beseitigt tiefe Angst, Dunkelheit und Isolation bei Menschen, die sich in diesem oder einem früheren Leben mit schwarzer Kunst beschäftigt haben.

Ohi'a-ai. Unterstützt die bewußte Steuerung des Immunsystems und verbessert die Vitalität.

Panini-awa'awa. Eine spezielle Arznei. Heilt Löcher im Ätherkörper und beseitigt den Schaden, den der übermäßige Genuß von psychotropen Drogen anrichtet.

Pa-nini-o-ka (Nachtblühender Säulenkaktus). Bringt »Nachteulen« ins Gleichgewicht, die das Licht scheuen, die Dunkelheit lieben und eine schwarze Brille oder Sonnenbrille tragen. Lindert tiefsitzende Angst vor bösen Wesen und beseitigt Alpträume.

Papaya. Stärkt die spirituelle Liebe und verbessert dadurch Beziehungen. Beseitigt seelische Verwirrung und Spannung und fördert übersinnliche Fähigkeiten.

Passion Flower (Passionsblume). Fördert den Kontakt mit dem Christus-Bewußtsein. Hilft, sich auf das Spirituelle zu konzentrieren. Öffnet das Herz- und das Kehlkopf-Chakra. Lindert Spannungen beim Träumen. Fördert die reine, göttliche, bedingungslose Liebe, die ihrerseits negatives Denken, Schmerzen und Traumata heilt.

Pa'u-o-hiiaka. Schützt vor dunklen Kräften und heilt, wenn der Geist verwundet ist. Bringt Sie in Kontakt mit höheren Ebenen.

Plemomele fragrans. Hilft, positiv zu denken, und lindert Depressionen, Angst und Reizbarkeit.

Plumbago (Bleiwurz). Macht enge familiäre Beziehungen wieder liebevoll, fürsorglich und vital.

Plumeria. Stärkt die Entschlossenheit und die Motivation, ethnische spirituelle Traditionen zu befolgen, die in der modernen Welt oft vernachlässigt werden oder verlorengehen. Hilft Ihnen, wieder eine traditionelle Lebensweise aufzunehmen.

Poha. Hilft Kindern bis zum Alter von 15 Jahren beim Lernen, wenn sie Probleme mit der Familie, guten Freunden oder Lehrern haben und daher emotional labil sind. Fördert die Vitalität und das positive Denken und löst emotionale Blockaden auf.

Pua-hoku. Harmonisiert den individuellen Willen und bringt ihn in Einklang mit dem des Kollektivs, dem Sie angehören, so daß es erfolgreicher wirken kann.

Pua-kenikeni. Hilft, die Gier nach Drogen und sexuellen Abenteuern zu überwinden. Bringt Klarheit und Entschlossenheit.

Pua-pilo. Hilft, Trägheit zu überwinden, aktiv zu sein und im Leben Erfüllung zu finden. Nützlich für Menschen mit Gewichtsproblemen, die nicht zuviel essen, aber ein negatives Selbstbild haben und lethargisch sind.

Pukiawe. Revitalisiert und hilft, Trägheit zu überwinden. Hilft Ihnen, sich um sich selbst und die Umwelt zu kümmern. Macht Ihnen klar, daß Sie mit allem Leben verbunden sind.

Spider Lily. Hilft, negative Einstellungen zu überwinden. Für Männer, denen Frauen fremd vorkommen. Fördert die liebevolle Zuwendung, den Respekt und die wahre Gleichheit.

Stenogyne Calaminthoides/Stick Rorish Plant. Für Menschen mit einer schwer gestörten Persönlichkeit und Verhaltensstörungen. Reintegriert den mentalen Körper.

Thanksgiving Cactus. Stärkt die Harmonie mit dem höheren Selbst. Diese Resonanz kann die niedrige Gier nach Glanz und Macht beseitigen. Schüttelt Giftstoffe aus dem Ich und befreit von Egoismus.

Ti (Keulenlilie). Befreit von astraler Besessenheit. Regelmäßig eingenommen erlöst diese Essenz Sie von solchen Eindringlingen. Nützlich in einer »übersinnlich belasteten« Umgebung und zum Reinigen eines verwunschenen Ortes (benutzen Sie einen Zerstäuber).

'Ulua. Hilft kleinen Kindern nach einem Unfall oder Trauma, Hilflosigkeit, Frustration und Wut auszudrücken. Stellt das emotionale Wohlbefinden wieder her und fördert dadurch die Heilung.

Ulei. Fördert die Kommunikation, verbessert das Gedächtnis und hilft, sich an vergangene Existenzen zu erinnern. Verbindet Menschen mit unterschiedlicher Denkweise, beseitigt Feindseligkeit und fördert die innere Ruhe. Sorgt für Ausgewogenheit zwischen Vernunft und Liebe.

Water Poppy (Wassermohn). Löst egozentrische seelische Konflikte und stellt ein harmonisches Gleichgewicht zwischen Ihnen und anderen her. Hilft Ihnen, weder überaktiv noch träge zu sein.

Wiliwili. Fördert positives Denken, Mut und Ehrlichkeit, so daß Sie mit großen Lebensproblemen fertig werden. Hilft Ihnen, Ihren Glauben neu zu bewerten, und beseitigt die Angst, die Beziehungen trübt.

Petite-Fleur-Essenzen

Die Schöpferin der Petite-Fleur-Essenzen ist Judy Griffin, eine kräuterkundige Frau, die schon fünf Bücher über dieses Thema geschrieben hat. Sie ist Wissenschaftlerin mit einem Doktortitel in Ernährungsphysiologie von der Universität Alabama und hat bei Chinesen, Indern, Indianern und Mittelmeervölkern verschiedene Disziplinen studiert.

Judy schuf diese Essenzen, nachdem ihr aufgefallen war, daß 80 Prozent aller Krankheiten in der westlichen Welt mit Streß zusammenhängen. Sie erkannte, daß jede Therapie, die sich auf einen einzigen Aspekt einer Krankheit konzentriert, unvollständig sein muß. Wir brauchen eine ganzheitliche Methode, die sich mit Körper, Seele und Geist befaßt.

Die Petite-Fleur-Essenzen werden in vielen Ländern von fortschrittlichen Ärzten, Chiropraktikern und Gesundheitsberatern verordnet. Die ursprünglichen 60 Wildblütenessenzen beeinflussen die Einstellungen, die mit unseren Emotionen und Ängsten sowie deren endokrinen Folgen zusammenhängen. Die »Native Texans« stärken den wahren Charakter – eine Art Feinabstimmung –, beseitigen falsche Einstellungen und unterstützen zusammen mit den Wildblütenessenzen das Immunsystem, indem sie unstabile emotionale Signale löschen, die eine »Kampf-oder-Flucht«-Streßreaktion auslösen. Die Essenzen der »Antique-Rose«-Kollektion stärken das

Nervensystem; die »Master«-Essenzen erweitern das Bewußtsein, indem sie Persönlichkeitsveränderungen fördern und uns helfen, im Hier und Jetzt zu leben, so daß wir unsere Bestimmung erfüllen können. Außerdem harmonisieren sie alle Chakras und verstärken die Wirkung der »Native Texans« und der »Antique Roses«. Judy Griffin beschreibt ihr Ziel so:

Mutter Natur wartet mit offenen Armen darauf, die körperlichen, emotionalen und mentalen Grenzen zu überschreiten, wenn wir unser Bewußtsein erweitern und mit der ewigen Lebenskraft eins werden.

African Violet (Afrikanisches Veilchen). Fördert die Fürsorge, die Liebe aus dem Inneren und die Freisetzung von Endorphinen. Die Folge sind Hochstimmung und Schmerzlinderung. Hilft bei der Wundheilung.

Amaryllis. Bei Angst vor der Zukunft. Bringt Klarheit über die Zukunft, hilft, die Angst zu besiegen, und verbessert die Intuition. Bekämpft Parasiten.

Anemone. Hilft Ihnen, wenn Ihr Leben hart ist und Sie keine Freude daran haben. Unterstützt die Regeneration des Gewebes nach Vernarbungen oder Verbrennungen.

Azalea. Für Menschen, die vom Verstand dominiert werden und die kreativer sein wollen. Fördert das Visualisieren und bringt verborgene Talente zum Vorschein.

Babies' Breath. Für Menschen, die neue Ideen ablehnen, weil sie »ohnehin nicht funktionieren«. Fördert den kindlichen Glauben und die Unschuld. Lindert Verschleimung der Lungen, Asthma und Emphysem.

Bachelor Button (Kornblume). Für Menschen, die immer zurückblicken und sich fürchten, die Vergangenheit loszulassen. Bringt inneres Glück und hilft, Projekte zu vollenden. Befreit unterdrückte Tränen und lindert Ödeme.

Bamboo (Bambus). Für Menschen, die nicht wissen, was sie als nächstes tun sollen. Hilft bei der Karriereplanung und Zielsetzung. Nützlich, wenn Sie lernen wollen, wie man Freude am Leben hat. Lindert Verdauungsbeschwerden und Säuremangel im Dickdarm.

Basil (Basilikum). Für kritische Menschen und Ehrgeizige, die glauben, sie seien nicht gut genug. Ermutigt Sie, auf sich selbst zu achten. Hilft bei der Blutreinigung.

Begonia. Hilft, wenn Sie an Einschränkungen glauben. Ermutigt Sie loszulassen und macht Ihnen klar, daß selbst globale Probleme lösbar sind. Wirkt harntreibend und stärkt die sensorischen Nerven.

Bouquet of Harmony. Bei wirren Gedanken und Emotionen; bei wilder Phantasie. Hilft, den Geist zu disziplinieren, sich zu konzentrieren und die richtige Richtung zu finden.

Bourgainvilla (Wunderblume). Bei Schuldgefühlen und Angst vor Strafe. Hilft anderen, das Leben zu genießen und ihre Wünsche zu erfüllen. Lindert örtliche Schmerzen.

Chamomile (Kamille). Für Menschen, die ihre seelischen Schmerzen unterdrücken und sich mißverstanden fühlen. Bringt Rat. Gut bei Verdauungsstörungen und schlaffer Gallenblase.

Crepe Myrtle (Indischer Flieder). Für Menschen, die Angst haben, ihre Meinung zu sagen, oder die fürchten, sich falsch auszudrücken und lächerlich zu machen. Macht Ihnen klar, daß Zorn oft die Ursache dieser Angst ist. Hilft Ihnen, diese Wut auf schöpferische Weise zu beseitigen und nur freundliche Worte zu sprechen.

Crossandra. Für Menschen, die sich vor neuen Ideen und größeren Veränderungen im Leben fürchten und die ihre Ruhe haben wollen. Sie neigen oft zu Magen-Darm-Störungen, Verschlackung und Katarrh. Hilft in neuen Situationen, die Sie nicht steuern können, z. B. wenn Sie ein Kind bekommen, eine neue Arbeit annehmen oder umziehen. Gibt Mut.

Daffodil (Gelbe Narzisse). Für stille, scheue, schüchterne Menschen, die es jedem recht machen wollen und ständig angespannt und ängstlich sind, so daß sie an Herzklopfen und anderen Symptomen leiden. Oft verabscheuen sie Zorn und Wutausbrüche, weil unbeherrschte oder gewalttätige Eltern sie eingeschüchtert haben. Hilft, sich mit anderen und mit sich selbst wohler zu fühlen, ohne anderen immerzu schmeicheln zu müssen.

Dianthus (Nelke). Für apathische Menschen, die »nichts interessiert«, die sich vernachlässigt fühlen und sich vor anderen zurückziehen, denen das Leben egal ist und die sich auf nichts freuen können. Sie leiden oft an Anämie. Hilft, das Leben optimistischer zu sehen; gibt neue Begeisterung und Interesse an sich selbst.

Garden Mum. Bei kritischen, bitteren Gedanken, die oft die Leber und die Galle schädigen. Fördert den Gallenfluß. Für Menschen, die anderen insgeheim das Schlimmste wünschen und immer nach einem Sündenbock suchen. Fördert die Liebe zur Menschheit und hilft, die Menschen so zu akzeptieren, wie sie sind. Bringt Mitgefühl.

Iris. Bei seelischem Streß. Für übermäßig analytische und logische, von der linken Hirnhälfte dominierte Menschen, die für alles eine Erklärung haben und zur Gewalt neigen. Setzt verborgene schöpferische Fähigkeiten frei. Sorgt dafür, daß Sie sich unbeschwert fühlen und Sinn für Humor haben. Harmonisiert Blutdruck, Temperatur und Atmung.

Japanese Magnolia (Japanische Magnolie). Für Frauen, die unglücklich sind und sich abhängig von Männern, verletzlich und mißbraucht fühlen. Bei prämenstruellem Syndrom, Kopfschmerzen, Ödemen. Gibt ein Gefühl der Unabhängigkeit, Gleichheit und Sicherheit. Lindert körperliche Probleme.

Jasmine. Für Einzelgänger und für Rebellen gegen die Autorität, die nur schwer mit anderen auskommen. Sie neigen zu Unfällen, zum Beispiel zu Knochenbrüchen, weil sie ein schwaches Skelett haben.

Lindert Bursitis und Krankheiten der Knochen, Knorpel und Sehnen. Ersetzt das Gefühl der Entfremdung durch Diplomatie. Hilft, Frieden mit der Umwelt zu schließen.

Lantana (Wandelröschen). Für stille, künstlerische, zu sensible, schüchterne, leicht verletzliche Menschen. Sie neigen zu Allergien wie Heuschnupfen. Hilft, unabhängiger zu werden, bestimmter aufzutreten, sich weniger bedroht zu fühlen und respektiert zu werden.

Lemon Grass. Für Menschen, die Fürsorge brauchen, die von den Eltern abgelehnt wurden, die glauben, daß Liebe weh tut, und die zu schmerzlichen Beziehungen neigen. Lindert Schmerzen und ermutigt Sie, für sich selbst zu sorgen. Gibt Vertrauen und lehrt Sie, Liebe zu geben. Fördert die Verwertung von Vitamin A.

Ligustrum (Rainweide). Hilft, wenn Ihnen bestimmtes Auftreten schwerfällt oder wenn Sie Ärger nicht ausdrücken können und deswegen apathisch oder überheblich, müde und wenig spontan sind. Hilft, wenn die Aura Energie verliert, bei inneren Blutungen, Lebervergiftung, schlechten Augen, Immunschwäche und Unterfunktion der Schilddrüse. Befreit unterdrückte Gefühle, gibt neuen Optimismus und fördert den Selbstausdruck. Lindert körperliche Symptome.

Lilac (Flieder). Für Menschen, die zu Groll neigen. Bei Tumoren, Gewächsen und Krebs. Hilft, sich und anderen zu vergeben und sich von der Vergangenheit zu lösen.

Lily (Lilie). Für Menschen, die sich Sorgen über die Folgen ihrer alltäglichen Verrichtungen und die Zukunft machen und die fürchten, ihr Schicksal nicht in der Hand zu haben. Solche Menschen kauen oft an den Fingernägeln oder leiden an anderen Verhaltensstörungen. Gut bei Erkältung, Grippe, Selbstvergiftung, Hautkrankheiten und Allergien. Lindert Angst und Furcht und stärkt das Immunsystem.

Magnolia. Für Menschen, die nicht an sich selbst glauben, sich nicht mögen und Minderwertigkeitsgefühle haben. Hilft bei der Verwertung von Eiweiß und anderen Nährstoffen. Stärkt das Selbstvertrauen und verbessert das Selbstbild, so daß Sie wachsen und gedeihen können.

Marigold (Ringelblume). Bei Schuldgefühlen wegen sexueller Freizügigkeit und Verwirrung über die sexuelle Identität. Bei Impotenz, hormonellen Störungen, Prostataproblemen, Sterilität und Frigidität. Bringt den männlichen und den weiblichen Aspekt des Selbsts ins Gleichgewicht, so daß Sie beide akzeptieren können, ohne sich bedroht zu fühlen.

Morning Glory (Trichterwinde). Für Menschen, die sich mit der »goldenen Vergangenheit« selbst täuschen und die »besseren Zeiten« romantisieren, so daß sie mit der Gegenwart unzufrieden sind. Bei Harnsäureanreicherung und Darmstörungen. Hilft, an sich selbst und an die Zukunft zu glauben. Fördert Durchblutung und Ausscheidung.

Moss Rose (Moosrose). Für Menschen, die glauben, mehr Geld, mehr Besitz usw. zu brauchen, und die sich deswegen Sorgen machen. Sie neigen oft zu Gewichtsproblemen. Hilft auch bei Störungen der Bauchspeicheldrüse und der Glukoseabsorption sowie bei schlechter Verdauung von Stärke und Fett. Fördert die Produktion von eiweißspaltenden Enzymen. Hilft Ihnen, die Einstellung zu ändern und zu erkennen, daß Sie gut für Ihre Bedürfnisse sorgen können.

Mushroom (Speisepilz). Für Menschen, die zaudern und Angst vor Veränderungen haben. Bei Beschwerden in den Füßen, Knöcheln, Waden, in der Wirbelsäule und im Nacken. Hilft, unabhängiger und anpassungsfähiger zu werden.

Narcissus (Narzisse). Für Einzelgänger und Introvertierte, die in ihrer eigenen Welt leben und sich nicht gerne anderen mitteilen. Sie neigen zu Migräne, Spannungen und Neuralgie. Gibt ein Gefühl der Freude und Sicherheit. Fördert Wärme und Zuneigung.

Onion (Zwiebel). Für Engstirnige mit einseitigen Ansichten, die andere wegen ihrer Meinungen und Gewohnheiten kritisieren. Fördert Toleranz, Mitgefühl und die Fähigkeit zuzuhören. Hilft bei Virusinfektionen und Fieber.

Orchid (Orchidee). Für (oft ehrgeizige) Menschen, die sich insgeheim für Fehlschläge bestrafen. Sie leiden an Taubheit in den Gliedmaßen und Degeneration der Nerven. Hilft, Arbeitswut abzubauen und sich mehr für Familie und Gemeinschaft zu interessieren.

Pansy (Stiefmütterchen). Für Menschen, die nach dem Verlust eines Angehörigen oder Freundes an tiefem Kummer leiden. Unterstützt Nieren und Nebennieren. Hilft Ihnen über den Kummer hinweg und zeigt Ihnen neue Ziele für Ihre Liebe und Großzügigkeit. Fördert die Ausscheidung von Giften.

Penta. Für egoistische, selbständige Menschen, die sich wenig um andere kümmern, mit Liebe geizen und glauben, daß Liebe weh tut. Sie leiden oft an niedrigem Blutdruck. Gut bei Schwindel und Atemnot. Lindert Schmerzen und fördert das Gefühl des Wohlbefindens und der Selbstliebe. Bereitet auf einen Partner vor.

Peppermint (Pfefferminze). Für Menschen, die fürchten, Angehörige, Besitz, Gesundheit oder Sicherheit zu verlieren und ihre Emotionen nicht zu beherrschen. Manchmal leiden sie an inneren Konflikten wegen einer gestörten Beziehung zur Mutter. Macht zuversichtlich und gibt größere Selbstbeherrschung. Hilft Ihnen, eine Zukunft zu visualisieren, in der Ihre Wünsche erfüllt sind, gibt Sicherheit. Fördert die Eiweißverdauung, lindert Magengeschwüre.

Periwinkle (Immergrün). Hilft, sich von der Vergangenheit zu lösen, ein Ziel zu finden und das Leben besser zu verstehen. Bringt Energie, heilt und regeneriert.

Pine (Föhre). Für Menschen, die sich nur an Fehlschläge erinnern, Schmerzen und Schuldgefühle haben und sich selbst bestrafen. Gut bei Müdigkeit, deren Ursache schlechte Nährstoffverwertung ist, und bei Stimmungsschwankungen. Gibt innere Kraft und Ausdauer, so daß Sie aus Fehlern lernen können.

Pink Geranium (Rosa Geranie). Für Menschen, die angespannt sind und Wut und starke Gefühle unterdrücken. Sie leiden oft an Dickdarm- und Muskelkrämpfen sowie Störungen der Leber und der Gallenblase. Lindert emotionale Schmerzen und hilft Ihnen, zu lachen und sich des Lebens zu freuen.

Pink Rose (Rosafarbene Rose). Für Menschen mit einem »Fettkomplex«, die immer die neueste Diät probieren und sich selbst ablehnen oder die von Natur aus übergewichtig sind oder an Zellulitis leiden. Gibt ein besseres Selbstbild und hilft Ihnen, sich auf das zu konzentrieren, was Sie ändern können.

Poppy (Mohn). Für anspruchsvolle, egoistische Menschen, die eifersüchtig sind und begehren, was anderen gehört. Bei Dickdarmentzündung, Verstopfung und Tuberkulose. Fördert die Großzügigkeit und den Dienst am Nächsten.

Primrose (Primel). Für Menschen, die eine Liebe zurückweisen, weil sie ihnen nicht gut genug ist und weil sie eine romantische und idealistische Vorstellung von Liebe haben. Ihre körperlichen Symptome sind Diabetes oder Hypoglykämie. Stärkt das Interesse an Beziehungen und hilft, Liebe zu akzeptieren.

Ranunculus (Hahnenfuß). Bei seelischer Instabilität und Gehirnstörungen, z. B. Schizophrenie, bei Neigung zu Gewalt, Wutanfällen oder Psychosen. Die Betroffenen wurden als Kinder mißbraucht und/oder von der Mutter nicht geliebt. Bei Frühgeburten, Epilepsie, schwachem Muskeltonus und unterentwickeltem Nervensystem. Versorgt das Lustzentrum des Gehirns mit Energie.

Red Carnation (Rote Nelke). Für Menschen, die sich minderwertig und einsam fühlen und ihre Erfolge nicht akzeptieren können. Sie neigen zu Lymphstau, geschwollenen Drüsen, Hautkrankheiten, Haarausfall und Kahlheit. Verbessert das Selbstwertgefühl.

Red Rose (Rote Rose). Bei Trübsinn und gelegentlichen Depressionen. Ersetzt negatives Denken durch Begeisterung und Freude.

Rose of Sharon (Großblumiges Johanniskraut). Für Menschen, die idealistisch, geradlinig, ehrlich, sehr kreativ und erfolgreich sind, aber manchmal die Last der Verantwortung spüren und vor der Wirklichkeit fliehen. Gut bei Angina pectoris. Bringt gerechten Lohn für schöpferische Leistungen.

Salvia (Salbei). Für Menschen, die sich nicht mögen und sich für häßlich halten. Verbessert das Selbstbild. Hilft bei Akne, Warzen, Leberflecken, Geburtsmalen und anderen Hautunreinheiten.

Shrimp. Für Menschen, die mit sich unzufrieden sind und denen ihre Lebensweise nicht gefällt. Sie beneiden andere um ihren Erfolg und Besitz. Diese Einstellung schwächt das Immunsystem. Hilft bei Altersbeschwerden. Beschleunigt Veränderungen und fördert schöpferische Ideen.

Stock (Levkoje). Für angespannte, nervöse, überaktive Menschen, die von Nikotin und anderen Drogen abhängig sind und zu körperlicher Erschöpfung und Stimmungsschwankungen neigen, weil sie sich nicht schonen. Beruhigt, harmonisiert die Energie und hilft, Projekte zu vollenden.

Sunflower (Sonnenblume). Für Menschen, die sich abgelehnt, verfolgt, auf sich selbst gestellt und vom universellen Geist getrennt fühlen, den Tod fürchten oder Selbstmordneigungen haben. Gibt ein Gefühl der Verantwortung für Ihr Tun. Integriert die Persönlichkeit und die Seele.

Tiger's Jaw Cactus (Tigerzahn-Mittagsblumen-Kaktus). Für Menschen, die sich gerne ausruhen und anderen bei der Arbeit zusehen. Auch für jene, die aus Angst vor Versagen gelähmt, apathisch oder faul sind, vielleicht auch verwöhnt, rücksichtslos oder wegen Hypochondrie inaktiv. Motiviert Sie, zufrieden und produktiv zu sein.

Vanilla. Für Menschen, die eigene oder fremde negative Energie überwältigt hat und die sich ohne ersichtlichen Grund müde, niedergeschlagen und gereizt fühlen und vor Situationen oder Menschen fliehen. Gut bei Nervenstörungen. Schützt vor übersinnlichen Angriffen und hilft Ihnen, klaren Kopf zu bewahren und Ihren eigenen Lebensbereich im Griff zu behalten.

Verbena. Bei innerem Aufruhr, Frustration, impulsivem Handeln. Vermittelt ein meditatives Gefühl des inneren Friedens. Hilft Ihnen, Körper und Geist zu entspannen und zu regenerieren.

Wandering Jew (Hängendes Ampelkraut). Für Menschen, die sich leicht entmutigen lassen und denen es an Disziplin fehlt. Sie neigen zu Entzündungen, Neuritis oder Gürtelrose. Hilft Ihnen, mehr Zuversicht, Disziplin, Geduld und Toleranz zu erwerben, so daß Sie Ihre Projekte vollenden können.

White Carnation (Weiße Nelke). Für Menschen, die stur und dickköpfig sind und sich daher ständig ängstlich und angespannt fühlen und zu »Flucht oder Kampf« und Stimmungsschwankungen neigen. Lindert die Angst vor Versagen und sorgt für ausgewogene Wünsche. Bringt Zufriedenheit.

White Hyacinth (Weiße Hyazinthe). Bei nervöser Erschöpfung, Schock oder Trauma, vor allem beim Geburtstrauma, und dem damit verbundenen Gefühl der Unsicherheit. Lindert die Folgen eines körperlichen oder seelischen Traumas (Unfall, Operation, Gewalt usw.) und fördert die Selbständigkeit.

White Petunia (Weiße Petunie). Für Menschen, denen es schwerfällt, Entscheidungen zu treffen und sich daran zu halten. Hilft, Gedanken, Konzentration und Bewegung zu synchronisieren. Bei Sprachstörungen und negativer Programmierung in der Vergangenheit. Unterstützt Koordination und Synergie der beiden Hirnhälften.

White Rose (Weiße Rose). Für Menschen, die negatives Denken von anderen absorbieren und unbestimmte Angst empfinden. Bei übersinnlichen Angriffen und Gedächtnisverlust. Schützt vor negativen Gedankenformen. Fördert das Selbstvertrauen und die Fähigkeit, sich bei allen Menschen wohl zu fühlen.

Wisteria (Glycine). Für Menschen, die keinerlei Liebe empfinden. Hilft Ihnen, bedingungslose Liebe zu empfangen und zu geben. Ein Herztonikum, das Freude an anderen schenkt.

Zinnia. Für Menschen, die seelisch verletzt, zornig und verbittert sind und sich selbst und andere kritisieren, weil sie sich ungeliebt fühlen. Sie leiden oft an Arthritis, Rheuma oder Schwermetallvergiftung. Ermutigt Sie, für sich selbst zu sorgen. Lindert Bitterkeit und fördert Großzügigkeit.

Native Texans (Essenzen aus texanischen Blüten)

Aster. Fördert innere Kraft und äußere Sanftheit. Stärkt die Konzentration und ermutigt Sie, die Treue und Ehrlichkeit anderer zu belohnen. Stimuliert das Immunsystem, so daß es bei einer Krankheit den Organismus von Giftstoffen säubert.

Carrot (Gelbe Rübe). Hilft Ihnen, gesundheitsbewußter zu leben und Prioritäten so zu setzen, daß Sie Ihre Ziele im Einklang mit den natürlichen Rhythmen erreichen. Verbessert die Eigenschaften des Schleims in Atemwegen und Fortpflanzungsorganen sowie die Fruchtbarkeit.

Christmas Cactus (Weihnachtskaktus). Hilft Ihnen zu erkennen, was für Sie und andere gut ist. Gibt neue Kraft und hilft, andere aus dem Herzen zu heilen. Unterstützt natürliche Stärken und Talente und fördert das Wohlbefinden. Gleicht angeborene Charakterschwächen aus.

Columbine (Akelei). Hilft, unabhängig zu denken und zu handeln und von anderen geschaffene Rollenklischees zu überwinden. Hilft Kindern, vom mütterlichen Immunsystem unabhängig zu werden.

Fördert die Wirkung der Antikörper und die Vernichtung von Bakterien.

Dill. Lindert die Angst vor der Einsamkeit und vor dem Tod. Beseitigt Selbstentfremdung und Verdrängung von Gefühlen. Hilft, vernünftig zu denken und mit dem »Selbst« Verbindung aufzunehmen.

Echinacea. Reinigt das Denken, gibt klare Visionen, verbessert das Urteilsvermögen und das Verständnis. Fördert die Widerstandskraft gegen Virusgifte.

Gaillardia (Kokardenblume). Fördert den Willen zum Erfolg durch Überwinden von Hindernissen und schenkt Ihnen Freude. Stärkt das Immunsystem und die Widerstandsfähigkeit gegen Viren und Gifte.

India Hawthorn (Indischer Weißdorn). Hat einen positiven Einfluß auf das Gruppenkarma. Beseitigt Verwirrung und fördert die unpersönliche Liebe, ausgedrückt durch die Tat und das gute Beispiel. Hilft, alles zu lieben.

Knotted Majoram (Knotiger Majoran). Gibt klare Gedanken, wenn Veränderungen notwendig sind und Sie Einzelheiten ausarbeiten müssen. Schützt vor Voreiligkeit und sorgt für eine überlegte Transformation. Stärkt das Immunsystem.

Kolanchoe. Hilft, den tief verwurzelten, falschen Glauben an Gegensätze zu überwinden – zum Beispiel an ein »gutes« oder »böses« Gewissen –, dessen Folge Dualismus, eine polare Persönlichkeit und Trennung sind. Beseitigt diese Aufsplitterung, so daß Sie Ihren blinden Fleck sehen können.

Meadow Sage (Wiesensalbei). Hilft, starke Gefühle, zum Beispiel Wut, auszudrücken, ohne verletzend oder nachtragend zu sein und ohne sich von diesen Gefühlen beherrschen zu lassen.

Mexican Oregano. Bringt eine rasche Auffassungsgabe und hilft, auf neue Situationen schnell und angemessen zu reagieren, aus Erfahrungen zu lernen und den Charakter zu entwickeln. Reinigt und befeuchtet die Haut.

Rose Campion (Rosenrote Feuerlilie). Stärkt die natürliche Abwehr des Körpers bei angeborener, also karmischer Schwäche. Entwickelt den Charakter, indem es alte, tief verwurzelte Denkmuster beseitigt, die den Fortschritt verhindern. Befreit im Unterbewußtsein.

Silver Lace. Unterstützt die Kontemplation und hilft, aus Rückschlägen zu lernen und sie als Chance zum Wachsen zu betrachten. Hilft Ihnen, die Wellen zu reiten und zu erkennen, wann Sie weitergehen und wann Sie innehalten sollten. Fördert die Synthese und Interferon, das Viren abwehrt.

Snapdragon (Löwenmaul). Schärft die Sinne und das kritische Urteilsvermögen. Hilft Ihnen zu erkennen, was Sie anderen näherbringt, und klare Pläne auszuarbeiten und mit vernünftigen Erwartungen zu verbinden. Verbessert das Urteilsvermögen und den bewußten Kontakt zum Immunsystem.

Antique Rose Collection

Alfredo de Demas. Hilft Ihnen, Körper und Geist so zu steuern, daß Sie konstruktive Gewohnheiten annehmen können. Stellt den Geist auf die Umwelt ein. Schärft die Sinne und gibt festen Boden unter den Füßen, wenn Sie ein »Träumer« sind.

Fortuniana. Hilft, universelle Wahrheiten zu erkennen und zu verstehen. Bringt Führungsqualitäten und regt andere zur Mitarbeit an, indem es die Wünsche der universellen Seele und die persönlichen Wünsche in Einklang bringt. Fördert die Intuition (den »sechsten Sinn«).

Lady Eubanksia. Erweitert das Bewußtsein. Integriert Körper, Seele und Geist, so daß Sie alle Talente auf eine neue, einzigartige Weise ausdrücken können. Wenn Sie bisher ein Einzelgänger waren, können Sie nun Ziele durch andere verwirklichen, und Sie entwickeln sich zu einem Lehrer der Weisheit und des Verständnisses.

Old Blush. Vergrößert die Ausdauer. Katalysiert die innere Kraft und die Fähigkeit, durchzuhalten. Hilft Ihnen, Kreativität auszudrücken und auf jeden Aspekt des Lebens und der Gesundheit anzuwenden, so daß Sie im Leben mehr erreichen, als Sie es für möglich halten. Stärkt die Willenskraft, so daß Sie Muskeln und Nerven besser steuern können.

Viridiflora. Harmonisiert die Energiezentren und hilft Ihnen, wenn Sie übermäßig sensibel auf Ihre Umwelt reagieren. Gibt Kraft, Stabilität und ein klares Ziel.

Master Remedies (Meister-Essenzen)

Bluebonnet (Kornblume). Für Menschen, die der Ruf ihres Schicksals erweckt hat und die nun nach ihrer wahren Identität suchen und dabei große innere Kräfte entdecken. Die Bewußtseinserweiterung führt zu wichtigen Veränderungen (z. B. im Beruf, in Beziehungen und in der Gesundheit), die den Dienst am Nächsten erleichtern.

Gardenia. Hilft, das Leben mit dem Lebensziel in Einklang zu bringen. Fördert die langfristige Planung. Weckt Talente im Lehren, Schreiben und Sprechen, so daß Sie Ihre Pläne in die Tat umsetzen können – Träume werden wahr. Fördert Kreativität, Inspiration und Leistung, sowohl innerhalb der Familie als auch am Arbeitsplatz.

Indian Paintbrush (Kastilea). Erfüllt den Alltag mit der Quelle des Geistes und des Lichts, so daß Sie jeder Herausforderung mit der Gewißheit des Erfolges begegnen können. Bringt Weisheit und eine positive Einstellung. Transformiert und erleuchtet Gesundheit, Beruf und Beziehungen. Macht jeden Tag zu einem Wunder.

Yellow Rose (Gelbe Rose). Für den Reformer, der sich für ein Leben des selbstlosen Dienens entschieden hat. Hilft Ihnen, sich auf Zeit und Umwelt einzustellen, so daß Ihre guten Werke Früchte tragen, die Verhältnisse verbessern und andere inspirieren. »Liebe ist erst dann Liebe, wenn du sie hergibst.«

Perelandra-Rosen- und Gartenessenzen

Im Jahre 1976 gründete Machaelle Small Wright den Perelandra-Garten, ein Naturforschungszentrum, um die Prinzipien und die Dynamik der gemeinsamen Schöpfung durch Menschen und Natur zu entdecken und zu erforschen. Es gelang ihr, auf 22 Morgen Waldland am Fuße der Blue Ridge Mountains in Virginia eine Gartenlandschaft zu schaffen, die voll und ganz Teil der Natur ist – jedes Wesen fördert das Leben und die Gesundheit jedes anderen Wesens. Die Pflanzen, die dort wachsen, gedeihen ohne Pestizide, und Machaelle entfernt auch keine Insekten mit der Hand. Diese Ausgewogenheit gibt den Insekten eine »Nische«, und an ihrem richtigen Platz zerstören sie nichts. Der Garten hat heute eine Ebene erreicht, auf der alle seine Bewohner einander unterstützen.

Wie viele Menschen ist auch Machaelle der Meinung, daß die Natur intelligent ist und alles im Gleichgewicht hält. Sie spricht mit den Naturgeistern, Devas und natürlichen Intelligenzen (den intelligenten Bewußtseinsebenen innerhalb der Natur), um bestimmte Informationen über die Schaffung einer ausgeglichenen Umwelt zu erhalten. Man sagt, der Deva jeder Pflanze enthalte den »Bauplan« seines Schützlings.

Die Perelandra-Rosen- und Gartenessenzen entstanden aus dieser schöpferischen Gemeinschaft und sind eines der Ergebnisse der Arbeit in diesem Forschungszentrum. Die Essenzen profitieren auch davon, daß sie aus den Blüten der Gemüse, Kräuter und anderen Pflanzen hergestellt werden, die in diesem einzigartigen Garten wachsen.

Die ersten acht Rosenessenzen (Set 1) entstanden 1984. Sie stammen aus den Rosen im Perelandra-Garten, und sie unterstützen und harmonisieren gemeinsam den physischen Körper und die Seele eines Menschen, während er Tag für Tag auf seinem evolutionären Weg weitergeht. In uns gibt es Kräfte, die Wachstumsphasen erträglicher machen. Die Perelandra-Rosenessenzen stabilisieren und harmonisieren uns.

Der nächste Set von achtzehn Gartenessenzen wird aus Blütenblättern von Gemüsen, Kräutern und Blumen bereitet, die im Perelandra-Garten wachsen. Ihre harmonisierenden und heilenden Kräfte helfen uns bei den körperlichen, seelischen und geistigen Problemen, mit denen wir in der heutigen Welt konfrontiert sind.

Perelandras Rosen-Set 2 wurde 1992 entwickelt. Die acht Essenzen werden aus Rosen hergestellt, die im Perelandra-Garten wachsen, und unterstützen jene Funktionen im Körper, die während einer tiefgreifenden Expansionserfahrung aktiviert werden. Es geht nicht um gewöhnliche, alltägliche Ereignisse, sondern um neue Erfahrungen, die das derzeitige Gleichgewicht und die Funktion des Körpers erschüttern. Wenn wir es mit dieser Art von Expansion zu tun haben, ist der Körper gefordert, auf ganz neue Weise zu arbeiten, in einem Rhythmus, der erst noch erforscht werden muß. Die Rosenessenzen II fördern dieses Phänomen der Expansion, indem sie die einzelnen Stufen des Prozesses, die man erklimmen muß, harmonisieren und stabilisieren.

Die Perelandra-Essenzen sind eine sinnvolle Möglichkeit, die außergewöhnlichen Kräfte einer harmonischen, natürlichen Umwelt mit der Menschheit zu teilen.

Gartenessenzen

Broccoli. Gibt Ihnen Kraft, wenn Sie von außen belagert werden. Stabilisiert die Körper-Seele-Einheit, so daß sie sich nicht auflöst.

Cauliflower (Blumenkohl). Kräftigt das Kind während der Geburt. Stabilisiert die Körper-Seele-Einheit beim Erwachsenen.

Celery (Sellerie). Unterstützt das Immunsystem, wenn es überlastet ist oder mit langwierigen viralen oder bakteriellen Infektionen zu kämpfen hat.

Chives (Schnittlauch). Stellt die Ausgewogenheit der inneren männlich-weiblichen Dynamik wieder her und hilft Ihnen, innerhalb dieses Gleichgewichts bewußt zu leben.

Comfrey (Beinwell). Repariert seelische Schäden auf höheren Schwingungsebenen, die in diesem oder einem früheren Leben entstanden sind.

Corn (Mais). Stabilisiert bei spiritueller Expansion. Hilft, Erfahrungen zu verstehen und in sinnvolle Aktionen umzusetzen.

Cucumber (Gurke). Sorgt für mehr Ausgeglichenheit, wenn Sie deprimiert sind, und gibt neuen Lebensmut.

Dill. Hilft Ihnen, Macht zurückzufordern, die Sie anderen eingeräumt haben. Befreit Sie von der Opferrolle.

Nasturtium (Kapuzinerkresse). Gibt dem Körper Lebenskraft, wenn Sie sich geistig intensiv konzentrieren müssen.

Okra (Eibisch). Hilft Ihnen, das Positive im Leben und in der Umwelt zu sehen.

Salvia (Salbei). Stellt die emotionale Stabilität wieder her, wenn Sie unter starkem Streß stehen.

Snap Pea (Zuckererbse). Sorgt für Ausgeglichenheit nach einem Alptraum. Hilft, die täglichen Erfahrungen zu verarbeiten und positiv zu nutzen.

Summer Squash (Sommerkürbis). Ermutigt Sie, wenn Sie sich fürchten, und hilft Ihnen, den Alltag zu bewältigen. Befreit von Schüchternheit und lindert Phobien.

Sweet Bell Pepper (Süßer Paprika). Gibt in harten Zeiten inneren Frieden, Klarheit und Ruhe und stabilisiert das Gleichgewicht zwischen Körper und Seele.

Tomato. Reinigt. Hilft dem Körper, Infektionen und andere Krankheiten zu besiegen.

Yellow Yarrow (Gelbe Schafgarbe). Schützt Ihre Gefühle, wenn Sie verwundbar sind. Mildert Widerstand und hilft bei der Integration.

Zinnia. Verbindet Sie mit dem inneren Kind. Gibt Ihnen wieder Verspieltheit, Lachen, Freude und ein Gefühl für gesunde Prioritäten.

Zucchini. Gibt dem Körper während der Genesung Kraft.

Rosenessenzen I

Ambassador (Botschafter). »Muster«. Hilft Ihnen, den Zusammenhang zwischen dem Teil und dem Ganzen, sein Muster und sein Ziel zu sehen.

Eclipse (Finsternis). »Akzeptanz und Einsicht«. Hilft Ihnen, Ihr inneres Wissen zu schätzen. Hilft dem Körper, Botschaften und Einsichten von der Seele zu empfangen.

Grüße an Aachen. »Stabilität«. Stabilisiert die Körper-Seele-Einheit auf allen Ebenen, während Sie auf Ihrem evolutionären Weg vorangehen.

Nymphenburg. »Stärke«. Bewahrt und vergrößert die Stärke, die eine ausgewogene Körper-Seele-Einheit erzeugt. Hilft, diese Ausgewogenheit wiederherzustellen.

Orange Ruffles. »Empfänglichkeit«. Stabilisiert Sie während der Expansion Ihrer sinnlichen Wahrnehmung.

Peace (Frieden). »Mut«. Öffnet Sie für die innere Dynamik des Mutes, die mit dem universellen Mut verbunden ist.

Royal Highness (Königliche Hoheit). »Endgültige Stabilität«. Eine »Aufwasch-Essenz«, die Sie während der letzten Phasen Ihrer spirituellen Entwicklung schützt, also dann, wenn Sie verwundbar sind.

White Lightnin' (Weißer Blitz). »Synchrone Bewegung«. Fördert die Einheit von Seele und Körper. Harmonisiert Körper, Seele und Geist, so daß sie im Einklang schwingen.

Rosenessenzen II

Betty Prior. Stabilisiert und harmonisiert den empfindlichen Rhythmus der Expansion und Kontraktion der Schädelknochen während der Erfahrung einer Bewußtseinserweiterung.

Blaze Improved Climbing Rose. Beruhigt und entspannt zunächst das Zentralnervensystem, dann den Körper als Ganzes, und hilft Ihnen, eine Bewußtseinserweiterung zu verarbeiten und in den Körper zu integrieren.

Chicago Peace. Stabilisiert Bewegung und Interaktion der Schädelknochen, der zerebrospinalen Flüssigkeit und des Kreuzbeins während einer Bewußtseinserweiterung.

Maybelle Stearns. Stabilisiert und stützt das Kreuzbein während einer Bewußtseinserweiterung.

Mr. Lincoln. Harmonisiert und stabilisiert die zerebrospinale Flüssigkeit, während sie Muster und Rhythmus ändert, um sich der Expansion anzupassen.

Oregold. Stabilisiert und harmonisiert die Schädelknochen, das Zentralnervensystem, die Zerebrospinalflüssigkeit und das Kreuzbein nach Vollendung des Prozesses.

Sonia. Stabilisiert und unterstützt die zerebrospinale Flüssigkeit, nachdem sie sich der Expansion angepaßt hat.

Tiffany. Stabilisiert die Schädelknochen, während sie sich den Signalen und Impulsen der Bewußtseinserweiterung anpassen.*

Pacific Essences

Die ersten kanadischen Essenzen stellte Sabina Pettit aus den Pflanzen und Meeresbewohnern her, die im pazifischen Nordwesten wachsen und leben. Sabina studierte Blütenessenzen, als sie Anfang der siebziger Jahre mit dem Heiler Dr. John LePlate, einem naturheilkundigen Chiropraktiker, zusammenarbeitete.

Als Sabina nach Vancouver Island in der kanadischen Provinz British Columbia umzog, entdeckte sie zu ihrer freudigen Überraschung neue Pflanzenarten und begann, aus einigen von ihnen feinstoffliche Arzneien herzustellen. Zuerst wurde sie auf die Erdbeerbäume der Westküste aufmerksam. Die Essenz der Blüten ist ein spirituelles Stärkungsmittel, und eine der Eigenschaften, die sie fördert, ist die Weisheit.

1983 gründete Sabina mit Fiona Macleod Pacific Essences, und zusammen untersuchten sie die Energien der Pflanzen, die sie interessierten. 1985 hatten sie 24 Wildblüten- und 13 Frühlingsblütenessenzen erforscht.

Als Sabina eines Tages an einem Sandstrand spazierenging, fand sie einen Seeigel. Instinktiv wußte sie, daß sie aus diesem Tier eine Arznei herstellen muße, um eine Freundin zu behandeln, die an einer seltenen Form von Hautkrebs erkrankt war. Um die Essenz des Seeigels zu bekommen, legte sie ihn in ein Glas mit Meerwasser und stellte es unter einer Pyramide in die Sonne. Mit diesem Erlebnis begann ihre Arbeit mit Essenzen aus dem Ozean, und daraus entwickelte sich ein ganz neuer Bereich der feinstofflichen Medizin.

---

* Diese Angaben wurden dem Buch »Perelandra Guide to Rose und Garden Essences«, © 1992, und dem Perelandra-Katalog 1995/96, © 1995 Perelandra Ltd., mit freundlicher Genehmigung von Machaelle Small Wright entnommen.

Sabina schuf als erste eine Kollektion aus zwölf Meeresessenzen, die der Welt der Schwingungsmedizin einige völlig neue Frequenzen schenkten. Sie bewirken Transformationen des Bewußtseins und helfen uns, mit den Grundrhythmen des Universums in Verbindung zu treten, wenn wir Veränderungen durchmachen. Am besten nimmt man sie einzeln, weil jede von ihnen sehr präzise und wirksam ist. Da sie auch schnell wirken, sind die Ergebnisse meist recht auffällig.

Sabinas Meeresessenzen unterscheiden sich insofern von ihren Blütenessenzen, als sie aus dem Salzwasser stammen, das in seiner Zusammensetzung dem menschlichen Blutplasma sehr ähnlich ist und offenbar einen besonderen Einfluß auf den Körper hat. In der chinesischen Medizin hängt das Element Wasser mit Fortpflanzung, Wachstum und Reife zusammen. Auf der spirituellen Ebene wird es mit Chi assoziiert, einer Energie, die uns hilft, Hindernisse zu überwinden und zu wachsen. Wasser ist auch das Symbol für das Unbewußte.

Sabina ist der Meinung, daß Meeresessenzen die natürliche Fähigkeit haben, Unbewußtes zu enthüllen und das Bewußtsein zu stärken, so daß wir uns weiterentwickeln können. Jede ihrer Essenzen (Wildblüten-, Frühlingsblüten- und Meeresessenzen) beeinflußt außerdem bestimmte Chakras und Meridiane.

Kanadische Wildblüten, Set 1

Bluebell (Glockenblume). Hilft, Fesseln abzustreifen, alte Programme zu löschen, die Kanäle der Kommunikation zu öffnen und eine erfüllende Beschäftigung zu finden. Nützlich bei Sprachstörungen, die eine seelische Ursache haben, bei Autismus und Schüchternheit. Gibt Energie, lindert Erschöpfung und Furcht, stärkt den Willen und erleichtert die Atmung, wenn Sie in Panik sind oder Angstanfälle haben. Kehlkopf-Chakra. Lungen- und Nierenmeridian.

Blue Camas (Blaue Camassie). Bringt Akzeptanz und Objektivität. Bringt Intuition und Verstand ins Gleichgewicht und vereinigt die Gehirnhälften. Für schöpferische Menschen, die unpraktisch sind, und für Nüchterne, die keinen Zugang zu ihrer Intuition haben. Bei Dyslexie und Lernstörungen. Hilft, aus Erfahrungen zu lernen und sich an vergangene Existenzen zu erinnern. Solarplexus. Nieren- und Blasenmeridian.

Blue Lupine (Blaue Lupine). Für klares und präzises Denken. Verbindet die Zirbeldrüse (das Organ der spirituellen Wahrnehmung) mit der Hirnanhangdrüse (dem Organ, das den Stoffwechsel reguliert und harmonisiert). Gut bei Kopfschmerzen und Verdauungsstörungen, deren Ursache Giftstoffe sind. Hilft Ihnen zu verstehen, wer Sie sind. Lindert Depression, Frustration ud Verzweiflung. Verbessert die Konzentration und vereinfacht Probleme. Wurzel-Chakra. Lebermeridian.

Easter Lily (Weiße Lilie). Wahrheit, Reinheit, Integrität. Hilft, verschiedene Aspekte der Persönlichkeit zu integrieren, und ermöglicht so einen offenen und ehrlichen Selbstausdruck. Hilft, erworbene Strukturen aus Illusion, Doppelspiel und Unehrlichkeit zu überwinden. Nützlich beim postmenstruellen Syndrom und bei Frauenkrankheiten. Herz-Chakra, Drittes Auge und Kronen-Chakra. Nieren- und Blasenmeridian.

Fireweed (Kanadisches Berufkraut). Hilft, die Fülle der Liebe innen wie außen zu erkennen. Befreit emotionale Erfahrungen, die im Herzen gespeichert sind. Heilt ein gebrochenes Herz, emotionale Wunden, Kälte und Gefühllosigkeit. Hilft, neue Beziehungen einzugehen, ohne unter der Last der Vergangenheit zu leiden. Verbessert die Durchblutung, entspannt Muskelfaszien im Brustkorb und oberen Rücken. Herz-Chakra. Herzmeridian.

Goatsbeard (Geißbart). Unterstützt Meditation und schöpferisches Visualisieren. Hilft, sich selbst in tiefer Entspannung zu visualisieren und in belastenden Situationen ruhig und entspannt zu bleiben. Löst Verspannungen, bevor Sie handeln. Aktiviert den Thymus, so daß Sie Streß bewältigen können. Stärkt das Immunsystem und fördert die Produktion von weißen Blutkörperchen. Drittes Auge. Dünndarm- und Milzmeridian.

Harvest Lily. Gemeinschaft, Beziehungen, Geselligkeit. Fördert Expansion und Erwachen. Stärkt die Gruppenenergie und hilft, den Standpunkt anderer zu verstehen. Bei Störungen der Fortpflanzung, Ausscheidung, Verdauung, Absorption, Atmung. Herzstärkend. Solarplexus und Kronen-Chakra. Herzmeridian und Dreifacher Erwärmer.

Hookers Onion. Für Freiheit, Inspiration, Spontanität. Ersetzt Überlastung und Schwermut durch Frische und Unbeschwertheit. Fördert die Kreativität und heilt den Geist. Kann Geburtstraumata beseitigen und die emotionale Bindung zwischen Mutter und Kind lösen. Alle Chakras und alle 12 Meridiane.

Orange Honeysuckle (Orangefarbenes Geißblatt). Innere Richtung, Ausdruck und Identität. Bei Krisen der persönlichen Identität und damit verbundenen Spannungen. Befreit blockierte Kreativität, löst Ärger und Frustration auf. Sorgt für friedliche Kreativität. Nützlich in den turbulenten Teenagerjahren. Sehr wirksam bei Verdauungsstörungen. Sakral-Chakra und Solarplexus. Dreifacher Erwärmer.

Plantain (Wegerich). Löst geistige Blockaden und befreit von negativem Denken. Beseitigt Groll und die Wirkung giftiger Gedanken und Einstellungen. Bei Blut- und Leberstörungen sowie seelischer oder geistiger Vergiftung, die sich körperlich auswirkt, z. B. Migräne und Verdauungsbeschwerden. Sakral- und Kronen-Chakra. Leber- und Gallenmeridian.

Salal. Bei Ärger und Groll. Hilft Ihnen, sich selbst und anderen zu vergeben. Beseitigt Streß und gibt Ihnen die Freiheit und Freude, die Verkörperung des Geistes auf mysteriöse Weise zu erfahren. Herz-Chakra. Herz- und Dünndarmmeridian.

Snowberry (Schneebeere). Hilft, das Leben so zu akzeptieren, wie es jetzt ist, und den Widerstand gegen das, was ist, aufzugeben, selbst wenn es weh tut. Nützlich bei chronischer Müdigkeit und jahreszeitlich bedingten Störungen. Kronen- und Herz-Chakra. Nieren- und Blasenmeridian.

Kanadische Wildblüten, Set 2

Arbutus (Erdbeerbaum). Ein spirituelles Tonikum. Fördert Tiefe und Integrität. Bei Heimweh und Einsamkeit. Hilft beim Festhalten, aber auch beim Loslassen. Unterstützt die Lungen, wenn Taurigkeit ihnen Energie raubt. Kronen-Chakra. Lungen- und Lebermeridian.

Candystick. Körpertonikum. Lindert Spannungen im Becken und fördert die Gesundheit in der Beckenregion. Beseitigt Energieblockaden, die mit Abtreibung, Fehlgeburt, Geburt oder Sexualität zu tun haben. Wandelt Wut auf sich selbst und Frustration in Selbstachtung um, trotz eines Traumas. Gibt Lebensmut und stärkt den freien Willen. Hilft bei Verletzungen im Bereich des Beckens, des Kreuzbeines und der Fortpflanzungsorgane. Sakral- und Kehlkopf-Chakra. Nieren- und Blasenmeridian.

Chickweed (Sandkraut). Hilft, Zeitlosigkeit zu akzeptieren und völlig bewußt zu erleben. Sorgt dafür, daß Sie sich frei und mühelos ausdrücken können. Löst Verspannungen im Ausführungsgang der Gallenblase. Nützlich, wenn Sie Übergewicht verlieren wollen, das teilweise auf alte, belastende Emotionen zurückzuführen ist. Gut für Ärzte und Therapeuten. Kehlkopf- und Wurzel-Chakra. Gallenblasenmeridian.

Death Camas. Spirituelle Wiedergeburt. Macht Ihnen bewußt, daß Sie mit allem Leben spirituell verbunden sind und neu beginnen und sich ändern können. Lindert Streß und Angst in Übergangsphasen. Hilft, wenn Sie eine neue Arbeit haben, eine neue Beziehung eingehen oder ein Abenteuer wagen. Unterstützt die Entschlackung, z.B. durch Fasten und Neubewertung des Glaubens. Sakral- und Herz-Chakra. Lungen- und Nierenmeridian.

Grass Widow. Befreit von alten Überzeugungen, begrenzenden Denkmustern und der Angst, von anderen verurteilt zu werden. Fordert unnütze geistige Strukturen und Überzeugungen heraus, die mit Familie, Arbeit oder Religion zu tun haben. Beseitigt die Angst vor dem Loslassen. Hilfreich bei Verdauungsstörungen und Nahrungsmittelallergien. Herz-Chakra. Magen- und Dickdarmmeridian.

Nootka Rose. Hilft, Liebe, Humor und Freude auszudrücken. Weckt Begeisterung. Erinnert Sie daran, daß das Leben der Seele nicht mit der Geburt anfängt oder mit dem Tod aufhört. Sehr gut bei spirituellen Krisen, Mißbrauch, Einsamkeit und übersinnlichen, seelischen oder körperlichen Attacken. Reintegriert die Seele nach einem solchen Angriff und heilt die Zersplitterung der Persönlichkeit nach jahrelangem Drogen- oder Alkoholmißbrauch. Alle Chakras und Meridiane.

Ox-Eye Daisy (Margerite). Fördert die Vision. Erweitert den Blickwinkel, wenn Sie den Wald vor lauter Bäumen nicht sehen. Beseitigt die Blockade aus Angst, die klare Sicht verhindert. Verbessert die Sehkraft. Hilft Augen und Ohren. Drittes Auge. Herz- und Nierenmeridian.

Pipsissewa (Doldenblütiges Wintergrün). Hilft, Entscheidungen zu treffen. Beseitigt Ambivalenz und Unentschlossenheit. Lindert Angst und Verwirrung vor wichtigen Entscheidungen. Stärkt die Gehirnregion, die mit Entscheidungen zu tun hat. Solarplexus und Kehlkopf-Chakra. Milz-, Leber- und Nierenmeridian.

Poison Hemlock (Gefleckter Schierling). Hilft, loszulassen und Übergangsphasen durchzustehen, ohne an alten Strukturen und Überzeugungen zu haften. Beseitigt die körperliche, seelische und geistige Lähmung, die auf große Veränderungen zurückgeht. Befreit von starren Gefühlen, tief verwurzelten Denkmustern und unbewußten Gedanken, die nicht mehr wichtig sind. Nützlich bei Verstopfung, Ödemen, Gewichtsproblemen, Lähmung, schwachen Wehen. Kronen-Chakra. Gallenblasenmeridian.

Salmonberry (Prachtbrombeere). Ein Tonikum für den Körper. Korrigiert verletzungsbedingte und chronische Fehler in der Wirbelsäule und im Skelett. Kräftigt Knochen, Muskeln und Faszien. Drittes Auge. Blasenmeridian.

Twin Flower (Nordische Linnäe). Akzeptanz und Mitgefühl. Beseitigt eine kritische Einstellung zu allem. Lehrt kritisches Urteilsvermögen, so daß Sie Entscheidungen treffen können, ohne andere zu kritisieren. Fördert Optimismus und Bescheidenheit. Wurzel- und Herz-Chakra. Gallenblasen- und Lebermeridian.

Vanilla Leaf. Hilft, sich selbst zu akzeptieren. Ersetzt Selbstverachtung durch Selbstachtung. Eine Arznei des Überschwangs und der Freude. Bei Hautstörungen und allen Problemen, die mit Selbsterniedrigung und mangelnder Selbstliebe zusammenhängen. Drittes Auge und Kronen-Chakra. Lungen- und Dickdarmmeridian.

Frühlingsblüten

Camellia (Kamelie). Ein Katalysator, der zu neuen Einstellungen verhilft, die Ihre wahre innere Natur widerspiegeln. Ersetzt Schuldgefühle und Scham durch Offenheit und Flexibilität. Fördert die Expansion über selbst gezogene Grenzen hinaus und hilft Ihnen, Ihre Einzigartigkeit und Ihre innere Kraft auszudrücken. Befreit die in den Zellen verborgenen Erinnerungen an frühere Ereignisse in diesem Leben. Gibt Selbstvertrauen und hilft, Einstellungen zu verändern. Solarplexus. Dickdarmmeridian.

Forsythia. Ein Katalysator des Wandels. Motiviert Sie, alte und nutzlose, vielleicht selbstzerstörerische Denk- und Verhaltensmuster (z. B. seelische, körperliche oder geistige Süchte, vor allem Alkohol-, Drogen- und Nikotinsucht) zu transformieren. Befreit von schädlichen Beziehungen. Entgiftet die Leber. Kronen-Chakra. Gallenblasenmeridian.

Grape Hyacinth (Traubenhyazinthe). Bei Verzweiflung, Streß und äußerem Schock. Hilft, die Situation nüchtern einzuschätzen und innere Kräfte zu sammeln, um der Herausforderung zu begegnen. Ersetzt Schock und Trauma durch Ausgewogenheit. Löst Hoffnungslosigkeit, Verzweiflung und Depression auf. Lindert streßbedingte Magenbeschwerden und unterstützt die Atmung, wenn

Sie unter Streß stehen. Gut bei Beulen, Blutergüssen, Unfallschocks und Traumata aller Art. Drittes Auge. Magen- und Lungenmeridian.

Lily of the Valley (Maiglöckchen). Zeigt Ihnen die einfachste Vorgehensweise, so daß Sie Wahlfreiheit haben. Ersetzt Raffinesse und verkrampfte Selbstbeherrschung durch Unschuld. Ein seelisches Tonikum, das Ihnen hilft, mit den Augen eines Kindes zu sehen. Stärkt das Herz. Bringt inneres Leuchten und Vitalität. Kehlkopf-Chakra. Herzmeridian.

Narcissus (Narzisse). Hilft Ihnen, Konflikte zu erkennen und zu lösen, indem Sie ins Zentrum des Problems oder der Furcht vorstoßen. Besiegt innere Drachen, beruhigt Schmetterlinge im Bauch, lindert Angst. Befreit von unerwünschten Gedanken, gibt Lebenskraft und hilft, mit beiden Füßen auf dem Boden zu stehen. Fördert die Verdauung und lindert Verdauungsstörungen wie Sodbrennen, Geschwüre, Blähungen. Wurzel- und Sakral-Chakra. Magenmeridian.

Periwinkle (Immergrün). Hilft Ihnen, die Verantwortung für Ihre Depression zu übernehmen und sie aufzulösen. Macht inneres Wissen zugänglich. Beruhigt den Geist und reinigt das Gedächtnis. Bei Bluthochdruck, Blutungen, Nervosität, Angst und jahreszeitlich bedingten Beschwerden. Sakral- und Kronen-Chakra. Herzschützer.

Polyanthus (Hohe Schlüsselblume). Macht Fülle zugänglich, beseitigt Minderwertigkeitsgefühle, stärkt das Selbstwertgefühl und fördert die Bereitschaft, etwas anzunehmen. Unterstützt Atem- und Ausscheidungsorgane. Wurzel-Chakra. Dickdarm- und Lungenmeridian.

Purple Crocus (Purpurroter Krokus). Hilft, sich auf Schmerzen und Kummer einzustimmen und die Spannungen zu lösen, die damit einhergehen. Nützlich, wenn Sie Ihre blockierte Energie aus Kummer gegen sich selbst richten und dadurch lebensbedrohliche

Krankheiten hervorrufen. Lindert Verspannungen im oberen Rükken und in den Schultern. Hilft über einen Verlust hinweg und erleichtert Problemlösungen. Stärkt die Lungen. Kehlkopf-Chakra. Lungenmeridian.

Purple Magnolia (Purpurrote Magnolie). Fördert Intimität und Gemeinsamkeit, schärft die Sinne. Ersetzt Zurückhaltung, Kälte und Frigidität durch offene Intimität. Hilft Ihnen, Ihr sexuelles Potential voll auszuschöpfen. Auch eine Arznei für den Geist. Solarplexus und Kronen-Chrakra. Herzmeridian (Kreislauf, Sex).

Snowdrop (Schneeglöckchen). Hilft Ihnen, loszulassen, sich zu freuen und optimistischer zu sein. Verbindet Begeisterung mit fröhlichem Erforschen des Lebens. Verkörpert persönliche Macht und Führerschaft. Löst Energieblockaden und Denkmuster auf, die das freie Fließen der Lebensenergie verhindern. Stärkt den Willen, lähmende Furcht zu besiegen. Gut bei Lähmungen, Arthritis, Multipler Sklerose, Polio und Gehirnlähmung. Wurzel- und Kronen-Chakra, Solarplexus. Nieren- und Blasenmeridian.

Viburnum (Schneeball). Stärkt die Verbindung zum Unterbewußtsein und zu den übersinnlichen Fähigkeiten. Eine hervorragende Hilfe beim Channelling und bei der Meditation. Hilft, die innere Stimme zu hören und ihr zu vertrauen. Schärft Augen und Ohren und hilft Ihnen zuzuhören. Entspannt die Nerven. Drittes Auge. Milzmeridian und Dreifacher Erwärmer.

Weigela. Hilft Ihnen, Erfahrungen auf der körperlichen und emotionalen Ebene zu integrieren und zu erkennen, daß andere Ihre Lehrer und Spiegel sind, die Ihre negative und positive Energie reflektieren. Stärkt das Vertrauen. Gut bei Unfällen und unerwarteten körperlichen oder seelischen Traumata. Kehlkopf-Chakra und Drittes Auge. Gallenblasen- und Lebermeridian.

Windflower (Rautenanemone). Ein spirituelles Tonikum, das innere Sicherheit gibt, so daß Sie Ihr spirituelles Wesen ausdrücken und die Seele tanzen lassen können. Gut bei körperlich oder seelisch bedingten Magenbeschwerden. Kehlkopf- und Herz-Chakra. Magenmeridian.

Meeresessenzen

Anemone. Hilft Ihnen, sich selbst und andere zu akzeptieren und die Verantwortung für Ihre Realität zu übernehmen, so daß das Universum Sie leiten kann. Sorgt für Harmonie zwischen dem Mentalkörper und dem höheren Seelenziel – Selbstmitleid wird durch spirituelle Energie ersetzt. Löst karmische Blockaden im Solarplexus. Lindert Schmerzen und hilft, sich nicht dagegen zu sträuben. Gut bei Augenproblemen. Für Menschen, die mit Gewalt versuchen, ihre Gefühle zu beherrschen, und zu Krämpfen und Verletzungen neigen. Solarplexus. Lebermeridian.

Barnacle (Rankenfußkrebs). Hilft Ihnen, sich auf den weiblichen Aspekt Ihres Selbsts einzustimmen und totales Vertrauen zu entwickeln. Verkörpert Weisheit, Fürsorge, Fruchtbarkeit und Fülle. Stärkt die weiblichen Organe und hilft bei Zysten und Fasergeschwulsten. Reguliert die Hormonproduktion und unterstützt Gebärende. Herz-Chakra. Dünndarmmeridian.

Brown Kelp (Brauner Kelp). Verändert die Wahrnehmung und gibt Klarheit. Bei Furcht und Verwirrung. Sorgt für ausgewogene Energie zwischen Wurzel- und Kronen-Chakra. Lindert Verspannungen im Rücken, Blasenentzündung und Ohrenprobleme, vor allem Mittelohrentzündung. Wurzel- und Kronen-Chakra. Blasenmeridian.

Jelly Fish (Qualle). Eine Essenz für das Gebären und für das Rebirthing. Löst Widerstände auf, die Schmerzen verursachen, und macht flüssig und flexibel. Verbindet Sie spirituell mit den Rhythmen Ihres Wesens. Fördert den Selbstausdruck und hilft bei Depression sowie Arterienverkalkung und -verhärtung. Beseitigt Verbitterung und Härte auf der mentalen und emotionalen Ebene, bevor sie eine körperliche Krankheit auslösen. Kehlkopf-Chakra. Herzmeridian und Herzschützer.

Moonsnail. Reinigt den Geist und läßt Licht hinein. Beseitigt körperliche Giftstoffe, die den Geist trüben. Löst starre Denkmuster, so daß Sie sich wieder wundern können. Hilfreich bei der Meditation und bei inneren Reisen. Hilft, das Unbewußte zu erkunden, um Kreativität freizusetzen. Sakral-Chakra. Dreifacher Erwärmer.

Mussel (Miesmuschel). Befreit von der Last der Wut, so daß Sie wieder aufrecht stehen, schöpferisch arbeiten und innerlich strahlen können. Sehr gut bei Selbstmitleid, das an der inneren Kraft zehrt. Beseitigt Reizbarkeit, Frustration und Zorn. Entspannt Nacken und Schultern, lindert Kopfschmerzen und Benommenheit. Gut beim Schleudertrauma. Födert die Gallenabsonderung und die Verdauung. Sakral-Chakra. Gallenblasenmeridian.

Pink Seaweed (Rotalge). Gibt Geduld vor Neuanfängen und harmonisiert das Denken vor dem Handeln. Hilft Ihnen, auf Bequemlichkeit zu verzichten und Herausforderungen anzunehmen. Mildert Veränderungen und macht sie erträglicher. Nützlich bei neuer Arbeit, neuen Beziehungen und Erfahrungen, Schulwechsel. Stärkt Knochen und Zähne, lindert Verstopfung. Sakral-Chakra, Solarplexus. Herzschützer.

Sand Dollar (Flachschaliger Seeigel). Hilft Ihnen, »zur Vernunft zu kommen« und aus Illusionen zu erwachen. Fördert das positive Denken, so daß Sie die eigentlichen Ursachen einer körperlichen Krankheit beseitigen können. Nützlich bei Bronchitis, Asthma und Halskrankheiten. Fördert den Selbstausdruck. Kehlkopf-Chakra. Lungenmeridian.

Seapalm. Fördert die Bewußtseinserweiterung. Für Menschen, die es ohne Grund eilig haben und die immer beschäftigt und beherrscht sind, aber keine Zeit haben zu *sein.* Bei Überaktivität, die den Erfolg und ernste Beziehungen verhindert. Für Menschen, die sich nach Zuneigung sehnen. Hilft bei Verdauungsbeschwerden und Eßstörungen. Herz-Chakra. Magenmeridian.

Starfish (Seestern). Heilt Kummer. Macht es leichter, das Alte bereitwillig aufzugeben und »Leerheit« zu erfahren. Hilft Ihnen, Ihren einzigartigen Seelenweg zu schätzen, und macht Ihnen klar, daß »alles seine Zeit hat«. Fördert die tiefe, spirituelle Verbindung mit Menschen, die Sie lieben. Kronen-Chakra. Dickdarmmeridian.

Surfgrass. Gibt Mut, Kraft und Energie, die in Stabilität und Flexibilität wurzeln. Fördert die Integration von Gegensätzen. Gibt Mut zu *sein*. Hilft Ihnen zu erreichen, was Ihrem Lebensziel, nicht Ihren egoistischen Wünschen entspricht. Lindert Furcht und integriert Mut. Stärkt den Willen und gibt einen »zweiten Wind«. Hilft bei Nierenkrankheiten, Infektionen, Verkalkung und Entzündungen. Harmonisiert die Nebennieren, so daß der Körper Adrenalin lebensfördernd nutzen kann (Streß ohne Leiden). Herz-Chakra. Nierenmeridian.

Urchin (Seeigel). Gibt Sicherheit und übersinnlichen Schutz. Hilft, unbekanntes Land zu erkunden, z. B. bei einer Rückführung in ein anderes Leben. Eine spirituelle Essenz, die den Geist erweitert, so daß ihm gespeicherte Erinnerungen an die frühe Kindheit oder an vergangene Existenzen zugänglich werden. Mildert die Folgen von Kindesmißbrauch (z. B. Alkoholismus, Eßstörungen, Selbstmordneigung). Hilft, Angstanfälle und Atemnot zu überwinden, deren Ursache ein Gefühl der Unsicherheit ist. Kronen-Chakra, Solarplexus. Milzmeridian.

Edelsteinessenzen

Edelsteinessenzen werden wie Blütenessenzen hergestellt. Sie haben ähnliche seelische Wirkungen; aber wie die homöopathischen Arzneien beeinflussen sie auch den Körper. Sie unterstützen die Blütenessenzen. Erhältlich sind sie bei Pegasus (Peg), Andreas Korte (AK), Alaskan Flower and Environmental Essences (Ask) und Pacific Essences.

Amethyst (Gem). Ein Seelenstein. Sehr gut geeignet, um Streß und starke seelische Belastungen abzubauen, deren Folgen Migräne oder Kopfschmerzen sind. Lindert seelische Ängste, die körperliche Symptome auslösen. Harmonisiert den Stoffwechsel, die endokrinen Drüsen und das Immunsystem. Stärkt Zirbeldrüse und Hirnanhangdrüse. Reinigt das Blut und hilft bei Blutzuckerproblemen wie Diabetes und Hypoglykämie. Fördert das Selbstwertgefühl und ist nützlich bei seelischen Störungen und Gehirnstörungen wie Autismus, Dyslexie und Epilepsie.

Azurite (Gem). Ein Katalysator, der Sie von alten, programmierten Überzeugungen befreit, die nicht mehr angemessen oder nützlich sind. Bei negativen Gedankenmustern, die zu Knochen- und Gelenkproblemen führen, vor allem zu Arthritis, Gelenkentzündung usw. Erweitert das Bewußtsein, zieht Licht und Wahrheit an und reinigt damit Seele und Geist. Integriert das Spirituelle und das Körperliche. Hilft dem Körper, Kupfer, Zink, Magnesium und Kalzium zu absorbieren.

Ettringite (Peg). Gibt spirituelle Energie und macht ihnen die Energie bewußt, die in den Menschen hineinströmt. Entwickelt das Gefühl für Liebe, Macht, Stärke, Willen, Sinn und spirituelle Führung.

Fuchsite (Peg). Sinn. Gibt tiefere Einsicht in die Wirkung der Gedanken auf Ihre Entwicklung. Bringt Sie in Einklang mit Ihrem Lebensziel und zeigt Ihnen ein klares Bild Ihrer Zukunft. Hilft Ihnen, die Zukunft zu sehen und zu beeinflussen. Nützlich bei Zeitreisen.

Gold (Gem). Ein starkes Heilmittel. Harmonisiert das Herz-Chakra und fördert die Absorption von Gold, anderen Mineralien und Vitaminen. Stärkt Nerven und Muskeln, verbessert den Kreislauf und harmonisiert die rechte und linke Hirnhälfte. Fördert die Regeneration des Körpers und lenkt positive Energie in die Aura.

Herkimer Diamond (Herkimer Diamant) (Gem). Harmonisiert die Chakras. Lindert Streß und beseitigt Giftstoffe aus dem Körper. Reinigt die subtilen Körper. Nützlich bei Zuständen, die zu Krebs führen können. Für Menschen, die die körperliche Ebene ablehnen. Hilft der Seelenkraft, sich durchzusetzen. Gut für Paare, die sich ein Kind wünschen.

Iug Kenya Energetic Protective Shield. Hergestellt aus einem Meteoriten, der in Kenia landete. Umgibt das gesamte Energiesystem des Körpers mit einem Schutzschild. Neutralisiert die negative Wirkung geopathischer Störungen und künstlicher Kraftfelder (Strahlung, Radar, Radio, Fernsehen sowie andere elektrische und elektronische Geräte). Sie können aus drei Potenzen wählen.

Lapislazuli (Gem). Heilt, reinigt und verjüngt den Geist und läutert die Seele. Wenn der Geist über genügend Stabilität und Energie verfügt, kann die Seelenkraft ungestört wirken. Hilft, seelische Wunden zu schließen. Bringt Stärke und Vitalität, geistige Klarheit und größere übersinnliche Fähigkeiten. Lindert Angst und Spannungen im Kehlkopf-Chakra und damit verbundene Symptome wie Hals- und Mandelentzündung. Hilft schüchternen, zurückhaltenden Menschen, sich auszudrücken. Befreit das Lymphsystem von Giftstoffen. Stärkt Zirbeldrüse, Thymus, Schilddrüse, Milz und Lungen.

Moonstone (Mondstein) (Gem). Dämpft, harmonisiert und heilt Emotionen. Bei Streß, der sich auf Solarplexus, Magen, Bauch, Milz, Bauchspeicheldrüse und Verdauungstrakt auswirkt. Fördert die Absonderung von Verdauungsenzymen und die Verwertung von Nährstoffen. Lindert Geschwüre, reinigt das Lymphsystem, hilft bei Frauenbeschwerden und bei der Geburt. Lindert Angst und Streß, vor allem vor und während der Niederkunft.

Moss Agate (Moosachat) (Gem). Stabilisiert und stärkt Körper und Geist. Lindert Depression, baut Vertrauen und ein Gefühl der Sicherheit auf und macht Spritualität praktisch verwertbar. Stärkt Lymphsystem, Milz, Leber, Kreislauf und Verdauungskanal. Hilft bei Ödemen, Hypoglykämie, Anorexie und Allergien.

Okenite (Peg). Wandel. Hilft Ihnen, mit Veränderungen zurechtzukommen. Hilfreich bei Bewegungen und Flugreisen. Harmonisiert und stärkt den Astralkörper. Hilft Ihnen, den Ätherkörper der Erde zu verstehen.

Rosequartz (Rosenquarz) (Gem). Eine sehr wirksame Arznei, die Emotionen ausgleicht und heilt. Kräftigt vor allem das Herz. Heilt innere Wunden des Herzens, besonders wenn sie auf unerfüllte emotionale Grundbedürfnisse in der Kindheit zurückgehen. Gibt Ihnen die Selbstliebe, die Sie für ein positives Selbstbild brauchen. Löst Minderwertigkeitsgefühle auf, die zu Einsamkeit führen. Heilt das innere Kind. Dämpft Spannungen zwischen Ihnen und Vaterfiguren. Löst Traumata auf und programmiert das Herz neu, so daß es lernt, anderen zu helfen. Stärkt das Selbstvertrauen und die Kreativität. Gut für Kreislauf, Herz, Nieren, Leber und Lungen. Verbessert die Fruchtbarkeit.

Silver (Silber) (Gem). Stimuliert den Verstand, verbessert die Energieversorgung des Gehirns, stärkt Zirbel- und Hirnanhangdrüse. Bei einem Ungleichgewicht zwischen den Hirnhälften, Sehstörungen, Dyslexie. Lindert Streß, stärkt die weiblichen Aspekte und das emotionale Gleichgewicht.

Sunstone (Sonnenstein) (Peg). Innere Kraft. Hilft Ihnen, die heilenden Kräfte der Sonne anzurufen, gleiche Muster in vergangenen Existenzen zu erkennen und Hindernisse zu überwinden. Fördert die Kommunikation und das Verständnis der Sonnenenergie.

Turquoise (Türkis) (Gem). Stärkt den ganzen Körper und alle subtilen Körper. Verbessert den Kreislauf und die Nährstoffverwertung. Revitalisiert das Nervensystem. Gut bei *anorexia nervosa*. Indianer verwenden diese Essenz, weil sie schützt und harmonisiert.

Vanadinite (Peg). Ein durchsichtiger Schild. Schützt und macht Ihnen innere Einflüsse bewußter. Ein wahrer Schild läßt Energien durch. Diese Essenz hilft Ihnen, jene Ängste, Kämpfe und Schwierigkeiten zu verstehen, vor denen Sie sich schützen wollen.

Die genannten Pegasus-Elixiere sind eine Auswahl von mehreren hundert Edelsteinelixieren und anderen feinstofflichen Arzneien, die Fred Rubenfeld und Michael Smulkis demnächst in einem neuen Buch beschreiben werden.

Teil III

– 5 –

Therapievorschläge Liste der Krankheiten und Beschwerden

Verzeichnis der Hersteller

Afrika und Amazonas

Andreas-Korte-Essenzen (AK)

Australien und Neuseeland

Australien:	Bush Flower Essences (Aus B)
	Living Flower Essences (Aus L)
Neuseeland:	New Perception Flower Essences (NZ)

Europa

Großbritannien:	Bach Flower Remedies (B)
	Bailey Essences (Ba)
	Findhorn Flower Essences (F)
	Green Man Tree Essences (GM)
	Harebell Remedies (Hb)
Frankreich:	Deva Flower Elixirs (Dv)

Indien

Himalayan Aum Sanjeevini Flower Essences (Him A)
Himalayan Flower Enhancers (Him E)

USA und Kanada

Alaska:	Alaskan Flower and Environmental Essences (Ask)
Arizona:	Desert Alchemy Flower Essences (DAl)

Kalifornien:	Forschungsessenzen aus Nordamerika (Cal)
	Flower Essence Society (Fes)
	Master's Flower Essences (Ma)
Colorado:	Pegasus Essences (Peg)
Hawaii:	Hawaiian Tropical Flower Essences (Haii)
Texas:	Petite Fleur Essences (PF)
Virginia:	Perelandra Virginian Rose and Garden Essences (PVi)
Kanada:	Pacific Essences (Pac)
Edelsteinessenzen:	verschiedene Hersteller (Gem)

Körperliche Störungen und Merkmale

Akne. Spinifex (Aus B); Luffa (Cal); Salvia (PF). *Siehe auch* Hautprobleme.

Allergien. Apricot, Green Rose (Cal); Yarrow Special Formula (Fes); Moss Agate (Gem); Grass Widow (Pac); Lantana (PF).

Alterung. Almond Tree (AK); Mulla Mulla (Aus B); Almond (Dv); Mallow (Dv, Hb); California Wild Rose, Hibiscus, St John's Wort, Star Tulip (Fes); Ukshi (Him A); Shrimp (PF).

Anämie. Kapok Bush (Aus B); Paw Paw (Cal); Rose Quartz (Gem); Dianthus (PF).

Anorexia Nervosa. Five Corners (Aus B); Banana, Paw Paw (Cal); Black-eyed Susan, Fairy Lantern, Manzanita, Pretty Face (Fes); Moss Agate, Turquoise (Gem); Sea Palm, Urchin (Pac).

Appetitstörungen. Moonstone, Moss Agate, Turquoise (Gem); Urchin (Pac).

Arthritis. Mountain Devil (Aus B); Azurite, Gold (Gem); Ohai-ali'i (Haii); Snowdrop (Pac); Zinnia (PF).

Assimilation von Nährstoffen. Paw Paw (Aus B); Cedar, Jasmine (Cal); Self Heal (Dv, Hb); Star Jasmine (Hb); Azurite, Gold, Moonstone, Turquoise (Gem); Blackthorn (GM); Magnolia (PF).

Asthma. Tall Mulla Mulla (Aus B); Green Rose, Hyssop, Lungwort (Cal); Eucalyptus (Cal, Fes); Sand Dollar (Pac); Babies Breath (PF).

Atembeschwerden. Eucalyptus, Lungwort (Cal); Rhododendron (Dv); Yerba Santa (Fes); Polyanthus, Sand Dollar (Pac).

Atemwege (Stärkung). Eucalyptus, Lungwort (Cal); Grape Hyacinth (Pac); Babies Breath (PF).

Augenstörungen. Alder (Ask); Queen Anne's Lace, Star Tulip (Fes); Cotton (Haii); Nasturtium, Speedwell (Hb); Anemone, Ox-eye Daisy (Pac). *Siehe auch* Sehschärfe.

Ausscheidung. Avocado, Cedar, Chamomile (Cal); Moss Agate (Gem); Star Jasmine (Hb); Narcissus, Polyanthus (Pac). *Siehe auch* Verdauungsbeschwerden.

Bartflechte. Dandelion, Lilac (Fes).

Beckenentzündung. Billy Goat Plum, Spinifex (Aus B); Pomegranate (Fes); Snowdrop (Hb).

Blutdruck, hoch. Vine (B); Morning Glory (Cal); Periwinkle (Pac).

Blutdruck, niedrig. Kapok Bush (Aus B); Penta (PF).

Blutstörungen. Avocado, Nettle (Cal); Amethyst (Gem); Blackthorn (GM); Hawaiian Tree (Haii); Periwinkle, Plantain (Pac); Basil (PF).

Blutzuckerspiegel (Stabilisierung). Apricot, Banana, Jasmine, Sugar Beet (Cal); Iris (Fes); Amethyst, Moss Agate (Gem); Moss Rose, Primrose (PF).

Bronchialbeschwerden. Eucalyptus, Hyssop, Lungwort (Cal); California Pitcher Plant (Fes); Drum Stick (Him A); Polyanthus, Sand Dollar (Pac); Babies Breath (PF).

Bulimie. Paw Paw (Cal); Black-eyed Susan, Manzanita (Fes); Moonstone, Turquoise (Gem); Sea Palm, Urchin (Pac).

Chlamydia. *Siehe* Herpes.

Dickdarmentzündung. Cedar, Green Rose (Cal); California Pitcher Plant (Fes); Moss Agate (Gem); Poppy (PF).

Dickdarmkrämpfe. Cedar, Green Rose (Cal); Moonstone (Gem); Barnacle (Pac); Bamboo (PF).

Drogengifte (Ausscheidung). Arnica (AK); Bottlebrush, Skullcap, Spruce (Cal); Morning Glory (Fes, Cal); Apple (GM); Peacock Flower (Him I).

Drüsenfieber. K9 (AK); Königin von Dänemark, Pansy (Cal).

Durchblutungsstörungen. Queen Anne's Lace (Fes); Gold, Moss Agate, Rose Quartz (Gem); Blackthorn (GM); Yellow Ginger (Haii); Fireweed (Pac); Morning Glory (PF).

Dyslexie. Bush Fuchsia (Aus B); Amethyst, Silver (Gem); Blue Camas (Pac); White Petunia (PF).

Dyspepsie. Sage (Cal); Chamomile (Fes, PF); Moonstone (Gem); Sea Palm (Pac); Ligustrum (PF).

Ekzem. Billy Goat Plum, Spinifex (Aus B); Luffa (Cal); Vanilla Leaf (Pac).

Endokrine Drüsen. Königin von Dänemark (Cal); Lotos (Fes); Amethyst (Gem).

Energie. Macrocarpa, Old Man Banksia (Aus B); Leafless Orchid (Aus L); Firethorn (Ba); Cherry, Sugar Beet (Cal); California Pitcher Plant (Fes); Bay (GM); Ohi'a-ai (Haii); Flowering Currant, Nasturtium (Hb); Longevity, Vital Spark (Him E); Cherry, Corn (Ma); Bluebell, Goatsbeard (Pac); Cape Honeysuckle (Peg); Tonic-Nasturtium (PVi).

Entgiftung. Arnica (AK); Avocado, Coffee, Morning Glory, Skullcap, Spruce (Cal); Herkimer Diamond (Gem); Apple, Laburnum (GM); Noni, Yellow Ginger (Haii); Primrose (Hb); Blue Lupine, Moonsnail (Pac); Spotted Coralroot, Pine Drops, Sourgrass (Peg).

Entschlackung. Sage (AK, Cal); Morning Glory (Cal); Ragged Robin (F); Lungwort, Primrose, Yarrow in Seawater (Hb); Moonsnail (Pac); Dutchman Breeches, Swamp Onion, Sourgrass (Peg).

Entzündung. Apricot, Eucalyptus, Saguaro (Cal); Surfgrass (Pac).

Epstein-Barr-Virus. K9 (AK); Königin von Dänemark, Pansy (Cal).

Erschöpfung. Aloe Vera (AK); Macrocarpa (Aus B); Elm, Vervain (B); Staghorn Cholla Cactus, Whitethorn, Woven Spine Pineapple (DAl); California Wild Rose, Indian Paintbrush, Lavender, Yerba Santa (Fes); English Elm (GM); Hornbeam (B), Lungwort (Hb); Snowberry (Pac); Pine, Stock (PF).

Erschöpfung, nervöse. Buffalo Gourd, Fairy Duster (DAl); Lady's Slipper (Fes); Alder (GM).

Fieber. Onion (PF). *Siehe auch* Schnupfen.

Fortpflanzung, Störungen (bei Frauen). She Oak (Aus B); Watermelon (Cal); Alpine Lily, Pomegranate (Fes); Candystick (Pac); Red Spider Lily (Peg).

Fortpflanzung, Störungen (bei Männern). Watermelon (Cal); Pomegranate (Fes); Red Spider Lily (Peg).

Frigidität. Canary Island Bellflower, Pumpkin (AK); Wisteria (Aus B); Lehua (Haii); Cannon Ball Tree (Him A); Ixora (Him A); Barnacle (Pac); Marigold (PF).

Fruchtbarkeitsstörungen. She Oak (Aus B); Fig, Gooseberry, Watermelon (Cal); Pomegranate (Fes); Rose Quartz (Gem); Noni (Haii); Blackberry, Lady's Mantle, Red Rose (Hb); Barnacle (Pac).

Furunkel, Abszesse. Avocado, Luffa, Nettle, Saguaro (Cal).

Gallensteine. Mussel (Pac); Garden Mum (PF).

Geburt (Entbindung). Balsam Poplar, Green Bells of Ireland, Grove Sandwort, Hairy Butterwort, Shooting Star, Sticky Geranium (Ask); Star of Bethlehem (B); Watermelon (Cal); Pomegranate (Fes); Moonstone (Gem); Noni (Haii); Pear (Ma); Barnacle, Hookers Onion, Jelly Fish (Pac); Cauliflower (PVi).

Geburt (Entbindung), vorzeitige. Poison Hemlock (Pac); Ranunculus (PF).

Geschwüre. Cedar, Green Rose (Cal); Moonstone (Gem); Peppermint (PF).

Gewichtsabnahme. Hound's Tongue, Yerba Santa (Fes); Moonstone (Gem); Mango, Naio, Pua-Pilo (Haii); Chickweed, Poison Hemlock (Pac); Dayflower (Peg).

Grippe. Eucalyptus, Jasmine, Pansy (Cal); Lily (PF).

Haarausfall/Kahlheit. Cedar (Cal); Red Carnation (PF).

Halsbeschwerden. Lungwort, Pansy (Cal); Lapislazuli (Gem); Pennyroyal (NZ); Blue Camas, Sand Dollar (Pac).

Hautprobleme. Billy Goat Plum (Aus B); Angelica, Luffa (Cal); Office Flower (Him A); Gilia Scarlet, Red Spider Lily (Peg); Lily (PF).

Herpes. K9 (AK); Billy Goat Plum (Aus B); Pansy (Cal); Pomegranate (Fes).

Herzstörungen. Foxglove (Ask, Hb); Gold, Rose Quartz (Gem); Borage, Rosemary (Hb); Jelly Fish (Pac); Rose of Sharon (PF).

Heuschnupfen. K9 (AK); Eucalyptus, Green Rose (Cal).

Hormonstörungen (bei Frauen). She Oak (Aus B); Evening Primrose, Watermelon (Cal); Mala Mujer (DAl); Pomegranate (Fes); Bernacle (Pac); Marigold (PF).

Hormonstörungen (bei Männern). Evening Primrose, Watermelon (Cal); Marigold (PF).

Hyperaktivität. Chamomile (Dv); Nasturtium (Fes); Stock (PF).

Immunsystem (Stärkung). K9 (AK); Wild Garlic (AK, Dv); Macrocarpa (Aus B); Khat, Königin von Dänemark (Cal); Gorse (F); Echinacea (PF); Garlic, Lavender, Love Lies Bleeding, Morning Glory (Fes); Amethyst (Gem); Ivy, Yew (GM); Hawaiian Tree, Ohi'a-ai (Haii); Hawthorn, Pansy (Hb); Immunity Booster (Him A); White Rata Berrie (NZ); Celery (PVi).

Impotenz. Banana, Swiss Cheese Plant (AK); Larch (B); Queen of the Night (DAl); Ixora (Him A); Marigold (PF).

Inkontinenz. Cedar (Cal); St John's Wort (Fes); Surfgrass (Pac).

Infektionen, bakterielle. Pansy (Cal); Wild Garlic (Dv); Brown Kelp (Pac); Lotos (AK, Dv, Fes, Haii).

Infektionen, virale. K9 (AK); Königin von Dänemark, Sugar Beet (Cal); Pansy (Cal, Hb); Wild Garlic (Dv, Fes); Echinacea, Onion (PF).

Jet-lag. Dill (Cal); Banksia Robur (Aus B); Ylang Ylang (Cal).

Juckreiz. Luffa (Cal); Vanilla Leaf (Pac).

Knochen (Heilung). Azurite (Gem); Red Oak (GM); Pink Seaweed, Salmonberry (Pac); Jasmine (PF).

Koffeinsucht. Coffee (Cal, Haii); Skullcap (Cal); Purple Nightshade (Peg).

Kolik. Sage (Cal); Chamomile (Cal, Fes).

Kopfschmerzen. Black-eyes Susan (Aus B); Aspen, Vervain, White Chestnut (B); Apricot, Clove, Feverfew, Green Rose (Cal); Amethyst (Gem); Meadowsweet (Hb); Clarity (Him E); Blue Lupin, Mussel, Plantain (Pac); Japanese Magnolia (PF).

Kraft, körperliche. Milky Nipple Cactus (DAl); Zucchini (PVi).

Krankheiten, langwierige. Peacock Flower (Him A); Spotted Coralroot (Peg).

Krebs. Königin von Dänemark, Peach (Cal); Herkimer Diamond (Gem); Nani-Ahiahi (Haii); Lilac (PF).

Lähmung. Scottish Primrose (F); Azurite (Gem); Poison Hemlock, Snowdrop (Pac).

Laryngitis. Lungwort (Cal); Lapislazuli (Gem); Snapdragon (Hb); Sand Dollar (Pac).

Leberstörungen. Moss Agate, Rose Quartz (Gem); Speedwell (Hb); Forsythia, Plantain (Pac); Ligustrum (PF).

Lungenbeschwerden. Hyssop, Jasmine, Lungwort (Cal); Eucalyptus (Cal); Yerba Santa (Fes); Lapislazuli (Gem); Flowering Currant (Hb); Arbutus (Pac).

Lymphsystem. Apricot, Avocado, Saguaro (Cal); Lapislazuli, Moss Agate, Moonstone (Gem); Red Carnation (PF).

Mandelentzündung. Jasmine, Lungwort (Cal); Lapislazuli (Gem); Sand Dollar (Pac).

Menopause. She Oak (Aus B); Evening Primrose, Gooseberry (Cal); Alpine Lily, Borage, Easter Lily, Fuchsia, Hibiscus, Mariposa Lily, Pomegranate, Rosemary, Tiger Lily (Fes); Orange Honeysuckle (Pac).

Menstruation, fehlende. She Oak (Aus B); Evening Primrose (Cal); Fairy Lantern, Mugwort, Pomegranate (Fes); Moonstone (Gem).

Menstruation, unregelmäßige. Evening Primrose (Cal); Fairy Lantern, Mugwort, Pomegranate (Fes).

Menstruationsbeschwerden. Feverfew (Cal); Black Cohosh, Love Lies Bleeding, Pomegranate (Fes).

Meridianharmonie. Northern Lady's Slipper (Ask); Silver Maple (GM).

Migräne. Feverfew, Green Rose (Cal); Amethyst (Gem); Plantain (Pac); Narcissus (PF).

Milz. Lapislazuli, Moonstone, Moss Agate (Gem); Goatsbeard (Pac).

Mißbrauch. Cotton Grass, Tundra Twayblade (Ask); Luffa (Cal).

Müdigkeit (allgemein). Leafless Orchid (Aus L); Aspen, Hornbeam, Pine (B); Tansy (Fes).

Müdigkeit am Morgen. Banksia Robur (Aus B); Hornbeam (B); Morning Glory (Cal, Him E, Fes); Rosemary, Tansy (Fes).

Multiple Sklerose. Comfrey (Cal); Dandelion (Dv); Gold (Gem); Snowdrop (Pac).

Muskelkrämpfe, Muskelkrankheiten. Impatiens, Vervain (B); Anemone, Salmonberry (Pac); Dandelion (AK, Ask, Dv, Fes, Hb); Comfrey (Cal); Gold (Gem); Pink Geranium (PF).

Narbengewebe. Aloe Vera (Fes); Anemone (PF).

Nebennieren. Chamomile (Cal, Fes); Rose Quartz (Gem); White Carnation (PF).

Nervensystem (Stärkung). Angelica (Cal); Comfrey (Cal, Dv); Morning Glory (Cal, Dv, Fes, Him E); Fairy Duster (DAl); Arnica (Fes); Gold (Gem); Pear (GM); Hau (Haii); Viburnum (Pac); Blaze Improve, Oregold (PVi).

Nervosität. Almond, Banana (Ma); Aspen (B); Coffee, Comfrey (Cal); Chamomile (Cal, Dv, Fes); Whitethorn (DAl); Wild Garlic (Dv); Hau (Haii).

Nierenstörungen. Chamomile (Cal); Rose Quartz (Gem); Surfgrass (Pac); Red Spider Lily (Peg); Begonia (PF).

Ödeme. She Oak (Aus B); California Pitcher Plant (Fes); Moss Agate (Gem); Water Poppy (Haii); Poison Hemlock (Pac); Bachelor Button, Japanese Magnolia (PF).

Ohrenbeschwerden. Star Tulip (Fes); Brown Kelp, Ox-eye Daisy, Viburnum (Pac).

Parasiten. Garlic (Fes); Amaryllis (PF).

Prämenstruelles Syndrom. Peach-flowered Tea Tree, She Oak (Aus B); Evening Primrose, Feverfew (Cal); Immortal, Mala Mujer, Tar Bush (DAl); Pomegranate (Fes).

Psoriasis. Dandelion, Fig, Grapefruit, Lemon, Angelica, Luffa (Cal); Eucalyptus, Garlic, Aloe Vera (Fes); Camphor (Peg); Billy Goat Plum; Spinifex (Aus B); White Yarrow (Dv); Vanilla Leaf (Pac).

Psychosomatische Krankheiten. Strawberry Cactus (DAl); Canyon Dudleya, Fuchsia, Purple Monkeyflower, Yerba Santa (Fes).

Pubertät. Bottlebrush (Aus B); Walnut (B); Fairy Lantern, Sagebrush, Saguaro, Sticky Monkeyflower (Fes); Mallow, Red Rosebud (Hb); Orange Honeysuckle (Pac).

Rauchen (Folgen). Morning Glory (AK, Cal, Fes, Him E); Bo Tree, Hyssop, Tobacco (Cal); Nicotiana (Fes); Drum Stick (Him A).

Reisekrankheit. Dill (AK); Ylang Ylang (Cal).

Rekonvaleszenz. Golden Waitsa (Aus L); Hornbeam (B); Elder (F); Self Heal (Dv, Fes); Lotos, Peacock Flower (Him A).

Rückenbeschwerden. Amazon River (AK); Centaury, Vine (B); Lilac (Dv, GM); Red Oak (GM); Ohai-ali'i (Haii); Brown Kelp (Pac); Indian Pipe (Peg); Chicago Peace, Maybelle Stearns (PVi).

Schlafstörungen. Valerian (AK, Cal, Dv, NZ); Boronia (Aus B); Hop's Bush (Aus L); White Chestnut (B); Licorice, Ylang Ylang (Cal); Chamomile (Cal, Dv, Fes); Black-eyed Susan, Dill, Lavender, Mugwort, St John's Wort (Fes); Yellow Ginger (Haii).

Schmerzen, allgemein. Dandelion, Love Lies Bleeding (Fes); Mussel, Anemone (Pac); Cotton Grass (Ask); Dog of the Wild Forces (Aus B); Illyarrie, Menzies Banksia (Aus L); Valerian (Cal); Gean/Wild Cherry (GM); Foxglove (Hb); Day-Blooming Jessamine (Him A); Bourgainvillea (PF).

Schnupfen. Eucalyptus, Jasmine, Pansy (Cal); Yerba Santa, California Pitcher Plant (Fes).

Schock. Arnica (AK, Fes); Cotton Grass, Fireweed (Ask); Emergency Essence, Fringed Violet (Aus B); Rescue Remedy (B); Self Heal (Fes); Privet (GM); Ulua (Haii); First Aid Remedy (Him A); Grape Hyacinth (Pac); White Hyacinth (PF).

Schwangerschaftsstörungen. Pumpkin (AK); Papaya (Cal); Watermelon (Cal, Dv); Chamomile (Cal); Forget-me-not, Zucchini (Dv); California Wild Rose, Calla Lily, Evening Primrose, Mugwort, Pomegranate (Fes); Noni (Haii); White Rosebud (Hb).

Schwellungen. Apricot (Cal); Red Carnation (PF).

Schwindel/Schwäche. Aspen, Clematis (B); Sober Up (Him E); Mussel (Pac).

Sehschärfe (Verbesserung). Queen Anne's Lace (Fes); Silver (Gem); Cotton (Haii); Anemone, Ox-eye Daisy (Pac).

Selbstbeherrschung. Coordination Orchid (AK); Self Heal (AK, Dv, Fes, Hb); Bog Rosemary (Ask); Spinifex (Aus B); Star of Bethlehem (B); Aloe (DAl); Star Tulip (Fes); Rose Quartz (Gem); Gean/Wild Cherry, Norway Maple (GM); Creeping Thistle, Milkmaid (Peg); African Violet (PF).

Sinusitis. Jasmine (Cal); Eucalyptus (Cal, Fes).

Sonnenbrand. Mulla Mulla (Aus B).

Sprechstörungen. Mimulus (B); Petunia, Snapdragon (Hb); Parrot (Him A); Bluebell (Pac); White Petunia (PF).

Stechmückenbisse. Mountain Devil (Aus B); Garlic (Fes).

Steifheit (Nacken, Rücken). Dandelion (Dv, Fes, NZ); Iris (Fes); Pua-Pilo (Haii); Meadowsweet (Hb); Mussel (Pac).

Stoffwechsel (Harmonisierung). Nasturtium, Peppermint, Rosemary, Snapdragon (Fes).

Strahlenschäden. Lemon, Spiderwort (Cal); Garlic (Fes); Bloodroot (Peg); Mulla Mulla (Aus B).

Strahlung (Schutz). Spiderwort (Cal); White Yarrow (Dv); Yarrow in Seawater (Hb).

Stress. Valerian (AK, Cal); Black-eyed Susan (Aus B); Peanut, Ylang Ylang (Cal); Corn (Fes); Sweet Pea (Fes); Silver (Gem); Laburnum (GM); Urban Stress Remedy (Him A); Spinach (Ma); Goatsbeard (Pac).

Sucht (Symptome). Bush Iris (Aus B); Rose Damacea, Skullcap (Cal); Morning Glory (Cal, Fes, Him A, Him E); Hedgehog Cactus (DAl); Fairy Lantern, Five Flower Formula, Mallow, Nicotiana (Fes); Pua Kenikeni (Haii); Nootka Rose, Forsythia (Pac).

Sucht (Entzug). Morning Glory (AK); Rose Damacea, Skullcap (Cal); Hormonizing Addictive Patterning (DAl); Angelica, Nicotiana (Fes); Pua-kenikeni (Haii); Anti-Addiction Remedy (Him A); Forsythia (Pac); Purple Nightshade (Peg). *Siehe auch* Koffeinsucht.

Syphilis. Banana, Bottlebrush, Chamomile; Comfrey, Jasmine (Cal); California Poppy, Chaparral, Iris-Blue Flag (AK); Bells of Ireland, Celandine, Four-leaf Clover (Peg).

Toxämie. Bottlebrush, Skullcap, Spruce (Cal); Coffee (Cal, Haii); Ragged Robbin (F); Chaparral (Fes); Blue Lupin (Pac); Spotted Coralroot (Peg); Crossandra, Pansy (PF).

Tuberkulose. Eucalyptus, Green Rose (Cal); Blackberry (Fes); Cotton, Hop's Live Forever.

Übelkeit. Sage (Cal); Windflower (Pac).

Übergewicht. Evening Primrose, Golden Rod, Hound's Tongue, Nicotiana, Pink Monkeyflower, Tansy (Fes); Poison Hemlock (Pac); Pink Rose (PF).

Übersäuerung. Chamomile (Cal); Curry Leaf (Him A); Narcissus (Pac). *Siehe auch* Verdauungsbeschwerden.

Umwelt (Reinigung). Delph, Ti (AK); Grass of Parnassus, Sweetgrass, Yarrow (Ask); Kamani, Ti (Haii); Environmental Protector, Office Flower (Him A).

Umweltverschmutzung (Schutz). Spiderwort (Cal); White Yarrow (Dv).

Unfälle. Fireweed (Ask); Mountain Devil (Aus B); Rock Rose, Star of Bethlehem (B); Arnica (Dv); Dogwood, Love Lies Bleeding (Fes); Ulua (Haii); Pear (Ma); Grape Hyacinth, Weigela (Pac).

Verbrennungen. Mulla Mulla (Aus B); Aloe Vera (Fes); Anemone (PF).

Verdauungsbeschwerden. Crowea (Aus B); Cedar, Chamomile, Sage (Cal); California Pitcher Plant (Fes); Orange Honeysuckle (Pac); Red Spider Lily (Peg); Moss Rose (PF).

Vergiftung – Erdölprodukte. Apricot, Coffee (Cal); Garlic (Fes); Almond (Peg).

Vergiftung – Schwermetalle. Hyssop (Cal); Bloodroot, Daffodil (Peg).

Verspannungen. Dandelion (AK, Cal, Dv, Fes, Hb); Purple Flag Flower, Rose Cone Flower (Aus L); Beech, Impatiens, Vervain, Water Violet (B); Comfrey (Cal, Dv); Forget-me-not, Passion Flower, Spruce (Dv); Chamomile (Cal, Dv, Fes, Hb); Lavander (Fes); Cherry Plum, Lilac (GM).

Verstopfung. Cedar (Cal); Moonstone (Gem); Barnacle, Pink Seaweed, Poison Hemlock (Pac); Poppy (PF).

Vitalität. Alpine Mint Bush, Crowea, Macrocarpa, Wild Bush Potato (Aus B); Leafless Orchid, Pink Fountain Triggerplant (Aus L); Almond, Morning Glory (Dv); Nasturtium (Dv, Hb, Fes); Gorse, Sycamore (F); Tansy (Fes); Blackberry (Hb); Apple (Ma).

Wachstum. Milky Nipple Cactus (DAl); Zucchini (PVi).

Warzen. Pansy (Cal); Salvia (PF).

Wirbelsäulenprobleme. Lilac (Dv); Azurite (Gem); Ohai-ali'i (Haii); Sunflower (Hb); Salmonberry (Pac); Indian Pipe (Peg); Mushroom, Orchid (PF).

Wunden. Cotton Grass (Ask); Love Lies Bleeding (Fes).

Zähneknirschen. Black-eyed Susan (Aus B); Morning Glory (Cal, Fes).

Zahnen (bei Kindern). Pink Seaweed (Pac).

Zellulitis. Pink Rose (PF).

Zysten (an den Ovarien/Fasergeschwülste). Pomegranate (Fes); Barnacle (Pac).

Zystitis. Pansy (Cal); Surfgrass (Pac).

Seelische und emotionale Störungen und Merkmale

Abhängigkeit. Cotton Grass, River Beauty, Sweetgale (Ask), Dog Rose, Red Grevilla (Aus B); Rose Damacea (Cal); Canyon Grape Vine (DAl); Black Cohosh, Bleeding Heart, Fairy Lantern, Milkweed (Fes).

Aggression. Aggression Orchid (AK); Mountain Devil (Aus B); Buffalo Gourd, Mountain Mahagony (DAl); Martagon Lily, Scarlet Monkeyflower (Dv); Oregon Grape, Snapdragon, Tiger Lily (Fes); Elder, Italian Alder (GM).

Alkoholismus. Morning Glory (AK); Angelica, Avocado, Pennyroyal (Cal); Chrysanthemum, Mountain Pennyroyal (Fes); Kou (Haii); Sober Up (Him E); Nootka Rose, Urchin (Pac).

Alpträume. Rose of Sharon (AK); Green Spider Orchid (Aus B); Rock Rose (B); St John's Wort (Dv, Fes); Chaparral (Fes); Pa-Nini-O-Ka, Passion Flower (Haii); Swallow Wort (Him A).

Anorexia Nervosa. Paw Paw (Cal); Black-eyed Susan, Manzanita (Fes); Moss Agate, Turquoise (Gem).

Anpassungsfähigkeit. Angel of Protection Orchid (AK); Bauhinia, Waratah (Aus B); Prickly Pear Cactus (DAl); Aloe Vera, Golden Yarrow (Fes); Healer (Him E).

Apathie. Kapok Bush (Aus B); Gorse (F); Blackberry, California Wild Rose, Tansy (Fes); Tulip (Him A).

Arroganz. Larkspur (Fes); Cup of Gold (Haii); Sunflower (NZ).

Aufruhr, innerer. Red Suva Frangipani (Aus B); Ephedra (DAl); Red Clover (Fes); Tormentil (Hb); Christ's Thorn (Him A).

Ausdauer. Willow (Ask); Banksia Robur, Macrocarpa, Kapok Bush (Aus B); Cardon, Soaptree Yucca (DAl); Penstemon, Mountain Pride (Fes); White Poplar (GM); Coconut (Ma); Woolly Banksia, Kolokoltchik (Aus L); Gentian (B, Fes); Scotch Broom (Dv, Fes); Broom (Hb); Clematis (NZ); Washington Lily (Peg).

Ausgebrannheit. Macrocarpa (Aus B); Fairy Duster, Whitethorn, Woven Spine Pineapple Cactus (DAl); Aloe Vera, Lavender (Fes); Mountain Pawpaw (NZ); Purple Nightshade (Peg).

Ausgeglichenheit, emotionale. Labrador Tea (Ask); Dog Rose of the Wind Forces, Hop's Bush (Aus L); Scleranthus (B); Chamomile (Fes); Buffalo Gourd, Fairy Duster, Fire Prickly Pear Cactus (DAl); Water Poppy (Haii); Forget-me-not, Lavender, Red Tulip (Hb).

Ausgeglichenheit zwischen dem Männlichen und dem Weiblichen. Arum Lily (AK); Green Fairy Orchid, Sitka-Spruce-Pollen (Ask); Niu (Haii); Rattlesnake Plantain Orchid, Red Ginger (Peg). *Siehe auch* Sexualität.

Autismus. Bluebell, Sundew (Aus B); Amethyst, Silver (Gem).

Bedrücktheit. Tormentil (Hb).

Begeisterung. Old Man Banksia (Aus B); Gorse (F); Bourgainvillea (Him A); Cherry, Corn (Ma).

Besessenheit. Boronia (Aus B); Rock Water (B); Crab Apple (B, Fes); Jumping Cholla Cactus, Whitethorn (DAl); Filaree, Heather, Pink Monkeyflower, Sticky Monkeyflower (Fes); Barnacle, Urchin (Pac).

Besitzgier. Chicory (B); Lesser Stitchwort (Ba); Harebell (F); Bleeding Heart, Trillium (Fes).

Beziehung, zerbrochene. Bleeding Heart (AK); Twinflower (Ask); Snake Vine, Violet Butterfly (Aus L); Klein's Pencil Cholla Cactus

(DAl); Bleeding Heart, Hawthorn May, Nettle (Dv); Rose Quartz (Gem); Amazon Sword Plant (Haii).

Beziehungsprobleme. Mountain Wormwood, Sweetgale (Ask); Bush Gardenia, Wedding Bush (Aus B); Purple Eremophila, Rabbit Orchid (Aus L); Hawthorn May (Dv); Scottish Primrose (F); Bleeding Heart (Fes); Day-blooming Water Lily, Jade Vine, Kikui, Night-blooming Water Lily (Haii); Sweet Pea (Hb); Slow Match, Vilayati Amli (Him A).

Bitterkeit. Dagger Hakea, Southern Cross (Aus B); Holly (B); Willow (B, Fes); Drum Stick, Pill Bearing Spurge, Slow Match, Ukshi (Him A); Mugwort (Hb); Raspberry (Ma); Jelly Fish (Pac).

Depression. Borage (AK, Dv); Red Beak Orchid (Aus L); Larch, Mustard, Pine (B); Mustard (B, Fes); Skullcap, Sugar Beet (Cal); Bisbee Beehive Cactus, Immortal, Rainbow Cactus (DAl); Zinnia (Dv); Black Cohosh, Olive, Scotch Broom, Yerba Santa (Fes); Moss Agate (Gem); Sycamore (GM); Plemomele Fragans (Haii); Blackberry, Daffodil, Primrose (Hb); Orange (Ma); Grape Hyacinth, Periwinkle (Pac); Red Rose (PF); Cucumber (PVi).

Desillusionierung. Snake Bush, Wallflower Donkey Orchid (Aus L); Sacred Datura (DAl); Gentian, Star Tulip (Fes).

Dogmatismus. Hibbertia (Aus B); White Coral Tree (Him A).

Dynamik. Kangaroo Paw (Aus B); Impatiens (B, Fes); Verbena (PF).

Egoismus. Blue Leschenaultia, Fringed Lily Twiner (Aus L); Heather (B); Mala Mujer (DAl); Silverweed (F); Fawn Lily, Trillium (Fes); Peach (Ma); Salvia (NZ).

Eifersucht. Mountain Devil (Aus B); Red Feather Flower (Aus L); Holly (B, Fes); Desert Holly (DAl); Pretty Face, Trillium (Fes); Holm Oak (GM); Grape (Ma).

Einsamkeit. Violet (AK); Tall Yellow Top (Aus B); Parakeelya, Veronica (Aus L); Chaparral, Mesquite (DAl); Bleeding Heart, California Wild Rose, Nicotiana (Fes); Rose Quartz (Gem); Heartsease (Hb); Grape (Ma).

Emotionale Loslösung. Pink Yarrow (AK); Sweetgale (Ask); Tall Yellow Top (Aus B); Mesquite (DAl); Bleeding Heart, Love Lies Bleeding, Tansy (Fes); Sweet Chestnut (GM); Cup of Gold (Haii); Green Rein Orchid (Peg).

Emotionale Reinigung. Tree Like Heather (AK); Fireweed (Ask); Lavender, Onion (Dv); Chaparral, Deer Brush, Evening Primrose, Golden Ear Drops, Self Heal, Yerba Santa (Fes); Apple (GM); Majoram (Hb); Moonsnail (Pac); Monkeyflower Bush, Swamp Onion (Peg).

Emotionen, unterdrückte. Bluebell (Aus B); Rainbow Cactus (DAl); Chaparral (DAl, Fes); Black-eyed Susan, Fuchsia, Golden Ear Drops (Fes), Awapuhi Melemele, Nani-Ahiahi (Haii); Red Hibiscus (Him A).

Energiemangel. Amazon River Orchid, Victoria Regina Orchid (AK); Lady's Slipper (Ask); Banksia Robur, Old Man Banksia (Aus B); Cherry, Sugar Beet (Cal); Fire Prickly Pear Cactus (DAl); Arnica, California Wild Rose, Cayenne (Fes); Bay, Buffalo Cactus, Hornbeam (GM); Pukiawe (Haii); Healing (Him E); Orange (Ma); Red Spider Lily (Peg).

Engagement. Compass Barrel Cactus, Prickly Pear Cactus (DAl); Basil, Evening Primrose (Fes); Ragwort (NZ).

Entschlußkraft (Mangel). Peach-Flowered Tea-Tree (Aus B); Pink Impatiens (Aus L); Cardon, Ephedra (DAl); Penstemon (Fes).

Entspannung. Zinnia (AK); Dampiera, Hop's Bush, Purple Flag Flower (Aus L); Vervain (B); Comfrey (Cal); Indian Root, Indian Tobacco (DAl); Dandelion (Dv, Fes); Dill, Lavender (Fes); Buttercup,

Meadowsweet, Sage (Hb); Curry Leaf (Him A); Lettuce (Ma); Mussel (Pac).

Extraversion. *Siehe* Introversion.

Familienprobleme. Boah (Aus B); Cat's Paw (Aus L); Canyon Grapevine, Mesquite, Organ Pipe Cactus (DAl); Nettle (Dv); Fairy Lantern, Red Clover, Sweet Pea, Tansy, Walnut (Fes); Chinese Violet, Plumbago, Poha (Haii); Tassel Flower (Him A); Mingimingi (NZ); Plumeria (Peg).

Faulheit. Kapok Bush (Aus B); Red Feather Flower (Aus L); Peppermint (Dv); Veronica (NZ); Sycamore (Peg); Tiger's Jaw Cactus (PF).

Flexibilität. Lamb's Quarters, Wild Rhubarb, Willow (Ask); Rock Water, Vine (B); Desert Willow, Foothills Paloverde (DAl); Quaking Grass, Rabbit Bush (Fes); Ash (GM); White Coral Tree (Him A); Fig (Ma).

Frauen (Beziehungen zu Männern). Baby Blue Eyes (Fes); Hinahina-ku-kahakai (Haii); Rattlesnake Plantain Orchid (Peg).

Freiheit. Cerato (AK); Mountain Wormwood (Ask); Rainbow Cactus, Tarbrush (DAl); Leyland Cypress (GM).

Freude. Borage, Chocolate Orchid (AK); Churning Bell, Tundra Rose (Ask); Apple Mint Bush, Little Flannel Flower (Aus B); Pink Everlasting Straw Flower, Red and Green Kangaroo Paw (Aus L); Aloe, Strawberry Cactus (DAl); Rhododendron (Dv); Gorse (F); Angel Trumpet, California Wild Rose (Fes); Catalpa, Gorse (GM); Ashoka Tree, Parval (Him A); Happiness (Him E); Apple, Orange, Spinach (Ma); Vanilla Leaf (Pac).

Frustration. Blue Elf Viola (Ask); Banksia Robur, Wild Potatoe Bush (Aus B); Silver Princess Gum, Snake Bush, Ursinia (Aus L); Holly (B); Siberian Spruce (Ba); Blackberry, Indian Paintbrush, Iris, Wild

Oat (Fes), Forse (GM); Ulua (Haii); Cymbidium (Hb); Mussel (Pac); Verbena (PF).

Furcht (allgemein). Dog Rose of the Wild Forces (Aus B); Dampiera (Aus L); Cherry Plum, Red Chestnut, Rock Rose (B); Scottish Primrose, Thistle (F); Chamomile, Sweet Pea (Hb); Day-Blooming Jessamine (Him A); Tomato (Ma).

Furcht (spezifisch). Bog Rosemary, Tundra Rose (Ask); Dog Rose, Green Spider Orchid, Mulla Mulla (Aus B); Menzies Banksia (Aus L); Mimulus (B); Indian Root, Thurber's Gilia (DAl); St John's Wort (Dv); Black-eyed Susan; California Pitcher Plant, Fawn Lily, Pink Monkeyflower (Fes); Red Chestnut (GM); Avocado, Cotton, Blackberry, Cymbidium, Heather (Hb); Choko Loquat (NZ).

Geburt (Einstellung der Frau zur Geburt). Dolphin (AK); Grove Sandwort (Ask); Watermelon (Cal, Fes); Evening Primrose (Fes); Noni (Haii). *Siehe auch* Schwangerschaftsstörungen.

Gedächtnis (Verbesserung). Rosemary (AK); Isopogon (Aus B); Hairy Sedge (Ba); Comfrey, Fig Tree, Forget-me-not (Dv); Broom (F); Rabbit Bush, Rosemary (Fes); Yew (GM); Comfrey, Eyebright (Hb); Ulei (Haii); Teakwood Flower (Him A); Avocado (Ma); Periwinkle (Pac).

Gedanken, lästige (»Plappern im Kopf«). Knotgrass, Wild Carrot (AK); Boronia (Aus B); White Chestnut (B, Fes); Star Primrose (DAl); Cosmos (Fes); Papaya (Haii); Salpglossis (Hb).

Geduld. Brown Boronia, Yellow Leschenaultia (Aus L); Impatiens (B); Indian Tobacco (DAl); Pine (GM); Buttercup (Hb); Sithihea (Him A); Lobelia (NZ); Pink Seaweed (Pac).

Gefühle ausdrücken. Poinsettia (AK); Dagger Hakea, Flannel Flower (Aus B); Fishhook Cactus, Ocotillo, Rainbow Cactus (DAl); Fuchsia, Onion, Scarlet Monkeyflower (Dv); Snapdragon (Dv, Hb); Golden Ear Drops, Indian Paintbrush, Pink Monkeyflower, Trumpet Vine (Fes); Birch, Holm Oak, Ivy, Larch, Mimosa (GM); Bluebell, Weigela (Pac); Blazing Star, Owls Clover (Peg).

Gefühle, enttäuschte. Waratah (Aus B); Cowkicks, Violet Butterfly (Aus L); Echinacea, Sagebrush (Fes); Strength, Vital Spark (Him E); Purple Crocus (Pac).

Gefühllosigkeit. Flannel Flower, Kangaroo Paw, Red Helmet (Aus B); Orange Leschenaultia, Red and Green Kangaroo Paw, Red Leschenaultia (Aus L); Calendula (Dv); Yellow Star Tulip (Fes); Awapuhi Melemele, Kamani (Haii); Lady's Smock (Hb); Indian Coral, Sithihea (Him A).

Gehirn (Harmonie zwischen den Hälften). Bush Fuchsia (Aus B); Amethyst, Gold, Silver (Gem).

Geisteskrankheiten. W. A. Smoke Bush (Aus L); Indian Root, Sacred Datura (DAl); Yerba Santa (Fes); Stenogyne Calaminthoides/Stick Rorish Plant (Haii).

Gewalttätigkeit. Mountain Devil (Aus B); Orange Spiked Pea Flower (Aus L); Black Cohosh, Dogwood, Scarlet Monkeyflower (Fes); Stick Rorish (Haii); Mussel (Pac).

Gier. Goldenrod, Star Thistle, Trillium (Fes).

Glück (Zustand). Mountain Devil, Sunshine Wattle (Aus B); Star of Bethlehem (Aus L); Valerian (F); Manna Ash, Norway Maple (GM); Happiness (Him E); Cherry (Ma).

Groll. Mountain Wormwood (Ask); Dagger Hakea (Aus B); Black Kangaroo Paw, Geraldton Wax (Aus L); Compass Barrel Cactus (DAl); Oregon Grape, Scarlet Monkeyflower (Fes); Drum Stick, Slow Match, Ukshi (Him A); Raspberry (Ma).

Gruppendynamik. Martagon Lily, Mullein (Dv).

Haß. Mountain Devil (Aus B); Black Kangaroo Paw, Cape Bluebell (Aus L); Holly (B); Black Cohosh, Oregon Grape, Snapdragon (Fes); Indian Mulberry (Him A).

Hemmungen. Blue Bell, Pink Mulla Mulla (Aus B); Compass Barrel Cactus (DAl); Baby Blue Eyes, Dandelion, Golden Ear Drops (Fes); Bay (GM); Amazon Swordplant (Haii).

Herrschsucht. Gymea Lily (Aus B); Vine (B); Soaptree Yucca (DAl); Willowherb (F); Tiger Lily (Fes); Hinahina-ku-kahakai (Haii); Anemone, Sea Palm (Pac).

Hoffnung. Cinnamon Rose, Japanese Rose (AK); Sunshine Wattle (Aus B); Star of Bethlehem (Aus L); Gorse, Sweet Chestnut (B); Beech (GM); Cherry (Ma).

Hörigkeit (sich entwickelnd). Bottlebrush (Aus B); Watermelon (Cal); Mariposa Lily (Fes); Noni (Haii); Plumeria (Peg).

Hyperaktivität. Black-eyed Susan, Jacaranda (Aus B); Morning Glory (Fes); Petunia (Hb).

Hypochondrie. Peach-Flowered Tea-Tree (Aus B); Heather (B); Fuchsia, Purple Monkeyflower (Fes); Tiger's Jaw Cactus (PF).

Ich (Ausgewogenheit). Sun Orchid (AK); Lace Flower, Roundleaved Sundew, Sitka-Spruce-Pollen (Ask); Foothills Paloverde, Mountain Mahogany (DAl); Sunflower (Dv); Chrysanthemum, Larkspur, Sunflower (Fes); Weeping Willow, White Willow (GM); Thanksgiving Cactus, Water Poppy (Haii); White Narcissus (Hb); Flight (Him E).

Ideen ausdrücken. Bush Fuchsia, Turkey Bush (Aus B); Cosmos (Fes); Parrot (Him A); Owls Clover, Red Trillium (Peg).

Identitätskrise. Columbine, Monk's Hood, Tamarack, Yellow Dryas (Ask); Sumach (Ba); Milkweed, Quaking Grass (Fes); Magnolia (GM); Strength (Him E).

Inspiration. Blue Flag Iris (AK); Parakeelya (Aus L); Welsh Poppy (Ba); Iris (Dv); Iris (Fes); White Rose (Hb); Blackberry (Ma); Choke Cherry (Peg).

Intellekt (Überbetonung). Crown of Thorns, Desert Jolly (DAl); Nasturtium (Fes).

Intelligenz (Steigerung). Isopogon (Aus B); Lemon (Dv); Cosmos, Nasturtium, Peppermint (Fes).

Intimität. Wisteria (Aus B); Fishhook Cactus, Klein's Pencil Cholla Cactus, Teddy Bear Cholla Cactus (DAl); Sticky Monkeyflower (Dv, Fes); Holy Thorn (F); Hibiscus, Pink Monkeyflower (Fes); Avocado (Haii).

Intoleranz. Slender Rice Flower (Aus B); Yellow and Green Kangaroo Paw, Yellow Leschenaultia (Aus L); Green Rose (Aus L); Beech (B); Impatiens (B, Haii); Yellow Star Tulip (Fes); Date (Ma).

Introversion. Five Corners, Gymea Lily, Tall Mulla Mulla (Aus B); White Spider Orchid (Aus L); Mallow, Rosemary (Dv); Fawn Lily (Fes); Plane Tree (GM); Rhubarb (Hb).

Intuition. White Spruce (Ask); Bush Fuchsia (Aus B); Queen of the Night (DAl); Mimosa (GM); Viburnum (Pac).

Irrationales Verhalten. Aspen (B); Scarlet Monkeyflower (Fes); Box (GM); Stenogyne Calaminthoides (Haii).

Inzest (Folgen). Macrozamia (Aus L); Black Cohosh (Fes).

Isolation. Single Delight (Ask); Pink Mulla Mulla, Tall Mulla Mulla, Tall Yellow Top (Aus B); Green Rose, Veronica (Aus L); Water Violet (B); Mariposa Lily (DAl); Stonecrop (F); Love Lies Bleeding, Sweet Pea (Fes); Persian Iron Wood (GM); Flight (Him E); Heather (NZ); Cape Honeysuckle (Peg).

Klarheit, geistige. Bladderwort, Bunchberry, Twinflower (Ask); Alder (Ask, GM); Bush Fuchsia, Isopogon (Aus B); Pink Trompet Flower, White Eremophila (Aus L); White Chestnut (B); Lemon (Cal); Candy Barrel Cactus, Star Primrose (DAl); Dill, Fig Tree, Peppermint (Dv); Daisy (Dv, Hb, NZ); Deerbrush, Madia, Mountain Pennyroyal (Fes); Box, Pittespora (GM); Kou, Nana-honua (Haii); Apple (Ma).

Kommunikation. Fishhook Cactus (DAl); Cosmos, Linden, Zinnia (Dv); Calendula (Dv, Fes); Broom (F); Scarlet Monkeyflower (Fes); Jade Vine, Ulei (Haii); Authenticity (Him E); Gentian (Peg).

Konzentration. Scleranthus (B); Hairy Sedge (Ba); Broom (F); Madia, Peppermint (Fes); Teak Wood Flower (Him A).

Kreativität. Blue Flag Iris, Inspiration Orchid (AK); Golden Corydalis, Sticky Geranium, Wild Iris (AK); Turkey Bush (Aus B); Pink Impatiens (Aus L); Indian Root (DAl); Iris (Dv); Broom, Holy Thorn (F); Indian Paintbrush, Iris (Fes); Holm Oak, Lucombe Oak (GM).

Krebsfördernder seelischer Zustand. Dagger Hakea, Southern Cross, Sturt Desert Rose (Aus B); Herkimer Diamond (Gem); Nani-ahiahi (Haii); Purple Crocus (Pac).

Krisen. Waratah (Aus B); Cowkicks (Aus L); Aloe, Ephedra (DAl); Angelica (Dv); Speedwell (Hb); Pear (Ma).

Kritiksucht. Sphagnum Moss (Ask); Purple and Red Kangaroo Paw, Yellow Cowslip Orchid (Aus B); Brachycome, Yellow und Green Kangaroo Paw (Aus L); Beech, Chicory, Impatiens (B); Aloe, Foothills Paloverde, Mala Mujer (DAl); Calendula, Snapdragon (Fes); 'Ulua (Haii); White Coral Tree (Him A); Date (Ma); Garden Mum (PF).

Kummer. Sturt Desert Pea (Aus B); Honeysuckle, Star of Bethlehem (B); Hackberry (DAl); Bleeding Heart (Dv, Fes); Borage, Golden Ear

Drops (Fes); Hawthorn (Hb); Ashoka Tree, Radish (Him A); Pear (Ma); Star Fish (Pac).

Lachen (Tonikum). Fun Orchid (AK); Zinnia (AK, Dv, Fes, PVi); Little Flannel Flower (Aus B); Strawberry Cactus (DAl); Verbascum (NZ).

Lernfähigkeit. Daisy (AK); Bush Fuchsia, Isopogon (Aus B); Chestnut Bud (B); California Wild Rose, Cosmos, Madia, Peppermint, Rabbit Bush (Fes); Hazel, Judas Tree (GM); Poha, Ulei (Haii); Hangehange (NZ); Blue Camas (Pac); Silver Lace (PF).

Lethargie, seelische. Red Beak Orchid (Aus L); Blackberry (Dv); Peppermint (Dv, Fes); Broom (F); Cosmos, Tansy (Fes); Sycamore (GM); Pua-kenikeni, Pua-Pilo, Water Poppy (Haii); Corn (Ma); Tiger's Jaw Cactus (PF).

Liebe, Sehnsucht nach. Mauve Melaleuca (Aus L); Holly (B, Fes); Crown of Thorns, Mariposa Lily, Mesquite (DAl); Sea Palm (Pac).

Liebesfähigkeit. Heart Orchid, Love Orchid (AK); Tundra Rose (Ask); Black Kangaroo Paw, Mauve Melaleuca, Pink Everlasting Straw Flower (Aus L); Organ Pipe Cactus, Teddy Bear Cholla Cactus (DAl); Moonstone (Gem); Field Maple, Hawthorn (GM); Daffodil, Red Rosebud, Self Heal (Hb); Malabar Nut Flower, Neem (Him A).

Liebeskummer. Bleeding Heart (AK, Fes); Boronia (Aus B); Love Lies Bleeding (Fes); Field Maple (GM); Heartsease (Hb).

Manipulatives Verhalten. Isopogon (Aus B); Fringed Lily Twiner, Pale Sundew (Aus L); Chicory (B, Fes); Devil's Claw, Klein's Pencil Cholly Cactus (DAl).

Manisch-Depressive Erkrankung. Peach-Flowered Tea-Tree (Aus B); Chamomile, Mustard (Fes); Copper Beech (GM); Stenogyne Calaminthoides Stick/Rorish (Haii); Periwinkle (Pac).

Männer (Beziehungen zu Frauen). Milky Nipple Cactus (DAl); Spider Lily (Haii); Rattlesnake Plantain Orchid (Peg).

Minderwertigkeitsgefühle. Evening Star, Hackberry, Immortal, Queen of the Night, Cardon (DAl); Buttercup, Evening Primrose, Goldenrod, Star Thistle (Fes); Buttercup (AK); Hibbertia (Aus B); Urchin Dryandra, Yellow Cone Flower (Aus L); Rose Quartz (Gem); Spindle (GM); Vilayati Amli (Him A); Pineapple (Ma); Watermelon (NZ).

Mißbrauch, seelischer. White Fireweed (Ask); Black Cohosh, Black-eyed Susan, Bleeding Heart, Echinacea, Morning Glory, Purple Monkeyflower (Fes); Elder (Hb); Orange (Ma); Urchin (Pac).

Mitgefühl. Immortal, Mesquite (DAl); Poison Oak, Sunflower (Fes); Lucombe Oak (GM).

Motivation. Mountain Mahogany, Tarbrush (DAl); Neoporterie Cactus (Peg).

Mut. Borage (AK, Dv, Hb); Monk's Hood, Prickly Wild Rose (Ask); Dog Rose, Green Spider Orchid, Grey Spider Flower, Waratah (Aus B); Menzies Banksia (Aus L); Mimulus (B); Sacred Datura, Saguaro (DAl); Thistle (F); Black Cohosh, Mountain Pride, Penstemon (Fes); Italian Alder, White Poplar (GM); Wiliwili (Haii); Swallow Wort (Him A); Tomato (Ma); Surfgrass (Pac); Summer Squash (PVi).

Mutterbild, negatives. Grove Sandwort (Ask); Sunflower (AK, Fes, Dv); Red Helmet (Aus B); Milky Nipple Cactus, Mountain Mahogany (DAl); Mariposa Lily (DAl, Fes); Baby Blue Eyes, Quince, Saguaro, Scarlet Monkeyflower (Fes); Rose Quartz (Gem); Barnacle (Pac); Pink/White Old Maid (Peg).

Mutterinstinkt, fehlender. Quince (Dv); Mariposa Lily (Fes); Moonstone (Gem); Niu, Noni (Haii).

Mutterinstinkt, unerfüllter. Evening Primrose (Fes); Noni (Haii).

Mütterlichkeit. Pumpkin (AK); Grove Sandwort, Northern Lady's Slipper, Spiraea (Ask); Bottlebrush (Aus B); Goddess Grasstree (Aus L); Bog Asphodel (Ba); Desert Holly, Mala Mujer, Milky Nipple Cactus (DAl); Linden (Dv); Mariposa Lily (DAl, Fes); Iris, Milkweed, Pomegranate (Fes); Niu, Noni (Haii); Peach (Ma); Barnacle (Pac).

Nachtangst. St John's Wort (Dv, Hb).

Negatives Denken. Forget-me-not (Hb); Purple and Red Kangaroo Paw (Aus L); Antiseptic Bush (Aus L); Crab Apple (B); Flowering Currant, Honesty (Ba); Crown of Thorns, Ephedra (DAl); Black Cohosh, Mountain Pennyroyal, Pink Yarrow, Warrow (Fes); Holm Oak (GM); Day-blooming Water Lily, Jade Vine, Spider Lily (Haii); Lungwort, Snapdragon (Hb); Christ's Thorn (Him A); Blackberry (Ma); London Pride (NZ); Sand Dollar (Pac); Okra (PVi).

Nervenzusammenbruch. Waratah (Aus B); Cherry Plum (B); Comfrey (Cal); Fairy Duster (DAl); Hau (Haii); Periwinkle (Pac).

Niedergeschlagenheit. Kapok Bush, Silver Princess (Aus B); Mauve Melaleuca (Aus L); Larch (B); Hornbeam (B, Fes); Flowering Currant (Ba); Scotch Broom (Fes); Cherry (Ma).

Nörgeln. Wild Violet, One-sided Bottlebrush (Aus L).

Notfälle. Fireweed, Labrador Tea, River Beauty, White Fireweed (Ask); Rock Rose (B); Red Clover (Dv); Pear (Ma).

Opfermentalität. Southern Cross (Aus B); Charlock, Urchin Dryandra (Aus L); Centaury (B); Canyon Dudleya, Larkspur, Love Lies Bleeding (Fes); Coral Bean, Immortal, Ocotillo, Star Primrose, Woven Spine Pineapple Cactus (DAl); Yellow Champa (Him I); Montbretia (NZ); Mussel (Pac); Dill (PVi).

Optimismus. Sunshine Wattle (Aus B); Wild Violet (Aus L); Gorse (B, Fes); Buttercup (Ba); Strawberry Cactus (DAl); Scotch Broom

(Dv); Spotted Orchid (F); Gentian, Penstemon (Fes); Blackberry, Cherry (Ma).

Panik. Red Clover (AK, Fes); Dog Rose of the Wild Forces, Yellow Leschenaultia (Aus L); Pencil Cholla Cactus, Rainbow Cactus, Teddy Bear Cholla Cactus (DAl); Buttercup (Hb); Sithihea (Him A); Vital Spark (Him E); Urchin (Pac); Green Spider Orchid, Grey Spider Flower (Aus B); Rock Rose (B); Tomato (Ma).

Paranoia. Red Clover (AK); Hybrid Pink Fairy (Cowslip) Orchid (Aus L); Oregon Grape, Purple Monkeyflower (Fes); Stick Rorrish (Haii); St John's Wort (Hb); Spinach (Ma).

Perfektionismus. Golden Waitsia, Yellow and Green Kangaroo Paw (Aus L); Fuchsia (Hb).

Pessimismus. *Siehe* Optimismus.

Platzangst. Fuchsia Gum, W. A. Christmas Tree (Aus L); Glastonbury Thorn (GM); Authenticity (Him E); Five Fingers (NZ).

Probleme. Waratah (Aus B); Rose Cone Flower, Yellow Flag Flower (Aus L); Cow Parsnip, Immortal Jojoba, Spineless Prickly Pear (DAl); Fig Tree (Dv); Milkweed (Fes); White Poplar (GM); Dandelion (Hb); Radish (Him A).

Pubertät. Alpine Lily, Angelica, Calla Lily, Fairy Lantern, Morning Glory, Pretty Face (Fes).

Reizbarkeit. Black-eyed Susan (Aus B); Leafless Orchid (Aus L); Beach, Impatiens (B); Poison Oak, Snapdragon (Fes); Mussel (Pac); Vanilla (PF).

Resignation. Kapok Bush (Aus B); Star of Bethlehem (Aus L); Gorse (B); Tarbush (DAl); Wild Rose (Fes); Plantain (Hb).

Sarkasmus. Snapdragon (Fes); Blackberry (Ma).

Schlafstörungen. Boronia (Aus B); Chamomile (Cal, Fes); Yellow Ginger (Haii).

Schmerzen, seelische. Cotton Grass, Lady's Tresses, River Beauty, White Fireweed (Ask); Sturt Desert Pea (Aus B); Illyarrie, Mauve Melaleuca, Menzies Banksia, Violet Butterfly (Aus L); Valerian (Cal); Aloe (DAl); Hawthorn May (Dv); California Wild Rose, Chamomile, Golden Ear Drops, Pink Monkeyflower, Yerba Santa (Fes); Beech, Mulberry (GM); Comfrey, Heartsease, Nettle (Hb); Tassel Flower (Him A); Weigela (Pac).

Schock. River Beauty, White Fireweed (Ask); Emergency Essence (Aus B); Rescue Remedy, Star of Bethlehem (B); Arnica (Dv, Fes); 'Ulua (Haii); Red Clover (Hb); First Aid Remedy, Radish (Him A); Vital Spark (Him E); Pear (Ma).

Schüchternheit. Dog Rose (Aus B); Mimulus (B); Box, Buttercup (Dv); Mallow, Violet (Fes); Cherry Plum (GM); Red Tulip (Hb); Water Lily (Him I); Tomato (Ma).

Schuld. Green Rose (Aus L); Star Primrose, Syrian Rue (DAl).

Schuldgefühle. Sturt Desert Rose (Aus B); Pine (B); Jumping Cholla Cactus (DAl); Golden Ear Drops, Mullein, Pink Monkeyflower (Fes); Sweet Chestnut (GM); Hyssop (Hb); Meenalih (Him A); Strawberry (Ma); Polyanthus (NZ).

Schutz vor negativen Emotionen und Gedanken. Fringed Violet (Aus B); Walnut (B); Pennyroyal (Cal, Dv); White Yarrow (Dv); Pink Yarrow (Dv, Fes); Mountain Pennyroyal, Oregon Grape (Fes); Yarrow (Fes, Hb); Kamani (Haii); White Rose (PF).

Schutz vor der Negativität anderer. Angel of Protection Orchid (AK); Shy Blue Orchid (Aus L); Walnut (B); Bistort (Ba); Fawn Lily (Fes); Tomato (Ma).

Schutz vor Streß. Angel of Protection Orchid (AK); Yarrow (Ask); Pink Yarrow (Dv); Corn, Fawn Lily, Sweet Pea (Fes); Ti (Haii); Urban Stress Remedy (Him A).

Seelische Harmonie. Jacob's Ladder, Willow (Ask); Nasturtium (Fes); Cherry Laurel (GM); Spider Lily (Haii); Curry Leaf, Red Hibiscus (Him A); Kohia (NZ); Iris (PF).

Selbstachtung. Buttercup (AK, Fes); Columbine, Tamarack (Ask); Five Corners (Aus B); Sturt Desert Rose (Aus B); Yellow Cone Flower (Aus L); Evening Star, Immortal (DAl); Echinacea, Sagebrush, Sunflower (Fes); Red Oak (GM); Daffodil, Star Jasmine, Thistle (Hb); Ukshi (Him A); Hidden Splendor, Strength (Him E); White Viola (NZ); Vanilla Leaf (Pac); Sea Palm (Pac); Milkmaid (Peg).

Selbstbeherrschung, mangelnde. Cherry Plum, Rock Rose (B); Desert Marigold, Hoptree, Sacred Datura, Star Primrose, Strawberry Cactus (DAl); Daisy (F); Self Heal (Hb); Sea Palm (Pac).

Selbstdisziplin. Hibbertia (Aus B); Blue China Orchid (Aus L); Rock Water (B); Lawson Cypress (GM); Almond, Fig (Ma); Everlasting Pea (NZ); Surfgrass (Pac); Sycamore (Peg).

Selbstkritik. Bird of Paradise (AK); Alpine Azalea, Columbine, Lace Flower (Ask); Billy Goat Plum (Aus B); Pine (B); Foothills Paloverde, Indian Tobacco (DAl); Buttercup (Fes); Giant Redwood (GM); Pineapple (Ma); Twinflower (Pac); Milkmaid (Peg).

Selbstmißbrauch. Bisbee Beehive Cactus, Klein's Pencil Cholla Cactus (DAl); Dogwood (Fes).

Selbstmitleid. One-sided Bottlebrush (Aus L); Chicory (B).

Selbstmordgedanken. Waratah (Aus B); Cherry Plum (B); Urchin (Pac); Sunflower (PF).

Selbstverleugnung. Cardon, Klein's Cholla Cactus (DAl); Sierra Red Orchid (Peg); Dill (PF).

Sexualität (positive Einstellung). Arum Lily, Banana, Red Hibiscus (AK); Billy Goat Plum (Aus B); Basil, Pomegranate (Dv); Alpine Lily, Calla Lily, Manzanita (Fes); Bird Cherry (GM); Niu, Lehur (Haii); Courgette, Red Rose (Hb); Candystick (Pac); Lobivia Cactus, Mountain Pride (Peg).

Sexuelle Hemmungen. Aggression Orchid, Basil, Fire Lily (AK); Balsam Poplar (Ask); Hibiscus, Martagon Lily, Sticky Monkeyflower (Dv); Calla Lily, Easter Lily, Rosemary, Sticky Monkeyflower (Fes); Bird Cherry (GM); Day-blooming Water Lily, Pua-kenikeni (Haii); Karvi, Meenalih, White and Pink Old Maid (Him A); Purple Magnolia (Pac).

Sexuelle Komplexe. Wisteria (Aus B); Tufted Vetch (Ba); Basil, California Pitcher Plant, Evening Primrose (Fes); Day-Blooming Water Lily (Haii); Water Lily (Him A); Down to Earth (Him E); Mussel (Pac); Marigold (PF).

Sexuelle Revitalisierung. Canary Island Bellflower (AK); Queen of the Night (DAl); Hibiscus, Lady's Slipper (Fes); Day-blooming Water Lily, Night-blooming Water Lily (Haii); Night Jasmine, Water Lily (Him A); Ixora (Him A); Red Ginger, Shasta Lily (Peg).

Sexueller Mißbrauch. Balsam Poplar (Ask); Flannel Flower (Aus B); Macrozamia (Aus L); Bisbee Beehive Cactus (DAl); Onion (Dv); Dogwood, Evening Primrose, Mariposa Lily, Pink Monkeyflower, Purple Monkeyflower (Fes); Prickly Poppy, Rippy Hillox (Him A); Orange (Ma); Nootka Rose (Pac).

Sorgen. Purple Flag Flower, Woolly Smokebush, Water Violet, Brown Boronia, Golden Waitsia (Aus L); Red Chestnut, Aspen, Agrimony, White Chestnut (B); Banana (Cal); Hoftree, Strawberry Cactus, Jumping Cholla Cactus, Melon Loco (DAl); Wild Garlic (Dv); Scottish Primrose (F); Filagree, Garlic (Fes); Alder (GM); Kukui, Pleomele Fragrans (Haii); Chamomile, St John's Wort (Hb); Periwinkle (Pac); Crowea (Aus B); Narcissus, Pipsissewa, Urchin (Pac).

Stabilität. W. A. Smoke Bush (Aus L); Black Poplar, Horse Chestnut (GM); Coffee (Haii); Narcissus, Pink Seaweed, Surfgrass (Pac); Salvia (PVi).

Stärke. Red Grevillea (Aus B); Goddess Grass Tree, Happy Wanderer, Russian Forget-me-not (Aus L); Mimulus (B); Yew (Ba); Organ Pipe Cactus, Spineless Prickly Pear (DAl); Box (Dv); Elder, Cymbidium, Red Tulip (Hb); Strawberry, Tomato (Ma).

Starrsinn. Bog Blueberry (Ask); Bauhinia, Hibbertia (Aus B); Beech, Rock Water, Water Violet (B); Prickly Pear Cactus (DAl); Spruce (DV); Cherry Plum (GM); Ohai-ali'i (Haii); St John's Lily (Him A); Fig (Ma); Mussel, Twinflower (Pac).

Stimmungsschwankungen. Peach Flowered Tea Tree (Aus B); Scleranthus (B); Apricot (Cal); Buffalo Gourd (DAl); Chamomile (Dv); Bell Heather (F); Mustard (Fes); Silver Maple (GM); Cherry (Ma); Stock (PF).

Stolz. Gymea Lily, Slender Rice Flower (Aus B); Vine (B); Poppy (Hb); Malabar Nut Flower (Him A); Banana (Ma).

Straffälligkeit. Red Helmet (Aus B); Saguaro (Fes); Macadamia, Stenogyne Calaminthoides (Haii).

Streitsucht. Dagger Hakea, Isopogon (Aus B); Banana (Ma).

Streß (allgemein). Labrador Tea (Ask); Crowea (Aus B); Purple Flag Flower, Yellow Flag Flower (Aus L); Peanut (Cal); Staghorn Cholla Cactus (DAl); Dill, Nettle, Valerian (Dv); Aloe Vera, Corn, Nicotiana, Self Heal, Sweet Pea (Fes); Alder (GM); Cotton, Hau (Haii); Dandelion (Hb); Goatsbeard, Surfgrass (Pac); Mock Orange, Sycamore (Peg); Sweet Bell Pepper (PVi).

Streß in der Stadt. Corn (AK, Cal); Antiseptic Bush, Pink Fairy Orchid (Aus L); Clove, Rose Beauty Secret (Cal); Pink Yarrow, Sweet Corn (Dv); Indian Pink, Nicotiana, Yarrow Special Formula, Sweet Pea (Fes); Buddleja (Hb); Office Flower, Torroyia Rorshi Plant, Urban Stress Remedy (Him A).

Süchte. Blue China Orchid (Aus L); Rose Damacea, Skullcap (Cal); Hedgehog Cactus, Tarbrush (DAl); Morning Glory (Cal, Dv, Fes); Nicotiana, Scarlet Monkeyflower (Fes); Tulip Tree (GM); Nau, Pua-kenikeni (Haii); Drum Stick (Him A); Forsythia, Urchin (Pac); Monkeyflower Bush (Peg).

Süchte (Entzugserscheinungen). Morning Glory (AK, Cal); Rose Damacea, Skullcap, Spruce (Cal); Angelica, Sagebrush (Fes); Nirjara (Him E); Tomato (Ma); Nootka, Urchin (Pac); Purple Nightshade (Peg).

Tagträumerei. Red Lily, Sundew (Aus B); Welsh Poppy (Ba); Clematis (B, Fes); Sacred Datura (DAl); Rosemary (Dv); St John's Wort (Fes).

Teilen, Bereitschaft zum. Purple Nymph Waterlily, W. A. Christmas Tree (Aus L); Jojoba, Star Primrose (DAl).

Trauerfall. Forget-me-not (Fes); Radish (Him A); Purple Crocus, Starfish (Pac).

Trauma. Northern Lady's Slipper, River Beauty (Ask); Fringed Violet (Aus B); Star of Bethlehem (B); Fireweed (Dv); Arnica (Dv, Fes); Dogwood, Echinacea, Golden Ear Drops (Fes); Beech, Larch Monterey Pine (GM); Awapuhi Melemele, Kamani, 'Ulua (Haii); Ashoka Tree, Radish (Him A); Jonquils (NZ); Hyacinth (Pac); White Hyacinth (PF).

Träume, unruhige. Grey Spider Flower (Aus B); Black-eyed Susan, Chaparral (Fes); Pa-nini-o-ka (Haii).

Traurigkeit. Colour Orchid, Geranium (AK); Desert Sturt Pea (Aus B); Mauve Melaleuca, Cat's Paw (Aus L); Gentian, Mustard (B); Borage (Dv); Rhododendron (Dv, Ba); Double Snowdrop (Ba); Wolfberry (DAl).

Überempfindlichkeit, allgemein. Common White Spider, Hybrid Pink Fairy (Cowslip) Orchid, Pixie Mope (Aus L); Mimulus (B); Pink Yarrow, Zinnia (Dv); Daisy (F); Lady's Smock (Hb).

Überempfindlichkeit gegen Gefühlsausbrüche. Angel of Protection Orchid (AK); Pink Yarrow (AK, Fes); Pennyroyal (Cal); Golden Yarrow (Fes).

Überempfindlichkeit gegen negative Gedanken. Angel of Protection Orchid (AK); Red Grevillea (Aus B); Pennyroyal (Cal); Chaparral, Golden Yarrow, Mountain Pennyroyal, Oregon Grape (Fes); Wild Fennel (NZ).

Überempfindlichkeit gegen die Umwelt. Radiation Essence (Aus B); Pink Fairy Orchid (Aus L); Yarrow Special Formula (Fes); IUG Kenya Energetic Protective Shield (Gem); Environmental Stress Remedy (Him A).

Überforderung. Dill (AK, Dv, Fes, Hb); Mint Bush, Paw Paw (Aus B); One-sided Bottlebrush, Pink Fairy Orchid (Aus L); Elm, Hornbeam (B); Buffalo Gourd, Jumping Cholla Cactus, Immortal, Woven Spine Pineapple Cactus (DAl); Daisy (F); Cosmos, Hornbeam, Larkspur, Red Clover, Scotch Broom (Fes); Nani-ahiahi (Haii); Spinach (Ma); Acorn, Rhododendron (NZ).

Überheblichkeit. Hibbertia (Aus B); Malabar Nut Flower (Him A).

Überreaktionen. Vervain (B); Jumping Cholla Cactus, Ocotillo, Saguaro (DAl); Love Lies Bleeding (Fes).

Überreiztheit. Lavender (Dv); Canyon Dudleya (Fes); Potato (Hb).

Unabhängigkeit. Angelsword, Southern Cross (Aus B); Box (Dv); Bleeding Heart, Fairy Lantern, Milkweed (Fes); Wild Rose (Hb).

Unentschlossenheit. Jacaranda, Paw Paw, Sundew (Aus B); Centaury, Scleranthus (B); Ratany, Soaptree Yucca (DAl); Cayenne (Dv); Cayenne, Mullein, Tansy (Fes); English Elm, Glastonbury Thorn, Pittespora (GM); Coffee (Haii); Koromiko (NZ); Pipsissewa (Pac); White Petunia (PF).

Unehrlichkeit. Fuchsia Grevillea, Red Feather Flower (Aus L); Devil's Claw, Syrian Rue (DAl); Basil, Deerbrush (Fes); Manna Ash (GM); Wiliwili (Haii); Honesty (Hb).

Unfallneigung. Jacaranda, Kangaroo Paw, Red Lily (Aus B); Impatiens (B); 'Ulua (Haii); Pill Bearing Spurge (Him A).

Unfreiheit (Gefühl). Red Grevillea, Sunshine Wattle (Aus B); Geraldton Wax, Russian Centaurea (Aus L); Honeysuckle, Larch (B); Nasturtium, Pine Cones (BA); Cayenne (Dv); Stonecrop (F).

Ungeduld. Aggression Orchid (AK); Black-eyed Susan (Aus B); Impatiens (B, Haii); Aloe (DAl); Calendula, Poison Oak (Fes).

Unreife. Bracken, Charlock (Ba); Fairy Lantern (Fes).

Unruhe (Gedanken) White Chestnut (B); Foxglove (Ba); Candy Barrel Cactus (DAl); Petunia, Ragwort, Salpglossis (Hb).

Unruhe (Gefühle). French Lavender, Valerian, Wild Garlic (AK); Dog Rose of the Wild Forces, Mint Bush, Red Grevillea (Aus B); Many-headed Dryandra, Yellow Flag Flower, W. A. Christmas Tree, Red Beak Orchid (Aus L); Licorice (Cal); Fairy Duster, Indian Tobacco (DAl); Nettle, Zinnia (Dv); Chamomile (Dv, Hb, Fes); Lettuce (Dv, Ma); Daisy (F); Indian Pink, California Poppy, Morning Glory (Fes); Gean/Wild Cherry, Magnolia (GM); Bluebell, Lavender, Majoram, Red Clover (Hb); Lotos (Him A); Purple Nightshade (Peg); Agrimony, Scleranthus (B); Swallow Wort (Him A).

Unsicherheit. Dog Rose, Tall Mulla Mulla (Aus B); Happy Wanderer (Aus L); Bouvardi, Cow Parsnip, Mala Mujer (DAl); Wild Garlic (Dv); Mallow (Dv, Fes); Rosemary, Star Thistle (Fes); Strength (Him E); Goldenrod (Him A); Viburnum (Pac).

Unterbewußtsein (Reinigung). Sage (AK); Forget-me-not (AK, Ask); Horsetail (Ask); Tarbrush (DAl); Chaparral, Mugwort (Fes); Yellow Ginger (Haii); Swallow Wort (Him A); Moonsnail, Poison Hemlock (Pac); Agave Yaquinana (Peg).

Vaterbild. *Siehe* Mutterbild.

Verachtung. Cowslip Orchid (Aus L); Holly (B).

Verantwortungsbewußtsein. Colour Orchid (AK); Many-headed Dryandra (Aus B); Blue-topped Cow Weed, Red Feather Flower, Wallflower Donkey Orchid (Aus L); Scleranthus (B); Ocotillo (DAl); Giant Redwood (GM); Strawberry (Ma).

Vergebung. Blue Elf Viola, Mountain Wormwood (Ask); Dagger Hakea, Mountain Devil (Aus B); Correa, Pixie Mope (Aus L); Pine (B); Immortal (DAl); Rowa (F); Elder, Hawthorn (GM); Hyssop (Hb); Raspberry (Ma); Salal (Pac); Clarkia Prickly Poppy (Peg); Lilac (PF).

Vergewaltigung (Folgen). Macrozamia (Aus L); Rippy Hillox (Him A); Mussel (Pac).

Verhältnis zu sich selbst. Bird of Paradise (AK); White Desert Primrose (DAI).

Verhaltensmuster, ererbte. Fireweed (Ask); Boab (Aus B); Larch (B); Tarbrush (DAl); Black Cohosh (Fes); Macadamia, Ohai-ali'i (Haii); Nirjara (Him E); Agave Yaquinana (Peg).

Verlassenheit. Arbutus, Nootka Rose, Sea Palm (Pac); Mesquite, Milky Nipple Cactus (DAl).

Verletzlichkeit. Angel of Protection Orchid (AK); Buffalo Gourd, Pencil Cholla Cactus, Spineless Prickly Pear (DAl); White Yarrow (Dv); Golden Yarrow, Pink Monkeyflower, Sticky Monkeyflower (Fes); Viburnum (GM); Pansy, Windflower (Hb); Yellow Yarrow (PVi).

Verstand (Schärfung). Bunchberry, Golden Corydalis (Ask); Sundew (Aus B); Hop's Bush, Pink Trumpet Flower, Yellow Boronia (Aus L); Fire Prickly Pear Cactus, Hedgehog Cactus (DAl); Madia, Peppermint, Shasta Daisy (Fes); Hazel (GM).

Verständigungsschwierigkeiten. One-Sided Wintergreen (Ask); Pine (B); Bisbee Beehive Cactus (DAl); Love Lies Bleeding (Fes); Indian Coral, Malabar Nut Flower, Neem, White Coral Tree (Him A); Raspberry (Ma); Milkmaids, Pine Drops (Peg).

Vertrauen. Bog Rosemary, Prickly Wild Rose, White Violet (Ask); Flannel Flower (Aus B); Golden Glory Grevillea (Aus L); Centaury, Red Chestnut (B); Ephedra, Saguaro, Syrian Rose (DAl); Angelica, Buttercup, Mallow (Dv); Baby Blue Eyes, Oregon Grape (Fes); Hawthorn (GM); Bamboo Orchid (Haii); Majoram, Ragwort, Rosemary, Snowdrop, White Narcissus (Hb); Slow Match (Him A); Spinach (Ma); Camelia (Pac).

Verwirrung. White Chestnut (B); Foxglove, Honesty (Ba); Blackberry (Dv); Broom, Daisy (F); Dill (Fes); Box (GM); Teak Wood Flower (Him A); River Beauty (Ask); Bush Fuchsia (Aus B); Pencil Cholla Cactus, Queen of the Night, Staghorn Cholla Cactus (DAl); Stenogyne Calaminthoides (Haii); Corn, Indian Pink, Madia (Fes).

Verzweiflung. Mint Brush, Waratah (Aus B); Cherry Plum, Gorse, Sweet Chestnut (B); Pine (B, Fes); Blackthorn (Ba); Indian Tobacco (DAl); Scotch Broom (Dv); Elm (Fes); Broom (Hb); Orange (Ma).

Vorurteile. Boab, Slender Rice Flower (Aus B); Water Violet (B, Fes); Indian Mulberry, Malabar Nut Flower (Him A).

Weiblichkeit (Schwierigkeiten, sie zu akzeptieren). Pomegranate (Fes); Quince (Dv); Hinahina-ku-kahakai, La'au-'aila, Lehua (Haii); Rattlesnake Plantain Orchid (Peg).

Weiblichkeit (Stärkung). Canary Island Bellflower, Pumpkin, Venus Orchid (AK); Pomegranate (Fes); Queen of the Night, Star Primrose (DAl); Zucchini (Dv); Alpine Lily, Mariposa Lily (Fes); La'au'-aila, Lehua (Haii); Lady's Mantle (Hb).

Widerspenstigkeit. Red Helmet (Aus B); Red Beak Orchid, Silver Princess Gum (Aus L); Saguaro (Fes).

Willenskraft. Bunchberry (Ask); Blue China Orchid (Aus L); Aloe, Coral Bean, Desert Marigold, Pencil Cholla Cactus (DAl); Box, Cayenne (Dv); Blackberry, Cayenne, Mountain Pride, Tansy (Fes); Box (GM); Hinahina-ku-kahakai (Haii); Broom, Pansy, Sunflower (Hb); Manuka (NZ); Snowdrop, Surfgrass (Pac); Ettringite (Peg).

Wirklichkeitsflucht. Bunchberry (Ask); Sundew (Aus B); Blue Topped Cow Weed (Aus L); Basil, Blackberry, California Poppy, Canyon Dudleya, Milkweed (Fes); Oriental Poppy (Hb); Coconut (Ma).

Wirklichkeitsverlust. Clematis (B, Fes); Pink Fairy Duster (DAl); Rosemary (Fes).

Wut. Blue Elf Viola (Ask); Mountain Devil (Aus B); Fuchsia Grevillea, Orange Spiked Peaflower (Aus L); Holly (B); Compass Barrel Cactus, Foothills Paloverde, Star Primrose (DAl); Fuchsia, Scarlet Monkeyflower (Dv, Fes); Willowherb (F); Snapdragon (Fes); Kukui, 'Ulua (Haii); Nettle (Hb); Wellbeing (Him E); Mussel (Pac); Orange Flame Flower Cactus (Peg).

Zähneknirschen. Black-eyed Susan (Aus B); Morning Glory (Cal, Fes).

Zartheit. Venus Orchid (AK); Flannel Flower (Aus B); Noni (Haii); Date (Ma).

Zeugungsfähigkeit. Sunflower (AK); Mountain Mahogany (DAl); Baby Blue Eyes, Quince, Sage, Saguaro (Fes).

Zögern. Jacaranda, Sundew (Aus B); Larch (B); Nasturtium (Ba); Pencil Cholla Cactus (DAl); Cayenne, Tansy (Fes); Blackberry (Fes, Ma); Corn (Ma).

Zufriedenheit. Christmas Tree (Aus L); Bluebell, Wild Rose (Hb).

Zurückweisung. Illawarra Flame Tree (Aus B); Black Cohosh, Bleeding Heart, Evening Primrose, Holly, Oregon Grape, Pink Monkeyflower (Fes); Ukshi (Him A); Tassel Flower (Him A); Euphorbia (NZ); Lemon Grass (PF).

Zuversicht. Tamarack (Ask); Dog Rose, Illawarra Flame Tree (Aus B); Snake Wine (Aus L); Larch (B); Cerato (B, Fes); Buffalo Gourd, Cardon, Ephedra, Hedgehog Cactus (DAl); Borage (Dv, Hb); Bell Heather (F); Mullein, Trumpet Vine (Fes); Catalpa, Cherry Plum (GM); Cymbidium (Hb); Pineapple (Ma).

Zwanghaftes Verhalten. Boronia (Aus B); Filagree (Fes).

Zynismus. Ursinia, Wallflower Donkey Orchid (Aus L); Spotted Orchid (F); Baby Blue Eyes (Fes); Blackberry (Ma); Jelly Fish (Pac).

Spirituelle Störungen und Symptome

Astralreisen. Red Lily (Aus B); Kou (Haii); Mouse Ear Chickweed (Hb).

Ätherkörper. Sweetgrass (AK); Panini-Awa'awa (Haii); Shasta Lily, Sourgrass (Peg).

Aufgeschlossenheit. French Lavender, Passion Flower (AK); Icelandic Poppy (Ask); Pink Mulla Mulla (Aus B); Dampiera (Aus L); Dandelion, Lotos, Passion Flower (Dv); Lime, Scots Pine (F); Mugwort (Fes); Ilima (Haii); Jacob's Ladder (Hb).

Aura. White Yarrow (AK); Crowea, Fringed Violet (Aus B); Penyroyal (Cal); Aloe Vera (Cal, Fes); Arnica, Yarrow Special Formula (Fes); Auric Protector (Gem); Panini-awa'awa (Haii); St. John's Wort, Yarrow (Hb); Aura Balancing and Strengthening Formula (Him A); Aura Cleansing (Him E); Pear (Ma); Aloe Eru, Dutchmann's Breeches, Okenite (Peg); Snowdrop, Vanadinite (Peg); Ligustrum (PF).

Ausgewogenheit zwischen Körper und Seele. Apple Rose Hybrid (AK); Pineapple Weed (Ask); Great Sallow (GM); Grüße an Aachen (PVi).

Ausgewogenheit zwischen männlichen und weiblichen Aspekten. Arum Lily (AK); Green Fairy Orchid, Sitka-Spruce-Pollen (Ask); Niu (Haii); Red Ginger (Peg).

Ausgewogenheit zwischen Seele und Geist. Victoria Regina Orchid, White Lily (AK); Green Rose (Cal); Creeping Thistle (Peg).

Ausgewogenheit zwischen Sexualität und Spiritualität. Star Primrose (DAl); Red Ginger (Peg).

Ausgewogenheit (zwischen den subtilen Körpern). Delph (AK); Grass of Parnassus, Lady's Slipper, Sweetgrass (Ask); Sea Pink (F); Lotos (Fes); Herkimer Diamond, Turquoise (Gem); Privet (GM); Wisteria (PF).

Begrenztheit. Corn (Fes, PVi); Rhubarb (Hb); Isan (Him E); Red Rata Vine (NZ); Nymphenburg (PVi).

Beharrlichkeit. Teddy Bear Cholla Cactus (DAl); Mountain Pride (Fes); Washington Lily (Peg).

Bewußtheit. Rosemary (AK); Forget-me-not, Mullein (Dv).

Beziehungen. Heart Orchid (AK); Pegasus Orchid Cactus (Peg).

Blendwerk, spirituelles. California Poppy, Canyon Dudleya (Fes); Thanksgiving Cactus (Haii); Ragoon Creeper, Red Silk Cotton Tree (Him A).

Blickwinkel, richtiger. Cane Cholla Cactus (DAl); Rabbitbrush (Fes); Kou (Haii); Green Rein Orchid (Peg).

Chakra-Harmonie. Delph (AK); Early Purple Orchid (Ba); Lady's Slipper, Lotos (Fes); Herkimer Diamond (Gem); Lilac (GM); Lilac, Rhubarb (Hb); Chakra Tonic Formula (Him A); Blue Witch Hydrangea, Indian Pipe, Red Spider Lily (Peg).

Demut. Japanese Rose (AK); Gymea Lily (Aus B); Woolly Smokebrush (Aus L); Golden Rod, Yellow Silk Cotton Tree (Him A); Banana (Ma).

Denkmuster, alte (Änderung). Blueberry-Pollen (Ask); Marsh Thistle (Ba); Foothills Paloverde, Immortal, Tarbrush, Whitethorn (DAl); Fairy Lantern (Fes); Azurite (Gem); Lime (GM); Rose Bay Willow Herb (Hb).

Einfühlungsvermögen. Sommon White Spider Orchid (Aus L); Peach (Ma).

Einheit, universelle. Green Fairy Orchid (Ask); Organ Pipe Cactus, Queen of the Night (DAl); Crack Willow (GM).

Einsicht. Hoop Petticoat Daffodil (AK); Azurite (Gem); Pine (GM); Eclipse (PVi).

Energie, spirituelle. Sitka-Spruce-Pollen, Soapberry (Ask); Desert Marigold, Spineless Prickly Pear (DAl); Mountain Pride, Quince, Trillium (Fes); Plum (GM); Chives, Dill (PVi).

Entschlossenheit. Lady's Tresses, Paper Birch, Shooting Star (Ask); Silver Princess (Aus B); Hoptree, Soapberry Yucca, Spineless Prickly Pear (DAl); Apple, Bell Heather (F); Buttercup (Fes); Great Swallow (GM); Bourgainvillea, Plumeria (Haii); Geranium, Monk's Hood (Hb); Avocado (Ma); California Buckeye, Fuchsite, Pegasus Orchid Cactus, Sulcorebutia Cactus (Peg); Viridiflora (PF); Ambassador (PVi).

Ergebenheit. Arizona White Oak, Hoptree, Prickly Pear Cactus (DAl); Snowdrop (F); Angel's Trumpet, Love Lies Bleeding (Fes); Naupaka-kahakai (Haii).

Erleuchtung. 'Ili'ahi, Lotos (Haii); Indian Paintbrush (PF).

Frieden, innerer. Chiming Bells, Cow Parsnip (Ask); White Nymph Waterlily (Aus L); Agrimony (B); Scottish Primrose (F); Sage (Fes); Black Poplar, Holly, Italian Alder (GM); Koa (Haii); Lavender (Hb); Butterfly Lily, Gul Mohar, Indian Coral (Him A); Pear (Ma); Lasiandra (NZ); Sweet Ball Pepper (PVi).

Führung. Rose of Sharon (AK); Hairy Butterworth, Monk's Hood, Shooting Star (Ask); Angelica, Mullein (Fes).

Fürsorglichkeit. Grass of Parnassus, Spiraea (Ask); Hedgehog Cactus, Mariposa Lily (DAl); Mariposa Lily, Quince (Fes); Rose Quartz (Gem); Tulip Tree (GM).

Glauben. Waratah (Aus B); Harebell (F); Angelica, Baby Blue Eyes, Borage, Gorse (Fes); Bamboo Orchid (Haii); Broom (Hb); Red-hot Cat Tail (Him A).

Harmonie, spirituelle. Chiming Bells, Paper Birch (Ask); Lotos (Dv, Fes, AK); Apple, Harebell, Sea Pink (F); Pine (GM); Hawaiian Tree, Passion Flower (Haii); Fuchsite (Peg); Viridiflora (PF).

Hingabe. Wedding Bush (Aus B); Prickly Pear Cactus, Teddy Bear Cholla Cactus (DAl).

Hinnahme (der Realität usw.). Eucalyptus (AK); Green Fairy Orchid, Icelandic Poppy (Ask); Five Corners, Red Suva Frangipani (Aus B); Pin Cushion Hakea (Aus L); Mallow (Dv); Shooting Star, Fawn Lily, Milkweed, Manzanita (Fes); Norway Maple (GM); Chamomile, Oriental Poppy (Hb); Day-Blooming Jessamine (Him A); Windflower (Pac); Eclipse (PVi); Herkimer Diamond (Gem); Yellow Ginger (Haii).

Höhere Ebenen (Einstimmung). Angel Orchid, Angel of Protection Orchid, Channelling Orchid, Deva Orchid (AK); Arnica (Dv); Angelica, Forget-me-not (Fes); Judas Tree (GM); Nana-honua, Naniahiahi, Pa'u-o-hiiaka (Haii); Calypso Orchid, Green Hydrangea, Holy Thorn, Indian Pipe, Spider Lily, Tagua (Peg).

Innere Stimme (Fähigkeit, sie zu hören). Higher Self Orchid, Mullein (AK); Twinflower (Ask); Candy Barrel Cactus (DAl); Calendula, Star Tulip (Fes); Orange Ruffles (PVi).

Inkarnation. Psyche/Soul Orchid (AK); Shooting Star (Fes); Herkimer Diamond (Gem).

Integration. Passion Flower, Sage, Tibetan White Rose, Wild Rose Hybrid (AK); Golden Corydalis, Opium Poppy, Sweetgale, White Spruce (Ask); Queen of the Night (DAl); Basil, Lotos, Lady's Slipper, Shasta Daisy (Fes); Gorse, Spindle (GM); Isan (Him E); Lady Eubanksia (PF); Laze Improved, White Lightnin' (PVi).

Integrität. Sturt Desert Rose (Aus B); Deer Bush, Echinacea (Fes); Tree of Heaven (GM); Sithihea (Him A).

Intuition. Lamb's Quarters, White Spruce (Ask); Queen of the Night (DAl); Eyebright (Dv); Forget-me-not (Fes); Horse Chestnut, Mimosa, Stag's Horn Sumach (GM); Sunflower (Hb); Neem (Him A); Viburnum (Pac).

Karmische Probleme. Boab (Aus B); Wood Anemone (Ba); Forget-me-not (Fes); Bamboo Orchid, Kukui (Haii); Rose Campion (PF).

Katalysatoren. Cayenne, Tansy (Fes); Gratefulness (Him E); Peach (NZ); Camelia (Pac); Curry Leaf Tree, Hooded Lady's Tresses (Peg).

Konflikte, innere. Blue Elf Viola (Ask); Ratany (DAl); Fawn Lily (Fes); Pear (GM); Noho-malie (Haii); Gateway (Him E).

Konzentration. Icelandic Poppy (Ask); Lotos (Fes); Mamane (Haii).

Leben (Neuanfang). Prickly Wild Rose (Ask); Cowkicks (Aus L); Echinacea (Fes).

Lebensziel. Silver Princess (Aus B); Pencil Cholla Cactus, Spanish Bayonet Yucca, White Desert Primrose (DAl); California Wild Rose, Chrysanthemum (Fes); Glastonbury Thorn, Lawson Cypress, Tamarisk (GM); Bamboo Orchid (Haii); Gypsy Rose, Speedwell (Hb); Peace Rose (NZ); Surfgrass (Pac); Ambassador (PVi).

Lebensziel (Abweichung vom Weg): Canyon Dudleya, Fawn Lily, Sagebrush (Fes); Hoptree, Teddy Bear Cholla Cactus (DAl); Tree of Heaven (GM); Brown Kelp (Pac); Eclipse (PVi).

Leere. Mauve Melaleuca, Wallflower Donkey Orchid (Aus L); Spineless Prickly Pear (DAl); Sagebush (Fes); Osier (GM).

Lernen aus den Lektionen des Lebens. Sage (Fes); Magnolia (GM); Spotted Coral Root (Peg).

Liebe, bedingungslose. Delph, Horn of Plenty Orchid, Sarah of Fleet (AK); Alpine Azalea, Harebell, Sphagnum Moss (Ask); Mountain Devil, Rough Bluebell (Aus B); Snake Bush (Aus L); Cardon, Crown of Thorns, Desert Holly (DAl); Night-Blooming Water Lily (Haii); Grape (Ma); Washington Lily (Peg); Indian Hawthorn (PF).

Loslösung. Dampiera, Wallflower Donkey Orchid (Aus L); Agave, Indian Root, Rainbow Cactus, Strawberry Cactus (DAl); Bleeding Heart, Sage Brush (Fes); Crack Willow, Privet, Tree Lichen (GM);

Marsh Woundwort, Ragwort (Hb); Let Go (Him E); Salal, Sea Palm (Pac); Sycamore (Peg).

Materialismus. Hedgehog Cactus (DAl); Silverweed (F); Chrysanthemum, Hound's Tongue, Trillium (Fes).

Meditationshilfe. Horsetail, Paper Birch (Ask); Angelsword (Aus B); White Nymph Waterlily (Aus L); Blackberry (Dv); Angel's Trumpet, Fawn Lily, Star Tulip (Fes); Lotos (Fes, Him A); Stag's Horn Sumach, Tulip Tree (GM); 'Ili'ahi, Koa (Haii); Bourgainvillea (Haii, Him A); Chamomile, Lavender, Nasturtium, Salpglossis, Scarlet Pimpernel (Hb); Blue Dragon, Isan, Lotos (Him E); Deer's Tongue (Peg).

Meridiane (Harmonie). Northern Lady's Slipper (Ask); Silver Maple (GM).

Mitgefühl. Love Orchid (AK); Rough Bluebell (Aus B); Beech (B); Immortal, Mesquite (DAl); Poison Oak, Sunflower, Yellow Star Tulip (Fes); Lucombe Oak (GM); Parval (Him A); Peach (Ma).

Menschlichkeit. Amazon River (AK); Yellow Cowslip Orchid (Aus B); Common White Spider Orchid (Aus L); Ocotillo (DAl); Naupaka-Kahakai (Haii); Parval (Him A); Kohekohe (NZ); Yellow Rose (PF).

Motivation. Opium Poppy, Tundra Rose (Ask); Silver Princess (Aus B); Mountain Mahogany (DAl); California Wild Rose, Tansy (Fes).

Mut. Cattail-Pollen, Yellow Dryas (Ask); Black-eyed Susan, Borage (Fes); White Poplar (GM); Wiliwili (Haii); Peace, Summer Squash (PVi).

Naturverbundenheit. Alpine Azalea, Chiming Bells, Comandra, Green Bells of Ireland, Green Bog Orchid, Moschatel, Northern Twayblade, Spiraea (Ask); Deer Brush (B); Sweet Corn (Dv); Poison

Oak, Yellow Star Tulip (Fes); Ash, Lilac, Rowan, Whitebeam, Yellow Buckeye (GM); Harebell (Hb); Gilia-Scarlet (Peg).

Prahlerei. Cane Cholla Cactus (DAl); Canyon Dudleya (Fes).

Reinigung. Delph (AK); Fireweed (Ask); White Willow (GM); Lotos (Haii).

Reise, spirituelle. Chocolate Orchid (AK); Mint Bush (Aus B); Teddy Bear Cholla Cactus (DAl); Lotos (Fes); Lawson Cypress (GM); Cup of Gold, Lotos (Haii); Calypso Orchid, Star Thistle (Peg).

Ruhe, innere. Twinflower (Ask); Strawberry Tree (GM).

Sammlung, innere. Red Clover (AK); Buffalo Gourd, Candy Barrel Cactus, Whitethorn (DAl); Daisy (F); Indian Pink, Lotos, Yerba Santa (Fes); Sweet Chestnut (GM); Alkanet, Gypsy Rose, Potato (Hb); Well-being (Him E); Ox-eye Daisy, Viburnum (Pac).

Schatten (dunkle Seite). Cinnamon Rose (AK); Sweet Chestnut (B, Fes); Moss (Ba); Cardon, Crown of Thorn, Mesquite (DAl); Black Cohosh, Scarlet Monkeyflower (Fes); Ohelo (Haii); Heather (Hb).

Schicksal. Lady's Slipper, Shooting Star (Fes).

Schild, durchsichtiger. Coconut Palm, White Yarrow (AK); IUG Kenya Energetic Protective Shield (Gem); Vanadinite (Peg).

Schutz, allgemein. Angel of Protection Orchid, White Yarrow (AK); White Violet (Ask); Angelsword (Aus B); Sage (Cal); Angelica (Dv); Mountain Pennyroyal (Fes); Yarrow (Fes, Hb); Turquoise (Gem); Italian Alder (GM); Kamani (Haii); Monk's Hood, St John's Wort (Hb); Urchin (Pac). **Vor übersinnlichen Angriffen.** Yarrow (Ask); Fringed Violet, Grey Spider Flower (Aus B); Pennyroyal (Cal); Red Clover (Dv); Garlic, Purple Monkeyflower, St John's Wort (Fes);

Yew (GM); Elder (Hb); IUG Kenya Energetic Protective Shield (Gem); Pa'u-o-hiiaka (Haii); Tomato (Ma); Urchin (Pac); Vanilla (PF).

Seele (Erwachen). Bush Iris (Aus B); Black-eyed Susan, Cayenne (Dv).

Seele (ihre Stimme hören). Jacob's Ladder (Ask); Angelsword (Aus B); Mesquite, White Desert Primrose (DAl); California Poppy (Dv); Mullein, Yellow Star Tulip (Fes); Lapislazuli (Gem); Great Scallop (GM); Nana-honua (Haii).

Seele (Schaden). Comfrey (PVi).

Selbstakzeptanz. Spring Gold (AK); Tamarack (Ask); Five Corners, Philotheka (Aus B); Aloe, Hedgehog Cactus, Ocotillo, Teddy Bear Cholla Cactus (DAl); Black-eyed Susan (Dv); Holy Thorn (F); Baby Blue Eyes, Buttercup, Purple Monkeyflower (Fes); White Willow (GM); Cornflower, Heather (Hb); Windflower (Pac); Milkmaid (Peg).

Selbstheilung. Coordination Orchid (AK); Self Heal (AK, Fes); Bog Rosemary (Ask); Aloe (DAl); Gean, Wild Cherry, Norway Maple (GM); Creeping Thistle (Peg).

Selbstvergebung. Foothills Paloverde (DAl); Birch (GM); Prickly Poppy (Peg).

Selbstverleugnung. Wolfberry (DAl); Deer Brush, Nicotiana (Fes); Dill (PF); Sierra Rein Orchid (Peg).

Selbstzweifel. Alpine Azalea (Ask); Happy Wanderer, Snake Vine (Aus L); Evening Star (DAl); Buttercup, Mullein (Dv); Bell Heather (F); Elder (GM).

Sicherheit (Gefühl). Northern Twayblade (Ask); Red Lily (Aus B); Thrift (Ba); Melon Loco, Milky Nipple Cactus (DAl); Bell Heather (F); Corn, Fawn Lily, Rosemary, Shooting Star, St John's Wort,

Sweet Pea (Fes); Moss Agate (Gem); Black Poplar, Persian Iron Wood (GM); Buttercup, Maize, Plantain (Hb); Narcissus, Pink Seaweed, Windflower (Pac).

Spiritualität, blockierte. Indian Root (DAl); Cayenne, Lotos, Star Tulip (Fes); White Hibiscus (Him A); Lemon Balm (NZ).

Spirituelle Stärkung, allgemein. Sitka-Spruce-Pollen (Ask); Desert Marigold, Klein's Pencil Cholla Cactus, Saguaro, Thurber's Gilia (DAl); Laurel, Thistle (F); Norway Maple, Plum (GM).

Spirituelle Stärkung. Für Frauen (Weiblichkeit). Southern Cross (Aus B); Mala Mujer, Melon Loco, Queen of the Night (DAl); Pomegranate (Dv); Calla Lily, Mountain Pride, Pomegranate (Fes); Hinahina-ku-kahakai (Haii); Ettringite (Peg). **Für Männer (Männlichkeit).** Southern Cross (Aus B); Mountain Mahogany (DAl); Agrimony, Calla Lily, Larkspur, Mountain Pride, Nicotiana, Sunflower (Fes); Goddess (Him E); Ettringite (Peg).

Stabilität. Lapislazuli, Moss Agate (Gem); Ash (GM); Grüße an Aachen, Royal Highness (PVi).

Stärke, innere. Agave, Arizona White Oak (DAl); Penstemon (Fes); Lapislazuli, Moss Agate (Gem); Ash (GM); Hidden Splendor, Well Being (Him E); Sunstone (Peg); Christmas Cactus (PF); Nymphenburg (PVi).

Suche, spirituelle. Red Oak (GM).

Therapie, harmonische. Lady's Slipper, Northern Lady's Slipper (Ask); Leafless Orchid (Aus L); Eyebright (Dv); Calendula, Mallow (Fes); Strawberry Tree (GM); Healing (Him E); Leopard Lily (Peg).

Tod und Sterben. Victoria Regina Orchid (AK); Forget-me-not (AK, Fes); Bottlebrush, Bush Iris (Aus B); Hackberry, Sacred Datura (DAl); Snowdrop (F); Angels Trumpet, Chrysanthemum (Fes); Blackberry (Hb).

Transformation. Mistletoe (AK); Chiming Bells, Fireweed, River Beauty (Ask); Bottlebrush (Aus B); Bisbee Beehive Cactus, Sacred Datura (DAl); Black-eyed Susan, Cayenne, Fireweed, Mallow (Dv); Love Lies Bleeding (Fes); Elder, Tamarisk (GM); Koa (Haii); Day-Blooming Jessamine (Him A); Butterfly Lily, Sulcorebutia Cactus, Tree Opuntia (Peg).

Transzendenz. Immortal, Rainbow Cactus, Wolfberry (DAl); Birch, Stonecrop (F); Love Lies Bleeding (Fes); Grape (Ma).

Übergang. Cow Parsnip (Ask); Bauhinia, Bottlebrush (Aus B); Rainbow Cactus, Ratani (DAl); Stonecrop (F); Angel's Trumpet, Filaree, Mugwort, Star Tulip (Fes); Gateway (Him E); Poison Hemlock (Pac); Grüße an Aachen (PVi).

Unabhängigkeit. Evening Star (DAl); Tree Lichen (GM).

Universelle Koordination der Ereignisse. Mountain Mahogany (DAl).

Universeller Wille. Hoptree (DAl).

Universelles Sein (Verbindung). Channelling Orchid (AK); Bog Rosemary (Ask); Star Tulip (Fes); Ilima, Nana-honua, Passion Flower, Pa'u-o-hiiaka (Haii); Calypso Orchid, Christ's Thorn (Peg).

Unschuld. Forget-me-not (Ask); Devil's Claw (DAl); Deer Brush (Fes); Lily of the Valley, Moonsnail (Pac).

Unterbewußtsein/Überbewußtsein. Rainbow Cactus (DAl); Lime (GM).

Veränderungen, große. Mistletoe (AK); Bauhinia, Bottlebrush (Aus B); Leopardsbane, Spring Squill (Ba); Buffalo Gourd, Tarbrush (DAl); Elder, Lawson Cypress (GM); Wiliwili (Haii); Brown Kelp, Poison Hemlock (Pac); Okenite, Tree Opuntia, Washington Lily (Peg).

Vergangene Leben (negativer Einfluß). Monk's Hood (Ba); Kukui, Noho Malie, Naupaka-kahakai, Ohelo, Ulei (Haii); Agave Yaquinana, Caterpillar Plant, Sunstone, Everlasting, Prickly Poppy (Peg); Past Life Orchid (AK); Black and White Spruce (Ask); Green Rose (Cal); Evening Primrose (Fes); Monterey Pine (GM).

Vergangenheit (Loslösung). Bottlebrush (Aus B); Cape Bluebell (Aus L); Honeysuckle (B, Fes); Marsh Thistle (Ba); Indian Tobacco, Wolfberry (DAl); Rowan (F); Chrysanthemum, Forget-me-not (Fes); Mulberry (GM); Marsh Woundwort, Mugwort, Rose Bay Willow Herb (Hb); Prickly Poppy (Peg).

Verlassenheit (Gefühl). Mesquite, Queen of the Night, Saguaro (DAl); Angelica (Fes).

Verständnis. Psyche/Soul Orchid (AK); Sweet Chestnut (B); Sage (Dv); Birch (F); Rowan (GM); Scarlet Pimpernel (Hb); Spotted Coral Root (Peg).

Vertrauen. Paper Birch (Ask); Red Oak, Spindle (GM); Erigeron Daisy, Whau (NZ).

Vision. Soapwort (Ba); Birch (F); Queen Anne's Lace (Fes); Hawks Weed, Nasturtium (Hb); Ox-eye Daisy (Pac).

Visualisieren. Blackberry (Dv); Lotos (Fes); Green Hydrangea (Peg).

Vorbereitetsein. Mint Bush (Aus B); Marsh Woundwort (Hb).

Wachstum. Mullein (AK); Golden Corydalis, Spiraea (Ask); Arizona White Oak, Indian Tobacco, Teddy Bear Cholla Cactus (DAl); Scotch Broom (Fes); Gorse (GM); Mango (Haii); Bindweed (Hb); Dill (NZ).

Wahrheit. Bladderwort, Cattail-Pollen (Ask); Ratany, Syrian Rue (DAl); Plane Tree (GM); Ilima, Mamane (Haii).

Wahrnehmung, geistige. Cane Cholla Cactus, Indian Root, Sacred Datura (DAl); Sagebush, Shasta Daisy (Fes); Kou (Haii); Brown Kelp (Pac); Choke Cherry (Peg).

Weisheit. Lotos (AK, Fes); Black Spruce, Silken-Spruce-Pollen, White Spruce (Ask); Scots Pine (F); California Poppy, Sage, Saguaro (Fes); Hazel, Tree of Heaven, Tree Lichen (GM); Sage (Hb); Indian Coral, Spotted Gliciridia (Him A); Puriri (NZ); California Baylaurel, Elephant's Head (Peg).

Wertlosigkeit (Gefühl). Yellow Mimosa (AK); Candy Barrel Cactus, Hedgehog Cactus, Immortal, White Desert Primrose (DAl); Rose Quartz (Gem); Elder (GM); Daffodil (Hb).

Wirklichkeit. Willow (Ask); Red Lily (Aus B); Angelica (Fes); Oak (GM).

Würde. Bluebonnet (PF).

Zugehörigkeit. Cow Parsnip (Ask); Tall Yellow Top (Aus B); Jojoba, Milky Nipple Cactus, Star Primrose (DAl); Baby Blue Eyes, Sweet Pea (Fes); Monterey Pine (GM); Maize (Hb); Arbutus (Pac); Chin Cactus (Peg).

– 6 –

Spezielle Rezepte zum persönlichen Gebrauch

Wenn Ihnen die Auswahl der richtigen Essenzen schwerfällt, können Sie bei alltäglichen Beschwerden die folgenden Rezepte ausprobieren.

Alle Rezepte sind für den persönlichen Gebrauch bestimmt. Es sind vereinfachte Versionen meiner Rezepte, die Sie auch kaufen können (siehe »Nützliche Anschriften«). Einige Arzneien von Pegasus finden Sie nicht in der Enzyklopädie dieses Buches; sie sind aber bei Pegasus Projects erhältlich.

Die Zubereitung einer Arznei

Um Ihre eigene Arznei herzustellen, benötigen Sie mehrere handelsübliche getönte 20-ml-Fläschchen mit Tropfer (in Apotheken erhältlich), etwas Quellwasser, ein wenig Brandy und einige selbstklebende Etiketten. Es empfiehlt sich, auf jedes Fläschchen ein Etikett mit Ihrem Namen sowie Herstellungsdatum, Zusammensetzung und Verwendungzweck der Arznei zu kleben.

– Spülen Sie ein Fläschchen mit Quellwasser.
– Nehmen Sie von jeder genannten Essenz 2 Tropfen.
– Fügen Sie jeder Mischung 1 TL Brandy hinzu. Er ist lediglich ein Konservierungsmittel. Wenn Sie alkoholgefährdet sind, können Sie statt dessen Apfelessig, pflanzliches Glycerin oder klaren Honig nehmen.
– Füllen Sie mit Quellwasser bis zum Rand auf.

So gehen Sie in den nächsten zwei Monaten vor. Nach einem Monat ist es ratsam, mit der Einnahme der Essenz aufzuhören und noch einmal Ihren Zustand zu überprüfen. Haben die körperlichen oder seelischen Beschwerden sich gebessert oder sind sie verschwunden? Wenn nicht, nehmen Sie die Arznei so lange, bis sie aufgebraucht ist. Denken Sie daran, daß die Essenz auch noch einige Zeit danach in Ihrem Organismus wirkt.

Sobald Sie wieder Ihr Gleichgewicht erlangt haben, benötigen Sie zunächst keine Arznei mehr. Wenn Sie jedoch ein weiteres Problem haben, können Sie Ihr nächstes Rezept zusammenstellen.

Mittel gegen Krankheiten und Streß

Streßabbau
- Black-eyed Susan (Aus B)
- Pink Fairy Orchid (Aus L)
- Peanut (Cal)
- Fairy Duster (DAl)
- White Carnation

Ein hervorragendes Mittel gegen Streß. Es hilft, wenn Sie sich übererregt und überlastet (»ausgebrannt«) fühlen.

Bringt Ruhe, filtert den Streß aus allen Situationen und stellt Ausgewogenheit und Widerstandskraft wieder her. Gegen Bürostreß können Sie 2 Tropfen Office Flower (Him A) hinzufügen.

Energiespender
- Banksia Robur (Aus B)
- Leafless Orchid (Aus L)
- Cherry (Cal)
- Forsythia (Hb)
- Vanilla (PF)

Spendet neue Energie, wenn Sie müde oder erschöpft sind.

Stellt die Vitalität wieder her und hilft Ihnen, gleichmäßiger zu arbeiten, so daß Sie sich körperlich, seelisch oder geistig nicht erschöpfen. Wenn Sie je 2 Tropfen Bay (GM) und Vital Spark (Him E) beigeben, wird die Arznei noch verstärkt.

Schutz vor Umweltstreß
- Grass of Parnassus (Ask)
- Yarrow (Ask, Fes)
- Dill (Fes)
- Indian Pink (Fes)
- Viridiflora (PF)

Für Menschen, die sich in der Stadt nicht wohl fühlen und deren Nerven unter der ständigen Hetze leiden. Hilfreich, wenn Sie in einer überfüllten und verschmutzten Umwelt leben und empfindlich auf elektromagnetische Strahlen (z. B. aus Computern), Neonlampen und Umweltgifte (die oft Allergien auslösen) reagieren.

Stärkt und schützt das energetische System vor Umweltgefahren aller Art. Lindert Streß und hilft Ihnen, ruhig, gesammelt und gelassen zu bleiben. 2 Tropfen Pink Fairy Orchid (Aus L) machen die Arznei noch wirksamer.

Schutz vor Chemikalien
- Portage Glacier (Ask)
- Sweet Grass (Ask)
- Fringed Violet (Aus B)
- Spruce (Cal)
- Lotos (Fes)
- Crossandra (PF)

Diese Mischung reinigt den Organismus und beseitigt Chemikalien und Schwermetalle sowie feinstoffliche und körperliche Schlacken. Sie schützt vor Umweltgiften, stärkt das Immunsystem, lindert Allergien und bekämpft bakterielle Infektionen.

Fügen Sie je 2 Tropfen Star Tulip (Fes) und Lily (PF) hinzu, wenn Sie eine stärkere Arznei haben möchten.

Stärkung des Immunsystems
- K9 (AK)
- Macrocarpa (Aus B)
- Königin von Dänemark (Cal)
- Echinacea (Haii)
- Celery (PVi)

Stärkt die Abwehr gegen Infektionen und beschleunigt die Genesung. Harmonisiert ein überlastetes Immunsystem und hilft, es gedanklich zu beeinflussen. Erhöht die Widerstandskraft gegen Selbstvergiftung und fördert die Produktion von weißen Blutkörperchen und Interferon, die Bakterien und Viren bekämpfen.

Je 2 Tropfen White Rata Berries (NZ) und Snapdragon (PF) verstärken das Mittel.

Abwehr von Infektionen

- Spinifex (Aus B)
- Pansy (Cal)
- Lungwort (Cal)
- Nasturtium (Dv)
- Drum Stick (Him A)

Hilft bei Erkältung, Grippe und anderen Infektionen.

Lindert Schmerzen und Fieber vor Ausbruch einer Grippe. Vertreibt Viren und unterstützt dadurch die Infektionsabwehr. Besonders nützlich bei Entzündungen der Atemwege und Fieber. Je 2 Tropfen Jasmine (Cal) und Tomato (PVi) verstärken die Arznei.

Nach der Anästhesie

- Bottlebrush (Cal)
- Skullcap (Cal)
- Spruce (Cal)
- Morning Glory (Cal, Fes)
- Red Carnation (PF)
- White Hyacinth (PF)

Beseitigt die Folgen einer Anästhesie. Stärkt belastete Nerven und fördert die Ausscheidung von Giftstoffen aus dem Blut und der Lymphe. Befreit die subtilen Körper vom Trauma der Operation. Stärkt die Widerstandskraft gegen Infektionen, wenn das Immunsystem nach einer Operation geschwächt ist.

Geben Sie je 2 Tropfen Königin von Dänemark (Cal) und Echinacea (PF) dazu, um das Immunsystem zu kräftigen. Spotted Coralroot (Peg) entfernt Antibiotika aus dem Organismus.

Hilfe bei speziellen Gesundheitsproblemen

Allergien
– K9 (AK)
– Green Rose (Cal)
– Eucalyptus (Fes)
– Lantana PF
Bei Heuschnupfen, Asthma und anderen Allergien.

Hilft bei juckenden, tränenden Augen, laufender Nase und grippeähnlichen Symptomen, die typisch für Allergien gegen Gräser, Pollen usw. sind. Lindert asthmatische Atembeschwerden. Je 2 Tropfen Königin von Dänemark (Cal) und Carrot (PF) verstärken die Wirkung.

Verdauungshilfe
– Paw Paw (Aus B)
– Sage (Cal)
– Chamomile (Dv, Fes)
– Curry Leaf (Him A)
Bei Verdauungsbeschwerden, nervösem Magen, Spannungen im Solarplexus, schlechter Verdauung, Säureüberschuß, Geschwüren und Eßstörungen.

Beruhigt den Magen und fördert Verdauung, Enzymaktivität und Nährstoffverwertung. Je 2 Tropfen California Pitcher Plant (Fes) und Moss Rose (PF) verstärken die Wirkung.

Erste Hilfe
– Fireweed (Ask)
– Waratah (Aus B)
– Cowkicks (Aus L)
– Arnica (Fes)
– Ashoka Flower und Ashoka Tree (Him A)
– Jonquils (NZ)
– Grape Hyacinth (Pac)
Bei Schock, Trauma und Unfall.

Wirkt auf der körperlichen, seelischen und geistigen Ebene. Be-

seitigt nach Verletzungen und Traumata Kummer und tiefsitzende Schmerzen im Körper. Gibt neue Energie und seelische Stabilität, wenn Sie unter starkem Streß stehen.

Clare's Floral Complexion Cream (pflanzliche Gesichtscreme)
– je 3 Tropfen von folgenden Aromatherapieölen:
Kamille,
Jasmin,
Rose
– je 2 Tropfen folgender Blütenessenzen:
Billy Goat Plum (Aus B),
Grapefruit (Cal),
Luffa (Cal),
Aloe Vera (Fes),
Salvia (PF)

Kopfschmerzen und Migräne
– Menzies Banksia (Aus L)
– Clove (Cal)
– Feverfew (Cal)
– Green Rose (Cal)
– Narcissus (PF)
Bei streßbedingten, mit Verspannungen verbundenen Kopfschmerzen, Migräne und Neuralgien während der Menstruation.
Je 2 Tropfen Black-eyed Susan (Aus B) und Crown of Thorns (Peg) verstärken die Wirkung.

Schlafstörungen
– Macrocarpa (Aus B)
– Licorice (Cal)
– Valerian (Dv)
– St John's Wort (Fes)
– Swallow Wort (Him A)
Bei Schlafstörungen.
Ein ausgezeichnetes Beruhigungsmittel, das tiefen, harmonischen Schlaf schenkt. Erfrischt und vitalisiert. Lindert Hyperaktivität, Sorgen, unbewußte Angst, Unruhe und Alpträume.

Jet-lag
– Mulla Mulla (Aus B)
– Sundew (Aus B)
– Ylang Ylang (Cal)
– Thyme (GM)
– Speedwell (Hb)
Verhindert und lindert die Symptome des Jet-lags (Müdigkeit, Orientierungslosigkeit usw.).

Schützt während der Luftreise und harmonisiert den physischen und die subtilen Körper.

Prämenstruelles Syndrom
– She Oak (Aus B)
– Evening Primrose (Cal)
– Mala Mujer (DAl)
– Pomegranate (Fes)
– Japanese Magnolia (PF)
Bei prämenstruellen Symptomen, deren Ursache ein hormonelles Ungleichgewicht ist.

Lindert Nervosität, Reizbarkeit, Ödeme und Kopfschmerzen. Fördert die Eisenverwertung und gibt während der Menstruation Energie. Hilft Ihnen, Ihre natürliche Weiblichkeit zu akzeptieren und zu betonen. Je 2 Tropfen Feverfew (Cal) verstärken die Wirkung. Diese Mischung ist auch für die Menopause geeignet, wenn Sie je 2 Tropfen Gooseberry (Cal) und Phytollica Diocia (Peg) hinzufügen.

Schutz für den subtilen Körper

Auraschutz
– White Yarrow (AK)
– Fringed Violet (Aus B)
– Snowplant oder Aloe Eru (Peg)
Schließt Löcher in der Aura; stärkt und schützt die Aura.

Je 2 Tropfen Wild Fennel (NZ) und Ligustrum (PF) verstärken die Wirkung.

Harmonisierung der subtilen Körper
– Lotos (AK, Fes)
– Sweetgrass (Ask)
– Swamp Onion (Peg)
Beseitigt Blockaden und Giftstoffe aus den subtilen Körpern und bringt sie wieder in die richtige Position.

2 Tropfen Live Forever (GM) verstärken die Wirkung.

Chakra-Harmonie
Als Faustregel gilt: Blüten, die dieselbe Farbe haben wie ein bestimmtes Chakra, helfen diesem Energiezentrum (im Kapitel 2 finden Sie eine Liste der Chakras und ihrer Farben). Die Wirkung erstreckt sich auch auf die Körperteile, die mit dem Chakra verbunden sind.
– Lady's Slipper (Ask)
– Sweergale (Ask)
– Lotos (Him A)
– Viridiflora (PF)
Harmonisiert alle Chakras.

Je 2 Tropfen Lilac (GM) und Green Hydrangea (Peg) verstärken die Wirkung.

Harmonisierung der Meridiane
– Sitka-Spruce-Pollen (Ask)
– Silver Maple (GM)
– Tobacco (Cal)
Eine starke Arznei, die Blockaden in diesen Energiekanälen beseitigt, so daß das Chi ungestört fließen kann.

Je 2 Tropfen Gladiola und Trumpet Vine Nepal (Peg) verstärken die Wirkung.

Immunotonikum
– Bottlebrush (Cal)
– Manzanita (Fes)
– Bells of Ireland (Peg)
Stärkt, aktiviert und bindet die Immunflüssigkeit; verbessert die Nährstoffversorgung der Zellen. Stärkt die Immunität gegen bakte-

rielle Infektionen, aktiviert und stimuliert die weißen Blutkörperchen, so daß sie Viren und Bakterien entdecken und zerstören.

Je 2 Tropfen Paw Paw und Pokeweed (Peg) verstärken die Wirkung.

Süchte

Antisuchtmittel

- Blue China Orchid (Aus L)
- Morning Glory (AK, Cal, Fes)
- IUG Kenya (Gem)
- Nirjara (Him E)
- Rose Damaceria Bifera (Peg)

Eine Basisarznei für Süchtige, die sich mit den Ursachen ihrer Probleme auseinandersetzen wollen.

Löst süchtigmachende Denkmuster im Bewußtsein auf, stärkt den Willen zu kämpfen und sich von der Sucht zu befreien, und verringert das Bedürfnis nach Stimulantien. Entgiftet das System auf allen Ebenen und wirkt dabei vor allem auf das Nervensystem ein. Reinigt die Aura und heilt das gesamte Energiesystem. Eine Hilfe bei der Suchttherapie. Je 2 Tropfen Tundra Twayblade (Ask) und Spruce (Cal) verstärken die Wirkung.

Entzugserscheinungen

Das Antisuchtmittel (siehe oben) wird durch Hinzufügen einer oder mehrerer Essenzen auf bestimmte Süchte zugeschnitten:

- Pennyroyal (AK, Cal, Fes)
- Sundew (Aus B)
- Skullcap (Cal)
- California Poppy (Fes)
- Sagebush (Fes)

Diese Mischung behebt den Schaden, den schwerer Drogenmißbrauch angerichtet hat. Sie heilt das Nervensystem, besonders wenn Morphium es geschädigt hat, wirkt dem Drogenrausch entgegen und hilft, Verhaltensmuster aufzugeben, die zum Drogenkonsum beitragen, vor allem die Neigung zur Flucht vor der Realität. Flickt Löcher in der Aura, deren Ursache Drogenmißbrauch ist.

2 Tropfen Red Lily (Aus B) verstärken die Wirkung.

Raucherentwöhnung

– Boo Tree (Cal)

– Tobacco (Cal)

Geben Sie 2 Tropfen von jeder Essenz in das Anti-Sucht-Mittel.

Stärkt den Willen, das Rauchen aufzugeben, und bietet emotionale Unterstützung. Heilt und stärkt die Lungen, wenn Sie lange geraucht haben. Wenn Sie Atembeschwerden haben, können Sie Drum Stick (Him A) und Baby's Breath (PF) hinzufügen.

Koffeinsucht

– Skullcap (Cal)

– Coffee (Cal, Haii)

Geben Sie 2 Tropfen von jeder Essenz in das Anti-Sucht-Mittel.

Beseitigt die Wirkung des Koffeins auf das Nervensystem und lindert die Schäden, die das Koffein angerichtet hat. Stärkt und entgiftet das feinstoffliche Muster der Leber. Stärkt die Willenskraft, wenn Sie wieder einmal in Versuchung geraten.

Alkoholmißbrauch

– Avocado (Cal)

– Pennyroyal (Cal, Fes)

– Angelica (Cal, Fes)

Geben Sie 2 Tropfen von jeder Essenz in das Antisuchtmittel. Nehmen Sie aber keinen Brandy oder anderen Alkohol als Grundlage!

Hilft, die Probleme klarer zu sehen und zu verstehen, die zum Alkoholmißbrauch führen. Reinigt das Blut, schützt Leber und Nieren, stärkt und heilt den Ätherkörper, der geschädigt sein kann, weil Alkohol die subtilen Körper »lockert«. Wenn Sie nur an einem Kater leiden, weil Sie einmal zuviel getrunken haben, ist Soberup (Him E) ein hilfreiches Mittel.

Pflücken Sie Ihre Essenzen selbst

Ian White, der Schöpfer der Australian Bush Flower Essences, ist davon überzeugt, daß Sie aus den Blüten, die in Ihrem Garten wachsen, eine ideale Arznei herstellen können.

Bevor Sie die Blüten pflücken und zubereiten, sollten Sie ruhig und still sein. Am besten meditieren Sie vorher.

Wählen Sie jene Blüten aus, die eine kräftige, dynamische Farbe haben und voll erblüht sind. Spülen Sie eine Schale mit Salzwasser aus, füllen Sie sie mit Quellwasser, und lassen Sie die Blüten bei Sonnenschein 2 bis 3 Stunden im Wasser schwimmen. Danach – oder wenn die Blüten welk geworden sind – holen Sie sie mit einem Zweig heraus und geben sie der Erde zurück.

Diese Blütenessenz stammt aus Ihrer unmittelbaren Umgebung, und sie hilft Ihnen, sich auf die Umwelt besser einzustimmen.

- Die Muttertinktur besteht aus einem Teil Blütenessenz und einem Teil Brandy.
- Als Grundlage nehmen Sie zwei Teile Brandy auf einen Teil Quellwasser und fügen dann 7 Tropfen Muttertinktur auf je 25 ml hinzu.
- Ihre Dosierungsfläschchen füllen Sie mit 3 Teilen Quellwasser auf einen Teil Brandy; dann geben Sie 7 Tropfen der Grundlage hinzu.
- Nehmen Sie zwei Wochen lang morgens und abends 7 Tropfen dieser Dosierungsessenz.

– 7 –
Blüten können retten

Fallstudien

Energiemedizin

Blütenessenzen sind einzigartig, weil sie dem Körper, der Seele und dem Geist ein Gefühl des völligen Wohlbefindens vermitteln.

Im Gegensatz zu den meisten anderen Arzneien sind Blütenessenzen Katalysatoren, die dem Körper neue Lebenskraft geben. Insofern stellen sie das perfekte Heilmittel für streßbedingte Beschwerden dar.

Zweifellos schwächt Streß in allen seinen Verkleidungen unsere natürliche Lebenskraft. Wenn Sie sich beispielsweise müde und ausgelaugt fühlen, so ist dies ein sicheres Zeichen dafür, daß der Körper Energie verloren hat. Störungen auf dieser Ebene gehen unweigerlich anderen lästigen Beschwerden voraus und können letztlich zu ernsten Krankheiten führen.

Wenn Sie sich am Rande der Erschöpfung befinden, können Sie einen Tag Urlaub machen, um dem Streß des Lebens zu entfliehen. Auf diese Weise laden Sie Ihre Batterien vorübergehend wieder auf; aber Sie packen das Problem nicht an der Wurzel. Es ist wichtig, daß Sie sich um das tiefsitzende Ungleichgewicht kümmern, das auf einen Schock zurückzuführen sein kann, den Sie vor vielen Jahren erlitten haben. Heiler mit der Fähigkeit, die Energie des Körpers »anzuzapfen«, sind möglicherweise imstande, alle Systeme wieder ins Gleichgewicht zu bringen. Allerdings müssen Sie in diesem Fall darauf vertrauen, daß ein anderer Ihnen wieder Wohlbefinden schenkt. Das Schöne an den Blütenessenzen ist, daß sie die Macht haben, solche Veränderungen auszulösen. Das bedeutet, daß Sie allein dafür verantwortlich sind, glücklich und gesund zu werden.

Um die feinstoffliche Harmonie zu bewahren, müssen Sie sich auch jener Aspekte Ihrer Persönlichkeit bewußt sein, die das Gleichgewicht wahrscheinlich stören. Ungeduldige Menschen, die sich leicht ärgern, wenn andere langsam oder unfähig sind, bringen beispielsweise ihr Energiesystem durcheinander, und zwar so lange, bis sie einen Weg finden, ihre Ungeduld zu zügeln.

Viele dieser subtilen Heilmittel wirken auf die Seele ein und lindern emotionale Störungen aller Art, Furcht, Schuldgefühle, Wut, Angst und Gereiztheit halten Sie nicht nur von den Freuden des Lebens fern. Wenn sie unbehandelt bleiben, schwächen sie allmählich und heimtückisch die Widerstandskraft des Körpers gegen Krankheiten und machen Sie anfällig für alle möglichen Beschwerden. Negative Emotionen trüben außerdem den Verstand, so daß es Ihnen schwerfällt, Ihre Rolle im Leben zu verstehen und sich spirituell weiterzuentwickeln.

Ich möchte nachdrücklich darauf hinweisen, daß Blütenessenzen keineswegs Allheilmittel sind. Sie wirken am besten bei unangenehmen Beschwerden, die sich noch im Entwicklungsstadium befinden, und beugen auf diese Weise Krankheiten vor. Diese sanften Arzneien lassen sich aber auch ganz gezielt einsetzen. Medikamente, die auf der physischen Ebene wirken, lindern zwar Symptome, stellen aber das Wohlbefinden nicht wieder her.

Beruhigungsmittel können Beschwerden lindern, indem sie von der Realität ablenken und die Reaktion auf Streß abstumpfen. Sie geben Ihnen jedoch nicht die Werkzeuge, die Sie brauchen, um mit dem Streß umzugehen und ihn abzubauen.

Wenn Sie völlig gesund werden wollen, müssen Sie Harmonie und Ausgewogenheit im Körper, in der Seele und im Geist wiederherstellen. Hier können Blütenessenzen helfen.

Die folgende Liste von Arzneien verdeutlicht den Unterschied zwischen den verschiedenen Arten von Arzneien.

Je weiter oben das Heilmittel steht, desto umfassender ist seine Wirkung. Pharmazeutische Präparate rufen tiefgreifende körperliche Veränderungen hervor; aber sie berühren nicht Ihr seelisches oder geistiges Wohlbefinden. Was Ihr Energiesystem betrifft, so kann man ihre Wirkung mit einem Preßlufthammer vergleichen, dessen Getöse sogar eine Heilung verhindern kann.

Blütenessenzen beeinflussen dagegen die höheren seelischen und geistigen Ebenen, bevor sie den Körper erreichen. Wenn man sie zusammen mit anderen Heilmitteln nimmt, verstärken sie deren positive Wirkung und lindern gleichzeitig unerwünschte Nebenwirkungen, wie physische, also »dichtere« Arzneien sie hervorrufen. Sie können diese sanften Heilmittel mit Erfolg neben Ihren verordneten Medikamenten einnehmen, um die Genesung nach Unfällen oder Operationen zu beschleunigen und Krankheiten aller Art zu überwinden. Sie helfen auch, wenn Sie die Abhängigkeit von stimmungsverändernden Mitteln loswerden möchten.

Tabelle der Heilmittel

Klassifizierung	Arznei	Wirkung/Nebenwirkungen
Feinstofflich	Blütenessenzen	Beeinflussen die subtilen Ebenen, dann erst die physische. Keine schädlichen Nebenwirkungen.
Feinstofflich	Edelsteine	Beeinflussen die physische und die subtilen Ebenen. Manchmal verschlimmern sich die Symptome vorübergehend.
Gleiches mit Gleichem	Homöopathie	Körperliche und seelische Wirkung. Einige Nebenwirkungen. Symptome verschlimmern sich, bevor sie verschwinden.
Natürlich	Aromatherapie (essentielle Öle)	Sanfte Wirkung auf Körper und Seele.
Natürlich	Kräuter	Natürliche Chemikalien mit sanfter körperlicher Wirkung.
Künstliche	Medikamente	Wirkung auf den Körper. Schädliche körperliche und subtile Nebenwirkungen.

Wie wirken Blütenessenzen ihre Wunder?

Viele traditionelle Arten der Heilkunde gehen davon aus, daß es natürlich ist, vollkommen gesund und glücklich zu sein. Leider versuchen Schocks und Traumata aller Art, uns diesen Zustand der Gnade zu rauben. Aber wenn wir den richtigen Anstoß geben, können wir eine Selbstheilung auslösen.

Blütenessenzen sind Katalysatoren, die unsere Energien wieder ins Gleichgewicht bringen, so daß wir das Potential ausschöpfen können, das unser feinstofflicher Bauplan uns einräumt. Die Schwingungsfrequenzen der Essenzen sind denen unserer subtilen Energien sehr ähnlich. Feinstoffliche Blütenessenzen sind einzigartig, weil sie die subtile Anatomie harmonisieren und dadurch die Selbstheilung in Gang setzen. Sie haben auch eine sehr spezifische Wirkung; denn sie wandern dorthin, wo wie am dringendsten benötigt werden.

Die ideale Mischung von Blütenessenzen paßt zu Ihrem feinstofflichen Bauplan. Dadurch entsteht eine sympathische Resonanz, eine dynamische Zwiesprache, die den Körper unablässig daran erinnert, wie er eigentlich sein sollte. Es ist, als erklinge eine Saite, die alle Noten in vollkommene Harmonie bringt.

Der Weg der Essenzen

Blütenessenzen folgen offenbar einem bestimmten Weg durch die subtile Anatomie. Nachdem Sie ein paar Tropfen geschluckt haben, nimmt das Blut die Essenz auf und befördert sie direkt zu den Meridianen, den Energiekanälen, die den Körper mit Chi, der Lebenskraft, versorgen. Die Meridiane bilden eine Grenzfläche zwischen den höherfrequenten subtilen Körpern und dem physischen Körper. Von hier gelangt die Lebenskraft der Essenzen in die Chakras und subtilen Körper oder kehrt in die Zellen des physischen Körpers zurück.

Dank ihrer ätherischen Natur werden Blütenessenzen manchmal sofort von den subtilen Körpern angezogen. Danach »sickern« ihre heilenden Schwingungen durch den Ätherkörper, die Chakras und die Haut in den physischen Körper. Allerdings erreicht eine Blütenessenz auch rasch alle Teile des Systems, in denen ein feinstoffliches Ungleichgewicht herrscht. Diese Bereiche sind eine Art Schwamm, der die heilende Energie buchstäblich aufsaugt. Die Genesung setzt ein, wenn disharmonische Schwingungen aus dem System hinausbefördert werden. Blütenessenzen sind besonders wirksam, wenn Veränderungen in den Chakras und subtilen Körpern notwendig sind, obwohl einige auch den physischen Körper direkt beeinflussen. Letztlich hängt die therapeutische Wirkung davon ab, auf welcher feinstofflichen Ebene Sie aus dem Gleichgewicht geraten sind.

Diese Heilmittel stärken auch das Band zwischen Körper, Seele und Geist. Sie helfen Ihnen, die Signale des höheren Selbsts zu empfangen. Diese innere Stimme weiß immer, was für Sie am besten ist; darum verringert sich die Gefahr, daß Sie das Opfer körperlicher und seelischer Störungen werden. Mit anderen Worten: Diese Arzneien helfen, Beschwerden zu verhüten, mit denen Sie rechnen müssen, wenn Sie sich nicht um den Rat Ihres Instinktes kümmern.

Die Symptome des physischen Körpers

Für viele Menschen sind körperliche Symptome das erste sichere Zeichen dafür, daß etwas nicht stimmt. Mit scheinbar geringfügigen Beschwerden wie Kopfschmerzen, Magenverstimmungen oder Erkältungen möchte der Körper Sie auffordern, Ungleichgewichte zu beseitigen. Diese Symptome verschwinden nicht, wenn man sie ignoriert; sie verschlimmern sich einfach und greifen auf andere Bereiche über, so daß bald weitere Störungen auftreten.

Um die Ursache der Symptome leichter zu erkennen, müssen wir uns die verschiedenen Körpersysteme näher ansehen. Denken Sie aber daran, daß alle diese Systeme miteinander zusammenhängen und sich gegenseitig beeinflussen.

Das Nervensystem

Das Nervensystem ist die Telekommunikation des Körpers. Es übermittelt Informationen in alle Körperteile. Es besteht aus Millionen von winzigen Nervenzellen, die Neuronen heißen und sich mit schwachen elektrischen Impulsen verständigen. Diese Zellen sind zu Fasern gebündelt, die sich wie Äste ausbreiten und im ganzen Körper ein kompliziertes Netz bilden.

Der Hauptast läuft vom Gehirn – der Zentrale des gesamten Systems – bis zum Ende des Rückenmarks. Das Gehirn wertet alle Informationen aus, die durch die Sinnesorgane in den Körper gelangen, und entscheidet dann, welche Maßnahmen zu treffen sind. Da wir auf wechselnde Umweltverhältnisse reagieren und uns ihnen anpassen müssen, ist das Nervensystem eine lebenswichtige Einrichtung.

Man teilt das Nervensystem in zwei Abschnitte. Den einen können wir willkürlich steuern (animalisches Nervensystem), der andere arbeitet unterhalb der Bewußtseinsschwelle (das vegetative Nervensystem).

Das vegetative Nervensystem

Das vegetative Nervensystem hat in den letzten Jahren viel Aufmerksamkeit erfahren, weil es streßanfällig ist. Man teilt es in das aktivierende sympathische und das hemmende parasympathische System ein.

Das sympathische System wird in Notfällen oder bei plötzlichen Veränderungen aktiv. Es ist für die sogenannte »Kampf-oder-Flucht-Reaktion« zuständig, deren typische Symptome ein Energieschwall, ein heftig pochendes Herz und ein Gefühl der Wachheit sind. Ursache dieser Reaktionen ist das Streßhormon Adrenalin. Sobald der Streß vorbei ist, sollte eigentlich der Parasympathikus den ganzen Körper beruhigen – doch der Streß des modernen Lebens läßt es kaum noch zu, daß wir die sympathische Phase verlassen.

Der seelische Zustand kann das autonome Nervensystem beeinflussen. Wir können uns also »einreden«, daß wir entspannt sind.

Da das Nervensystem der empfindsamste Teil des Körpers ist, leidet es am meisten unter seelischen Störungen, und es leitet sie an alle Systeme weiter, die besonders schwach und anfällig sind.

Symptome eines gestörten Nervensystems
- Höhere Pulsfrequenz, Herzklopfen
- Rasche Atmung
- Muskelverspannungen
- Schwitzen, Hautrötung
- Verdauungsstörungen, »Knoten im Magen«
- Reizbarkeit
- Unruhe
- Schlaflosigkeit (»die Sorgen lassen mich nicht schlafen«)
- Aggressivität
- Alkohol- oder Nikotinsucht
- Nervöse Angewohnheiten, z. B. Nägelkauen, Klopfen mit Füßen oder Fingern
- Appetitmangel oder Eßsucht
- Unfähigkeit, sich zu entspannen
- Das Gefühl, »es nicht mehr auszuhalten«; Nervenzusammenbruch

Fallgeschichte: Schlaflosigkeit
Rebecca, eine nach eigenen Angaben arbeitswütige Firmenchefin, war körperlich gesund, litt aber seit einiger Zeit an Schlafstörungen. Es fiel ihr nicht nur schwer einzuschlafen, sondern sie wachte nachts auch häufig auf. Morgens war sie erschöpft und hatte das Gefühl, überhaupt nicht geschlafen zu haben. Außerdem litt sie an leichten Verspannungen vor der Menstruation.

Ich verordnete ihr
- Star of Bethlehem (B) gegen den langwierigen, allmählichen Schock, da ich herausfand, daß ihr Ehrgeiz auf ihre Kindheit zurückging: Sie hatte sich ungeliebt gefühlt und wollte daher beweisen, daß sie Liebe verdiente.
- Five Corners (Aus B) gegen ihre geringe Selbstachtung, die Ursache ihres Dranges nach Selbstbestätigung.
- Pomegranate (Fes), weil sie eine Frau war, der es an Zuneigung mangelte, so daß sie kein positives Selbstbild aufbauen konnte.

– Eine Kombination von Elm (B): Indian Pink (Fes), Chamomile und Valerian (Cal), um dem Gefühl der Überlastung durch die Arbeit entgegenzuwirken, das ihr Nervensystem schwächte und die Schlafstörungen auslöste.

Bald begann Rebecca sich zu entspannen, und die Arbeit fiel ihr leichter. Sie berichtete, sie fühle sich zuversichtlicher und selbstsicherer und könne viel besser schlafen. Auch die prämenstruellen Verspannungen hatten nachgelassen.

Jetzt begann sie sich zu fragen, worin ihr wahres Lebensziel bestand.

Darum verordnete ich ihr

– Silver Princess (Aus B), damit sie ihre innere Richtung und ihr Ziel leichter erkennen konnte.
– Zinnia (PVi), damit sie das Leben nicht mehr so ernst nahm.
– Pink Seaweed (Pac), damit sie besser Bilanz ziehen konnte, ehe sie sich in ein neues Abenteuer stürzte.
– Grüße an Aachen (PVi) und Ettringite (Pegasus Gem Essences), um die Veränderung zu integrieren und sie auf ihrem neuen Weg zu unterstützen.

Fallgeschichte: Anorexia nervosa

Obwohl Frauen für Anorexie anfälliger sind als Männer, traten beim 25jährigen John die typischen Symptome dieser Krankheit auf.

Er ist ein sehr sensibler, sanfter Mensch, dessen Probleme in der Kindheit begannen. Seine Mutter war kühl, und der militärisch-autoritäre Erziehungsstil seines Vaters machte John angst. Als Kind fühlte er sich minderwertig, und er machte sich Vorwürfe, weil er die Erwartungen seiner Eltern nicht erfüllte. Er zog sich vor dem Leben und seinen Gefühlen in eine Phantasiewelt zurück und stellte den Intellekt in den Vordergrund. Die Minderwertigkeits- und Angstgefühle blieben und störten die Nerven und die Verdauung. Mit der Zeit verlor er viel Gewicht, weil er versuchte, Ereignisse durch bewußtes Hungern zu beeinflussen.

Ich verordnete ihm

– Chamomile (Cal), um das Nervensystem zu beruhigen und zu kräftigen.
– Indian Pink (Fes) sowie Star of Bethlehem und Pine (B), um den

langwierigen, allmählichen Schock zu beseitigen, den die falsche Erziehung und die Selbstvorwürfe ausgelöst hatten.
- Scarlet Monkeyflower (Fes), um seine Frustration und die unterdrückte Wut auf die Eltern freizusetzen.
- Neem (Him A), damit er keine Angst mehr vor seinen Gefühlen hatte.
- Paw Paw (Aus B) sowie Turquoise und Gold (Gem) gegen Anorexie und zur Förderung der Nährstoffverwertung.

Als John die Heilmittel einnahm, legte sich die Anorexie, und er begann zuzunehmen. Er fühlte sich glücklicher, so wie er war. Außerdem begann er, sich ruhig und sachlich gegen seinen Vater zu wehren.

Das Immunsystem

Das Immunsystem verteidigt den Körper wie eine Armee gegen Eindringlinge, z. B. Viren, Bakterien und andere potentiell schädliche Organismen. Weiße Zellen oder Leukozyten sind die Soldaten. Sie bewegen sich frei im Blut durch den Körper zum Infektionsherd. Das erste Bataillon, das auf der Szene erscheint, wenn ein Feind in den Körper gelangt, besteht aus granulären Leukozyten. Diese Zellen sind mit Chemikalien bewaffnet, die Bakterien lähmen und oft zerstören.

Der Rest der Armee besteht aus zwei Divisionen, nämlich aus Lymphozyten, die in den Lymphdrüsen und in der Milz produziert werden. Die T-Lymphozyten sind der Geheimdienst des Körpers; denn sie machen die Invasoren ausfindig. Sie erkennen Viren ebenso wie implantiertes Gewebe als fremd und versuchen es zu vernichten. Die Thymusdrüse, die das Immunsystem leitet, stattet die T-Zellen mit ihren jeweiligen Eigenschaften aus.

Wenn die T-Zellen eine Invasion feststellen, schaltet das Immunsystem auf Alarmstufe »Rot«. Einige T-Zellen besitzen tödliche Waffen, die sie dann auch anwenden.

Auch B-Lymphozyten treten in Erscheinung. Sie können Antikörper herstellen, die sich wie Zwangsjacken verhalten und die Eindringlinge so lange festhalten, bis sie angegriffen werden können.

B-Zellen haben ein Gedächtnis. Sie erinnern sich daran, welchen Antikörpertyp sie produzieren müssen, um ein bestimmtes Virus zu attackieren. Das bedeutet, daß sie die Invasoren beim zweitenmal wirksamer bekämpfen können und die ausgelösten Symptome milder ausfallen. Bei einer Allergie stellen die B-Zellen einen spezifischen Antikörper her, den man IgE nennt. Während der Schlacht zwischen Antikörper und Eindringling werden entzündungsfördernde Chemikalien, zum Beispiel Histamine, freigesetzt. Sie rufen die typischen Symptome einer Allergie hervor: laufende Nase, tränende Augen und so weiter.

Die Funktion des Immunsystems ist komplex und noch nicht vollständig erforscht. Wir wissen jedoch, daß ein überlastetes Immunsystem den Unterschied zwischen einem Feind und einer harmlosen Substanz nicht mehr erkennt – vielleicht nicht einmal den Unterschied zwischen Erregern und dem Gewebe des eigenen Körpers. Bei Autoimmunkrankheiten wie Arthritis und Neuromyasthenie greift es die eigenen Zellen an.

Schocks, anhaltender Streß, falsche Ernährung und Umweltgifte schwächen das Immunsystem. Einige Forscher haben festgestellt, daß bestimmte negative Emotionen, z. B. Kummer oder Verzweiflung, dem Immunsystem besonders schaden. Bedingungslose Liebe scheint es dagegen zu stärken.

Anzeichen für ein geschwächtes Immunsystem

- Häufige Erkältungen, Halsentzündungen, Drüsenschwellungen
- Häufige bakterielle oder virale Infektionen
- Allergien
- Muskel- und Gelenkschmerzen
- Depressionen, Reizbarkeit, Angst, heftige Emotionen
- Strähniges, fettiges Haar
- Fahle, fleckige Haut
- Tränende Augen
- Juckende, laufende Nase
- Zahnfleischbluten
- Schnellere Wundheilung
- Ein niedriger oder schwankender Energiepegel und das Bedürfnis nach Anregungsmitteln wie Kaffee

– Dumpfe Kopfschmerzen
– Allgemeiner Mangel an Vitalität

Fallgeschichte: Grippe
Charlotte, eine vielbeschäftigte literarische Agentin, war zwei Wochen lang mit einer asiatischen Grippe und den üblichen Symptomen (Fieber, schmerzende Gelenke, wunder Hals) im Bett gelegen. Dann wanderte das Virus in die Brust, verschleimte die Atemwege und rief einen schlimmen Husten hervor. Charlotte wollte keine Antibiotika einnehmen, vor allem deshalb, weil die Person, die sie angesteckt hatte, acht Wochen lang krank gewesen war, obwohl sie zweimal mit Antibiotika behandelt worden war.
Ich verordnete ihr
– Pansy (Cal), um die Viren zu bekämpfen
– K9 (AK), ein natürliches Antibiotikum
– Königin von Dänemark (Cal), um das Immunsystem zu stärken
– Eucalyptus (Fes) gegen Husten und Verschleimung

Charlotte erholte sich schnell. Innerhalb von Tagen verschwanden die Grippesymptome und die Atembeschwerden, und sie fühlte sich wieder wohl.

Ein weiteres gutes Heilmittel ist Spotted Coralroot. *Es hilft, die Nebenwirkungen der Antibiotika zu beheben.*

Fallgeschichte: Herpes
Ein Freund hatte Helen, 32 Jahre alt, mit Herpes angesteckt. Nachdem die beiden sich getrennt hatten, flackerte die Krankheit jeden Monat etwa fünf Tage lang auf. Dann fühlte sie sich deprimiert und unsauber. An eine langfristige Bindung wollte sie nicht mehr denken.

Sie war schon lange anfällig für Virusinfektionen. Im Alter von drei Jahren hatte sie Scharlach und Keuchhusten, als Teenager Drüsenfieber.
Ich verordnete
– Pansy (Cal) und Spinifex (Aus B) gegen das Herpesvirus
– Chamomile (Fes) und Hau (Haii) zur Heilung und Stärkung des Nervensystems
– Königin von Dänemark (Cal) und K9 (AK) zur Stärkung des Immunsystems

- Illyarrie (Aus L), damit sie erkannte, daß sie die Kraft hatte, mit ihren Problemen fertig zu werden
- Billy Goat Plum (Aus B) gegen ihre Empörung, die eine Mitursache der Krankheit war

Nachdem Helen die Heilmittel eingenommen hatte, fiel ihr auf, daß die Krankheit seltener ausbrach, dann verschwand sie vollständig und ist seit über zwei Jahren nicht mehr aufgetreten.

Fallgeschichte: Neuromyasthenie

Angela war 40 und litt seit drei Jahren an Neuromyasthenie, die immer schlimmer wurde. Sie war erschöpft und hatte überall Schmerzen. Meist mußte sie im Bett liegen, weil sie nicht länger als einige Augenblicke gehen oder stehen konnte.

Ich unterhielt mich mit ihr und erfuhr, daß man sie in der Schule unter Druck gesetzt und ihr eingeredet hatte, sie sei nicht schlau genug, um die Abschlußprüfung zu schaffen. Sie hatte Drogen genommen, um der Realität zu entfliehen, und war bis Ende Dreißig drogensüchtig gewesen. Dann erkannte sie, daß sie ärztliche Hilfe brauchte. Aber die Drogen hatten ihr Immunsystem bereits so sehr geschwächt, daß sie an Neuromyasthenie erkrankte, als es ihr besonders schlechtging (sie hatte keine Arbeit, keine Beziehung und niemand sonst half ihr). Sie hatte schon viele Beziehungen geknüpft und abgebrochen; aber sie waren entweder belanglos oder unerfreulich gewesen.

Ich verordnete

- Star of Bethlehem (B) gegen den langwierigen, allmählichen Schock, den ihre Kindheit und der Drogenmißbrauch ausgelöst hatten
- Morning Glory (AK, Cal), um die Drogenvergiftung zu beseitigen
- Pansy (Cal) gegen die Viren und zur Stärkung des Immunsystems
- Comfrey (Cal, Fes), um die seelischen Spannungen zu lindern, die in den Muskeln gespeichert waren
- Dandelion (Fes), damit sie ihre Depressionen überwinden und eine vernünftigere Einstellung zu ihren seelischen Problemen entwickeln konnte

Angela berichtete, es falle ihr jetzt leichter, sich zu entspannen, und sie fühle sich weniger gestreßt. Die brennenden Schmerzen im

Körper, vor allem in den Beinen, ließen nach, und sie konnte einfache (aber vor kurzem noch zu schwere) Hausarbeiten verrichten, ohne sich zu erschöpfen.

Nun war es an der Zeit, die Behandlung zu ergänzen.

Ich verordnete ihr

- Königin von Dänemark (Cal) zur Stärkung des Immunsystems
- Gold (Gem), um die Nährstoffverwertung zu fördern
- Tomato (PVi), um die Krankheit völlig zu besiegen
- Zinnia (PVi), um ihre Einstellung zum Leben zu verbessern und ihren Humor zu stärken
- First Aid Remedy (Him A) als allgemeines Stärkungsmittel

Langsam, aber sicher wurde Angela kräftiger. Ihre Energie nahm zu, und sie konnte sich seelisch von ihren Problemen lösen. Sie hat jetzt auch ihre Neigung zu destruktiven Beziehungen überwunden und fühlt sich jeden Tag besser.

Fallgeschichte: Ekzem

Der dreijährige Charlie litt an einem sehr schlimmen Ekzem, das mit einer Allergie gegen Milchprodukte zusammenhing. Seine Geburt war traumatisch verlaufen, und er kam mir scheu und ängstlich vor. Ich verordnete

- Arnica (Fes) gegen die Folgen der traumatischen Geburt
- Mimulus (B) gegen Schüchternheit
- Sweet Chestnut und Aspen (B) gegen Angst
- Aloe Vera und Luffa (Fes, Cal) gegen das Ekzem
- Königin von Dänemark zur Stärkung des Immunsystems

Einen Monat später begann das Ekzem zu verschwinden, und Charlie war offenbar selbstsicherer und weniger ängstlich. Noch vor dem Ende des zweiten Behandlungsabschnitts war das Ekzem völlig abgeheilt, und es hat keinen Rückfall gegeben.

Das Lymphsystem

Das Lymphsystem ist mit dem Immunsystem eng verbunden, denn es spielt eine lebenswichtige Rolle bei der Entfernung von toten Bakterien, Viren und anderen Abfällen aus dem Gewebe.

Die Lymphe ist eine farblose, schwach schimmernde Flüssigkeit, die alle Körperzellen erreicht, mit Nährstoffen versorgt und von Schlacken reinigt. Insofern ist sie dem Blut ähnlich. Die Lymphe wird jedoch nicht vom Herzen durch den Körper gepumpt. Sie fließt frei und ist darauf angewiesen, daß wir tief und rhythmisch atmen und die großen Muskeln des Körpers spannen und entspannen.

Das Netz der Lymphgefäße ist mit dem Blutkreislauf untrennbar verbunden. Blut sickert aus den Blutgefäßen ins Lymphsystem, wo es gereinigt und aufbereitet wird, bevor es in die Arterien und Venen zurückkehrt.

Jedes Organ hat seine eigenen Lymphgefäße, und das System selbst besitzt seine eigenen Organe. Milz, Thymus, Mandeln, Nebennieren, Appendix und Peyer-Drüsen sind Teile dieses komplexen Reinigungssystems, ebenso die Bündel aus Sinusgewebe, die man Lymphknoten nennt und die sich unter anderem in den Achselhöhlen, im Hals, in den Kniekehlen und in der Leiste befinden. Lymphknoten kann man unter der Haut ertasten. In ihrem Inneren sind Lymphozyten damit beschäftigt, giftige Substanzen zu vernichten.

Während einer Infektion schwellen die Lymphknoten oft an und schmerzen, bis die innere Schlacht beendet ist.

Wenn Sie viel Fett, Zucker, Salz, Zusatz- und Konservierungsstoffe, Alkohol und Kaffee zu sich nehmen, verschmutzen Sie das Lymphsystem. Die Lymphe zieht dann Wasser aus dem Gewebe, um die Gifte zu verdünnen, und Sie sehen aufgedunsen aus und fühlen sich aufgeschwemmt.

Anzeichen für Störungen im Lymphsystem
- Aufgedunsenheit
- Säcke unter den Augen
- Hautunreinheiten
- Zellulitis

– Verstopfung
– Geschwollene, empfindliche Lymphknoten

Fallgeschichte: geschwollene Lymphknoten
Sarah ist 27 Jahre alt und arbeitet in einer Werbeagentur. Sie machte sich Sorgen wegen schmerzhafter Knoten in den Achselhöhlen. Der Arzt hatte ihr Antibiotika verordnet, die aber nicht geholfen hatten.

Ihr Lymphsystem war träge. Sie nahm leicht zu und litt an schlechter Durchblutung. Nach dem Essen wurde ihr übel.

Ich verordnete
- Chamomile (Cal, Fes) und Hau (Haii) gegen den seelischen Streß und die Nervosität, die dem Magen schadeten
- K9 (AK) sowie Königin von Dänemark und Pansy (Cal) zur Stärkung des Immunsystems
- Moss Agate (Gem), Yellow Ginger (Haii) und Luffa (Cal), um Giftstoffe aus dem Blut und dem ganzen Körper zu entfernen, die Schwellung der Lymphknoten zu lindern und die Haut zu reinigen

In der ersten Woche hatte Sarah einen Ausschlag, der aber bald verschwand, danach Halsbeschwerden, die sich schnell legten. Auch die Schwellungen gingen zurück. Sie fühlte sich wundervoll.

Bald darauf trank sie bei ihrer Geburtstagsfeier Alkohol. In der Nacht schwoll der ganze Arm an, und die Knoten kehrten zurück. Sarah verdoppelte die Dosis, und am Morgen waren die Beschwerden verschwunden.

Die Atemwege

Sauerstoff ist der vitale Funke, der jene physische Energie entfacht, die alle Lebensvorgänge speist. Viele uralte Lehren halten die Luft, nicht die Nahrung, für die Trägerin der Lebenskraft.

Die Atmung befördert Sauerstoff aus der Luft in die Lungen. Dort löst das Gas sich im Blut und wird von einem komplexen, eisenreichen Molekül namens Hämoglobin aufgenommen, das in den roten Blutkörperchen enthalten ist.

In dieser Form wird der Sauerstoff an alle Körperzellen verteilt.

Das Nebenprodukt der Zellatmung, das Kohlendioxid, verbindet sich mit dem Wasser in den roten Blutkörperchen und gelangt wieder in die Lungen, ehe wir es ausatmen und der Atmosphäre zurückgeben.

Eine tiefe, rhythmische Atmung ist für Körper und Seele am besten, weil sie die Zellen ständig mit Sauerstoff versorgt und das Kohlendioxid rasch beiseitigt. Ein Mann atmet im Ruhezustand etwa acht Liter Luft in der Minute ein, eine Frau etwas weniger. Wenn wir nur drei Minuten lang keinen Sauerstoff aufnehmen, sterben Gehirnzellen ab, und das Herz hat Mühe weiterzuschlagen.

Obwohl wir unwillkürlich atmen, ist die normale Atmung anfällig für Störungen. Plötzliche Temperaturveränderungen – z. B. wenn wir an einem frostigen Tag das Haus verlassen oder eine sehr heiße Sauna betreten – veranlassen uns, zu keuchen und kurz den Atem anzuhalten. Der alltägliche Streß stört die Atmung ebenfalls, auch wenn wir es meist nicht merken. Wenn wir ängstlich, wütend oder frustriert sind, atmen wir schneller und flacher. Dieses Phänomen nennt man Hyperventilation.

Bei Hyperventilation schlägt das Herz schneller, im Kopf dreht sich alles, und die Beine werden weich. Eine flache Atmung verringert die Sauerstoffversorgung des Körpers und führt zu Müdigkeit, Lethargie, Schwäche, Konzentrationsstörungen und häufigem Gähnen.

Auch starke Umweltverschmutzung ist ein Sauerstoffräuber. Autoabgase sind reich an Kohlenmonoxid, das sich mit dem Sauerstoff um das Hämoglobin im Blut streitet. Andere giftige Chemikalien sind beispielsweise Stickoxide und Kohlenwasserstoffe, die Lungen und Nasenhöhlen reizen, Asthmaanfälle auslösen, Atembeschwerden verschlimmern und uns anfälliger für Heuschnupfen und Infektionen im Brustraum machen.

Anzeichen für Störungen der Atemorgane
- Kurzatmigkeit
- Husten
- Pfeifender Atem
- Häufige Erkältungen
- Heuschnupfen und Asthma

- Bronchitis
- Schwäche und Benommenheit
- Angst
- Panik

Fallgeschichte: Heuschnupfen

Michael, ein Geschäftsmann Ende Vierzig in einem anstrengenden Beruf, litt seit seinem 12. Lebensjahr an Heuschnupfen. Die Symptome – juckende Augen, Niesen und laufende Nase – setzten jedes Jahr in der zweiten Juniwoche ein und dauerten bis Ende Juli. Sie waren typisch für eine Allergie gegen Gräserpollen.

Er nahm Antihistamine ein und hatte sich mehrere Jahre lang erfolglos Spritzen verabreichen lassen.

Ich verordnete ihm

- Pink Fairy Orchid (Aus L), damit der Streß und die Umwelt ihn nicht überwältigten
- Eucalyptus und Green Rose (Cal) gegen die Allergie
- Königin von Dänemark (Cal) zur Stärkung des Immunsystems

Michael begann einige Monate vor der »Heuschnupfensaison« mit der Einnahme dieser Mischung. In diesem Jahr blieb er symptomfrei. Diese Behandlung wiederholte er drei Jahre lang, und der Heuschnupfen ist bis heute nicht zurückgekehrt.

Fallgeschichte: Sinusitis

Rosemarys Probleme begannen im Alter von 24 Jahren nach einer Infektion, die sie sich wahrscheinlich im Schwimmbad zugezogen hatte. Als Kind litt sie häufig an Infektionen im Brustkorb, und als sie 20 war, erkrankte sie an Tuberkulose. Seitdem war sie im Brustbereich anfällig. Es fiel ihr schwer, mit den Erkältungen der Winterzeit fertig zu werden, und sie war sehr empfindlich gegen kalten Wind und Staub.

Ich verordnete ihr

- Moss Agate (Gem) und Jasmine (Cal), um Nase und Nebenhöhlen zu befreien
- Drum Stick (Him A) gegen die Beschwerden in den Lungen und Bronchien
- Eucalyptus (Cal, Fes), um die Atmung zu erleichtern

– Echinacea (Haii) zur Stärkung des Immunsystems
– Tomato (PVi), um den ganzen Organismus zu kräftigen

Die Sinusitis ist inzwischen abgeheilt, und Rosemary kann leichter atmen. Sie berichtet, daß sie sich seit über 20 Jahren nicht mehr so gut gefühlt hat.

Der Kreislauf

Zwischen dem Kreislauf und den Atemorganen besteht eine enge Verbindung; denn die Hauptaufgabe des Kreislaufs besteht darin, sauerstoffreiches Blut aus den Lungen ins Gewebe und kohlendioxidreiches Blut zurück in die Lungen zu befördern.

Das Herz pumpt jede Minute fünf Liter Blut durch den Körper – eine unglaubliche Leistung. Es beginnt zu schlagen, wenn wir uns noch im Mutterleib befinden – nur wenige Wochen nach der Zeugung –, und es schlägt unter dem Einfluß seines eigenen, natürlichen Schrittmachers bis zum Ende unseres Lebens.

Einst hielt man das Herz für den Sitz der Gefühle. Das ist gar nicht so verwunderlich; denn Angst, Wut, Erregung und Leidenschaft beeinflussen den Herzschlag. Vor allem Kummer scheint uns »das Herz zu brechen«.

Diese lebenswichtige Pumpe zwingt das Blut in hochelastische Gefäße, die sich durch den ganzen Körper erstrecken und in den Gliedmaßen immer enger werden. Die winzigen Kapillaren an der Hautoberfläche sind zum Teil nur eine Zelle dick. Das Blut enthält verschiedene Zellen, unter anderem die hämoglobinreichen roten Blutkörperchen und die weißen Leukozyten.

Neben dem Sauerstoff trägt das Blut auch Nährstoffe aus dem Verdauungstrakt, Hormone aus den Drüsen und andere Stoffe durch den Körper.

Da das Blut mit allen Teilen des Körpers in Kontakt kommt, spiegelt seine Zusammensetzung den Zustand der Zellen besonders gut wider.

Ob der Kreislauf gut oder schlecht arbeitet, hängt von den Erbanlagen, aber auch von der Lebensweise ab. Verspannte Muskeln erschweren es dem Blut, bestimmte Teile des Körpers rasch zu erreichen, so daß diese sich kalt anfühlen. Es ist bemerkenswert, daß Menschen mit einer traumatischen Kindheit häufig einen schlechten Kreislauf haben.

Anzeichen für Kreislaufstörungen
- Schlechte Durchblutung
- Kalte Hände und Füße
- Frostbeulen im Winter
- Unregelmäßiger Herzschlag
- Benommenheit und Schwächegefühl
- Sehstörungen
- Nasenbluten
- Ständige Erschöpfung

Fallgeschichte: Kreislaufprobleme
Anne, die einen kleinen Familienbetrieb leitet, war 52, als der Arzt bei ihr eine nervöse Angina feststellte. Sie hatte grippeähnliche Symptome und verspürte Schmerzen und ein Gefühl der Taubheit an der linken Seite. Alle zehn Tage litt sie nachts an heftigem Herzklopfen, das zehn Minuten dauerte. Sie wachte oft schweißgebadet und mit rasendem Puls auf.

Anne litt außerdem an Ödemen und geschwollenen Beinen sowie an kalten Händen und Füßen wegen der mangelhaften Durchblutung. Sie schluckte Beruhigungsmittel und nahm täglich mehrere Anginatabletten ein, um die Arterien zu öffnen.

Ich verordnete
- Rose Quartz und Ruby (Gem), um die Erinnerung an ihre traurige Kindheit zu lindern. Ihre Eltern hatten sich ständig gestritten, und Anne hatte immer versucht, den Frieden zu bewahren. Ihr sehr autoritärer Vater machte sie wütend, aber sie unterdrückte dieses Gefühl.
- Bleeding Heart (Peg), um Blutdruck und Durchblutung zu normalisieren
- Yellow Ginger (Haii), Avocado (Cal) und Redwood (Peg) zur Blutreinigung und zur Stärkung der Gefäße
- Saguaro (Cal, Fes), um das Lymphsystem zu reinigen und die Ödeme zu lindern

Nach der ersten Behandlungsphase besserte sich der Kreislauf. Anne brauchte einen Monat lang kein Beruhigungsmittel, und ihre Angina legte sich. Fünf Tage nach dem Verbrauch der Essenzen fühlte sie sich ein wenig unbehaglich und erhielt eine weitere Arzneimischung. Heute verzichtet sie völlig auf Beruhigungsmittel und nimmt nur noch eine Anginatablette am Tag.

Das Verdauungssystem

Die Verdauungsorgane absorbieren lebenswichtige Nährstoffe aus der Nahrung, die wir verzehren, und scheiden Abfälle aus, die andernfalls den Organismus verstopfen würden.

Die Verdauung beginnt im Mund, wo das Essen durch die Kaubewegungen zermahlen und mit Speichel vermischt wird. Speichel enthält schwache Enzyme, die Stärke verdauen. Der Speisebrei gelangt dann in den Magen, wo die eigentliche Verdauungsarbeit einsetzt. Dort wird er mit dem sehr wirksamen Magensaft vermischt, der reich an Salzsäure ist. Die Säure schafft günstige Bedingungen für die eiweißverdauenden Enzyme.

Seelische Störungen aller Art – Furcht, Frustration, Wut usw. – verringern oder erhöhen die Absonderung von Magensaft. Zuviel Magensäure führt zu Sodbrennen, zuwenig Säure zu »schwerem Magen« und langer Verweildauer des Essens im Magen.

Vom Magen gelangt der Speisebrei in den Dünndarm, einen langen, verschlungenen Schlauch, in dem Stärke in Zucker gespalten und die Verdauung abgeschlossen wird.

Nach der chinesischen Medizin verarbeitet der Verdauungskanal nicht nur Speisen, sondern auch Gefühle. Wenn wir Gefühle wie Wut oder Furcht nicht bewältigen können, nehmen die Verspannungen im Verdauungskanal zu, und die Folge sind Symptome wie Magenbeschwerden und Darmkrämpfe.

Alles, was das Blut aus der Darmwand aufnimmt, wird zur Leber befördert, einem erstaunlichen Organ, das Fett emulgiert und Zucker in Glycogen umwandelt. Die Leber speichert das Glycogen, bis der Körper es benötigt. Sie entgiftet außerdem schädliche Chemikalien wie Alkohol und Nahrungszusätze. Am besten arbeitet sie, wenn wir einfach zubereitete, natürliche Nahrung zu uns nehmen und regelmäßig essen und schlafen. Wenn die Leber mit Fett und Chemikalien überlastet ist, fühlen wir uns unwohl und haben Kopfweh wie bei einem leichten Kater. Was die emotionale Seite angeht, so leidet die Leber am meisten unter Wutanfällen.

Unverdaute Nahrungsreste wandern in den Dickdarm, der Wasserreste absorbiert und Abfälle ausscheidet. Wenn wir reichlich faserhaltiges Obst und Gemüse essen, beschleunigen wir die Verdauung und verhindern, daß Abfälle zu lange im Darm liegenbleiben.

Auch die Nieren und die Haut sind Ausscheidungsorgane. Wie die Leber filtern auch die Nieren das Blut, um unerwünschtes Salz und giftige Abbauprodukte in verdünnter Form über den Urin auszuscheiden. Die Nieren sorgen außerdem für ein Gleichgewicht zwischen den Körperflüssigkeiten, indem sie Wasser ausscheiden, wenn es nicht benötigt wird.

Die Schweißdrüsen in der Haut sondern durch winzige Poren an der Oberfläche Wasser ab, das gelöste Mineralsalze und kleine Mengen von Abfallprodukten enthält. Auf diese Weise tragen sie zur Reinigung des Körpers bei. Wenn wir Kleider aus natürlichem Gewebe tragen, zum Beispiel Wolle oder Baumwolle, kann die Haut besser atmen und schwitzen, als wenn wir synthetisches Material bevorzugen.

Anzeichen für Verdauungsstörungen

- Magenbeschwerden, Sodbrennen
- Blähungen
- Darmkrämpfe und -koliken
- Durchfall, Verstopfung
- Schlechte Nährstoffabsorption
- Ödeme
- Zystitis
- Hautunreinheiten

Fallgeschichte: Blähungen

Susan litt an Beschwerden im Bauch und Blähungen, die sich nach ihrer Scheidung von ihrem schwierigen und rachsüchtigen Mann verschlimmert hatten. Während dieser Zeit der starken seelischen

Belastung reagierte sie außerdem empfindlich auf die Umweltverschmutzung in der Stadt, und es traten Symptome auf, die an Heuschnupfen erinnerten.

Ihre Kindheit war traumatisch. Sie war während des Zweiten Weltkriegs aufgewachsen, und ihre sehr strengen Eltern verboten es ihr, Gefühle zu äußern. Sie hatte als Kind an Verstopfung gelitten und war gegen Milchprodukte allergisch gewesen.

Ich verordnete ihr

– für die Vergangenheit:

Star of Bethlehem (B) gegen den langwierigen, allmählichen Schock

Sweet Chestnut (B) gegen die verdrängte Angst und die Unfähigkeit, Gefühle auszudrücken

Mimulus (B) gegen Schüchternheit und Furcht

Agrimony (B) gegen die Angewohnheit, sich »zusammenzureißen«, um sich vor seelischen Verletzungen zu schützen

Vervain (B) gegen die Neigung, zuviel von sich selbst zu verlangen

– für die Gegenwart:

Chamomile (Cal, Fes) gegen den Streß, der Magenbeschwerden hervorrief

Cedar (Cal), um das Verdauungssystem zu reinigen und Blähungen und Verstopfung zu beseitigen

Eucalyptus (Cal, Fes), um die Atmung zu erleichtern und Giftstoffe aus den Lungen zu entfernen

Susan glaubt, daß sie das emotionale Trauma ihrer Kindheit und der Gegenwart nun überwunden hat. Die Blähungen sind verschwunden, die Allergie ist weniger ausgeprägt.

Fallgeschichte: Magengeschwüre

Nach drei erfolglosen Operationen wegen eines Magengeschwürs suchte Karen Hilfe bei mir. Das Geschwür meldete sich etwa alle drei Monate, so daß sie nachts mit starken Schmerzen unter den Rippen aufwachte. Sie fühlte sich kalt, fröstelte und hatte Kopfschmerzen, als befinde sie sich im Schockzustand.

Karen war allergisch gegen Milchprodukte. Als Kind hatte sie an einem langwierigen, allmählichen Schock gelitten, weil ihre Mutter sich nicht um sie gekümmert hatte und sie meist ihren kleinen Bru-

der versorgen mußte. Auch die Geburt ihres ersten Kindes war ein Trauma gewesen. Sie hatte ihre Angst in sich hineingefressen.

Ich verordnete ihr

- Star of Bethlehem (B) und Green Rose (Cal) gegen den Schock
- Rock Rose und Chestnut (B) gegen die tiefsitzende Angst
- Crowea (Aus B) gegen die ständigen Sorgen, die das Magengeschwür ausgelöst hatten
- Cedar (Cal), um Magen und Darm zu beruhigen
- Pennyroyal (Cal, Fes), um sie vor negativen Einflüssen zu schützen

Das Magengeschwür ist jetzt offenbar abgeheilt; denn Karen merkt nichts mehr davon und schläft friedlich die ganze Nacht durch.

Die endokrinen Drüsen und die Fortpflanzungsorgane

Zu den endokrinen Drüsen – sie haben keine Ausführungsgänge, sondern eine »innere Sekretion« – gehören Zirbeldrüse, Hirnanhangdrüse, Schilddrüse und Nebenschilddrüsen, Nebennieren, Bauchspeicheldrüse und Thymus. Sie alle sondern Hormone ab, chemische Botenstoffe, die wichtige Körperprozesse steuern, zum Beispiel Wachstum und Stoffwechsel. Die im Blut zirkulierenden Hormone beeinflussen in gewissem Umfang das Verhalten und die Gefühle. Jede Drüse und ihre Hormone haben eine ganz bestimmte Aufgabe. Einige Hormone helfen uns, mit Veränderungen in der Umwelt fertig zu werden, andere steuern den Rhythmus des Schlafs und der Fruchtbarkeit.

Die Hirnanhangdrüse sorgt dafür, daß alle anderen Drüsen harmonisch zusammenarbeiten. Trotz ihres Beinamens »Meisterdrüse« wird sie ihrerseits vom Hypothalamus gesteuert, einer Hirnregion, die emotionalen Aufruhr feststellt und darauf reagiert.

Belastende Ereignisse wie Beziehungsprobleme und Konflikte können das gesamte endokrine System durcheinanderbringen. Ist es da noch ein Wunder, daß Streß sich so verheerend auf viele Körperprozesse auswirkt?

Die Hormone der Hirnanhangdrüse steuern außerdem die Aktivität der männlichen und weiblichen Fortpflanzungsorgane. Obwohl diese nicht zu den endokrinen Drüsen gehören, produzieren sie ebenfalls Hormone, und wie die anderen Drüsen reagieren auch sie auf seelische Einflüsse. Ein unregelmäßiger Menstruationszyklus und andere Störungen sind oft die ersten Anzeichen dafür, daß das ganze endokrine System unter Streß leidet.

Man nimmt an, daß der Geschlechtstrieb vom Hormon Testosteron gesteuert wird, das beim Mann in den Hoden, bei der Frau in kleineren Mengen in den Nebennieren hergestellt wird. Die Fruchtbarkeit des Mannes ist ziemlich beständig, und das könnte erklären, warum Männer weniger empfindlich auf seelische Hochs und Tiefs reagieren. Die weibliche Fruchtbarkeit ist dagegen einem Zyklus unterworfen, der durch unterschiedlich starke Absonderungen der beiden dominierenden weiblichen Hormone Östrogen und Progesteron gekennzeichnet ist. Hormonale Veränderungen können alle Arten von Gefühlen fördern oder hemmen, von Reizbarkeit bis Wut und von Taurigkeit bis Zuversicht. Dies ist der Grund dafür, daß fast alle Frauen vor der Menstruation an Stimmungsschwankungen leiden. Doch erst wenn Streß hinzukommt, geraten diese Gefühlsaufwallungen außer Kontrolle.

Streßbedingte Emotionen können die Empfängnisfähigkeit einer Frau und die Schwangerschaft beeinflussen. Wenn es keinen biologischen Grund für eine Unfruchtbarkeit gibt, kann eine negative Einstellung an dem Problem schuld sein. Wenn eine Frau beispielsweise in dem Glauben aufgewachsen ist, daß es unglaublich schwierig ist, Mutter zu sein – wahrscheinlich haben die Eltern ihr das eingeredet –, hat sie unbewußt Angst davor, eine Familie zu gründen.

In der Schwangerschaft sind Gefühlsaufwallungen besonders häufig, einmal wegen der heftigen hormonalen Schwankungen und zum anderen, weil sie allerlei Ängste auslöst: »Werde ich mein Kind lieben? Werde ich eine gute Mutter sein?« und so weiter. Emotionale Störungen können eine Mitursache mancher unangenehmer Symptome sein, zum Beispiel der »Morgenübelkeit« und dem Gefühl der Erschöpfung.

Wenn der Geburtstermin naht, ist wachsende Besorgnis normal, ebenso Angst vor Geburtsschmerzen. Solche Gefühle empfindet das Ungeborene mit. Übermäßige Angst kann das Kind veranlassen, in einer falschen Position zu verharren. Es ist interessant, daß die Inder glauben, Blüten könnten während der Geburt seelische Harmonie herbeiführen. Im Anfangsstadium des Gebärens nimmt eine indische Mutter ein Bad, in das Blüten gestreut wurden.

Blütenessenzen helfen, negative Gefühle, zum Beispiel Angst, durch freudige Erwartung zu ersetzen.

Anzeichen für Störungen des endokrinen Drüsensystems

- Fehlender oder schwacher Geschlechtstrieb
- Verspannungen vor der Menstruation
- Ausbleiben der Monatsblutung
- Unregelmäßige Perioden
- Menstruationsschmerzen
- Unfruchtbarkeit
- Stimmungsschwankungen und Übelkeit am Morgen während der Schwangerschaft
- Depressionen nach der Entbindung
- Beschwerden in der Menopause
- Impotenz bei Männern

Fallstudie: Schwangerschaftsprobleme

Mary war seit acht Jahren verheiratet, und obwohl sie im dritten Monat schwanger war, hatte sie früher bereits Probleme mit der Empfängnis und der Schwangerschaft gehabt. Vor einigen Jahren hatte sie eine Fehlgeburt erlitten, aus der Gebärmutter waren Polypen entfernt worden, und zwei Jahre später kam es zu einer weiteren Fehlgeburt. Beide Fehlgeburten ereigneten sich in der neunten Woche.

Mary hatte große Angst, auch dieses Kind zu verlieren, und ihre anstrengende Arbeit machte alles noch schlimmer.

Ich verordnete

- Star of Bethlehem (B) gegen den langwierigen, allmählichen Schock als Folge der Scheidung ihrer Eltern. Sie war damals 14 und hatte den Schock nie überwunden.
- Hornbeam (B), um ihr die Energie zu geben, die sie brauchte
- Chamomile (Cal, Dv, Fes), um die Nerven zu beruhigen und den Streß abzubauen

– Pomegranate (Fes) und Watermelon (Cal), um das Ungeborene und die Fortpflanzungsorgane zu kräftigen

Diese Mischung nahm Mary vier Monate lang ein

Im siebten Monat berichtete Mary, ihre Schwangerschaft verlaufe ohne Komplikationen, und sie bat um weitere Arzneien für die letzten zwei Monate und für die Entbindung.

Ich verordnete ihr

– noch einmal Pomegranate (Fes) und Watermelon (Cal)
– Cauliflower (PVi), um dem Kind während der Geburt zu helfen
– Vanadinite (Peg) als Schutz für Mutter und Kind

Die Geburt war unproblematisch. Der Mutter und dem Kind geht es gut.

Fallgeschichte: Menopause

Bei der 50jährigen Jane hatte die Menopause begonnen. Jane litt an Hitzewallungen und Angstanfällen. Sie hatte immer über prämenstruelle Verspannungen und Depressionen geklagt. Ihre Arbeit als Beraterin strengte sie sehr an, weil sie dazu neigte, sich die Probleme ihrer Klienten zu Herzen zu nehmen.

Ich verordnete ihr

– Pomegranate (Fes), Gooseberry und Phytollaca Dioica (Peg) für die Fortpflanzungsorgane und das hormonelle Gleichgewicht
– Candystick (Pac), um die Verspannungen im Becken abzubauen und den Energiepegel zu heben
– Correa (Aus L), damit sie einsehen lernte, daß ihre Möglichkeiten, anderen zu helfen, begrenzt waren
– Pink Fairy Orchid (Aus L), um sie vor dem emotionalen Streß zu schützen, der von anderen ausging

Alle Symptome besserten sich, vor allem die Hitzewallungen, und Jane bekam keine Angstanfälle mehr. Heute fühlt sie sich wieder wohl.

Fallgeschichte: prämenstruelle Verspannungen

Seit einiger Zeit litt Sophie unter heftigen prämenstruellen Verspannungen. Meist fühlte sie sich erschöpft und überlastet, weil ihre beiden kleinen Kinder ihr Sorgen bereiteten. Das eine schlief nachts nicht durch, und das andere hatte leichte Lernprobleme.

Ich verordnete
- Star of Bethlehem (B) gegen den langwierigen, allmählichen Schock, den ihre nicht sehr liebevolle Mutter in ihr ausgelöst hatte
- Vervain (B) gegen die Überanstrengung, deren Ursache Janes Versuch war, alles richtig zu machen
- Chamomile (Fes) gegen die Schlafstörungen, die ihre überanstrengten Nerven hervorriefen
- Pomegranate (Fes), um die Fortpflanzungsorgane zu stärken
- She Oak (Aus B) gegen das hormonelle Ungleichgewicht vor der Menstruation und die Ödeme
- Nono (Haii), um ihre mütterlichen, fürsorglichen und liebevollen Instinkte zu wecken, so daß es ihr leichter fiel, ihre Mutterpflichten zu bewältigen
- Illyarrie (Aus L), damit sie Schwierigkeiten überwinden konnte, ohne sich davon überwältigt zu fühlen
- Leafless Orchid (Aus L), so daß sie mit Hilfe ihrer inneren Energie arbeiten konnte, ohne sich zu verausgaben
- Russian Kolokoltchik (Aus L), damit sie unangenehme Situationen besser durchstehen konnte
- First Aid Remedy (Him A) als allgemeinen Energiespender

Nachdem Sophie die Arzneien einen Monat lang eingenommen hatte, waren die prämenstruellen Verspannungen verschwunden. Im folgenden Monat litt Sophie nur noch an leichten Symptomen. Heute ist sie symptomfrei und fühlt sich viel ausgeglichener. Sie besitzt genügend Energie, um ihre Familie zu versorgen.

Skelett und Muskulatur

Knochen, Gelenke, Muskeln und Bänder geben dem Körper Form, Kraft und Geschmeidigkeit. Sie arbeiten zusammen und machen mühelose Bewegungen möglich.

Die Wirbelsäule ist die Achse des Skeletts. Sie besteht aus 24 trommelförmigen Wirbeln, die von Scheiben aus Fasergewebe getrennt werden. Diese Bandscheiben haben die Aufgabe, Erschütterungen zu dämpfen. Säuglinge haben noch eine fast gerade Wirbelsäule. Wenn das Kind sich aufzurichten beginnt, nimmt die

Wirbelsäule allmählich ihre S-Form an. Die gekrümmte Wirbelsäule ist gegen körperliche Belastungen erstaunlich widerstandsfähig. Leider kann sie uns nicht vor Rückenschmerzen schützen, wenn wir uns eine falsche Haltung angewöhnen oder unter seelischen Spannungen stehen. Wer an Rückenbeschwerden leidet, trägt oft die »Last der Welt« auf seinen Schultern und stöhnt unter seiner Verantwortung. Verheiratete Männer, die traditionellen Ernährer der Familie, sind dafür typische Beispiele.

Gelenke verbinden zwei oder mehr Teile des Skeletts. Sie werden von Bändern zusammengehalten, zähen, elastischen Fasern, die den Gelenken Bewegungen ermöglichen. Entzündungen der Gelenke, zum Beispiel bei Arthritis, führt man gewöhnlich auf Abnutzung oder Krankheiten zurück. Allerdings tragen entzündungsfördernde Substanzen aller Art, wie sie unter anderem während einer allergischen Reaktion gebildet werden, zu bestimmten Formen der Arthritis bei.

Muskeln bewegen Gelenke und Knochen. Es gibt 620 Muskeln, die wir willkürlich bewegen können, und dazu viele unwillkürliche Muskeln im Herzen, in den Blutgefäßen, im Darm und so weiter.

Die Muskeln leiden unter seelischen Spannungen. Schon früh im Leben neigen wir dazu, bestimmte Muskeln anzuspannen. Die meisten Menschen heben die Schultern und spannen die Halsmuskeln an, wenn sie sich bedroht fühlen. Unterdrückte Gefühle, einerlei, ob sie angenehm oder unangenehm sind, wirken sich auf die Muskeln aus – man spricht vom »Muskelpanzer«. Diese inneren Spannungen begrenzen nicht nur unseren Bewegungsspielraum, sondern kosten uns auch Energie. Das könnte erklären, warum unsere natürliche Vitalität schwindet, wenn wir älter werden.

Anzeichen für Störungen im Skelett und in der Muskulatur

- Muskelverspannungen
- Spannungen im Hals und in den Schultern
- Rückenschmerzen
- Bandscheibenschäden
- Steife, schmerzende Gelenke
- Arthritis, Rheuma
- Haltungsfehler

Fallgeschichte: Hüftverschiebung

Juliet war 48, als sie erfuhr, daß sie eine Hüftkorrektur benötigte. Als der Tag der Operation nahte, wurde sie immer ängstlicher und konnte nicht mehr essen.

Ich verordnete ihr

- Indian Pink (Fes), Hau (Haii) und Chamomile (Cal) gegen den Streß, unter dem das Nervensystem und der Magen litten
- Star of Bethlehem (B) gegen den Schock, den jede Operation auslöst
- Gold (Gem), um das Skelett zu heilen
- Russian Kolokoltchik (Aus L), um ihr Mut und Kraft zu geben

Die Operation war sehr erfolgreich, und Juliets schnelle Genesung überraschte den Arzt. Nach nur vier Wochen hatte sie keine Schmerzen, Blutergüsse und Schwellungen mehr und konnte ohne Krücken gehen. Sie nahm die Essenzen weiter, um die Behandlung zu vervollständigen, und fügte Crystal Rescue (Gem) zur Selbstheilung, Ohai-ali'i (Haii) zur Stärkung der Knochen und Comfrey zur Heilung des Muskelgewebes hinzu. Einen Monat später konnte sie sich wieder normal bewegen und sogar die Treppe hinauf- und hinunterlaufen.

Fallgeschichte: Arthritis

Margaret litt an sehr schmerzhafter Arthritis in den Händen und Knien. Sie nahm die übliche Kombination aus entzündungshemmenden Medikamenten, Schmerzmitteln und Paracetamol. Sie fühlte sich erschöpft und konnte die Nährstoffe im Essen nicht richtig verwerten.

Ich verordnete

- Moss Agat (Gem) gegen die Entzündung
- Azurite (Gem) gegen die Arthritis
- Gold (Gem), um die Nährstoffverwertung zu unterstützen
- Königin von Dänemark (Cal) gegen die Autoimmunstörungen
- Morning Glory (Cal, Fes) gegen die Giftstoffe in den Medikamenten

Margaret führte von Dezember bis Mitte Mai Buch über ihren Zustand. In den ersten 20 Tagen dauerten die Schmerzen an; am folgenden Tag begannen sie abzuklingen. Fünf Tage später waren sie verschwunden und kehrten bisher nicht zurück.

Margaret hat jetzt mehr Energie als zuvor und kann ohne Beschwerden knien und Kniebeugen machen. Sie hat wieder angefangen, im Garten zu arbeiten.

Gedanken und Gefühle

Niemand versteht genau, wie der Geist arbeitet. Unsere Gedanken, Gefühle und Emotionen hängen letztlich von unserer Einstellung zum Leben ab, und diese ist wiederum ein Produkt der Persönlichkeit, der Erziehung und der Erfahrungen.

Der Einfachheit halber betrachten wir den Geist als Sitz des Bewußtseins, der Intelligenz, des Denkens, der Vernunft, des Gedächtnisses, der Phantasie, der Kreativität, der Emotionen und des Instinkts. Das alles spielt sich im Gehirn ab, dem komplexesten und am höchsten entwickelten Gebilde, das es gibt.

Bestimmte Bereiche des Gehirns sind für bestimmte Funktionen zuständig. Der älteste, »reptilische« Teil, zu dem das Rückenmark, das Stammhirn und das Mittelhirn gehören, steuert die fundamentalsten Überlebens- und Fortpflanzungsinstinkte.

Die nächste Schicht ist das paläomammale Gehirn, auch als limbisches System bekannt. Hier werden Gefühle und Emotionen wie Furcht, Panik, Lust und Glückseligkeit reguliert, und hier haben Zuneigung, Sexualität, Mitgefühl und sogar die Liebe ihren Ursprung. Körperfunktionen wie Durst, Hunger und Temperaturregelung werden ebenfalls von dieser Region gesteuert.

Biologisch gesehen ist der Kortex, die Hirnrinde, der jüngste Teil des Gehirns. Anscheinend entwickelte er sich, als der Mensch sein Überleben sichergestellt und Zeit zum Denken, Lernen und schöpferischen Wirken gefunden hatte. Im Kortex sind Wahrnehmungen, Erinnerung, kritisches Urteil und Intellekt zu finden.

Das denkende Gehirn ist für die geistige Aktivität zuständig. Man teilt es in zwei Hälften oder Hemisphären, die Informationen auf recht unterschiedliche Weise verarbeiten. In der modernen westlichen Gesellschaft wird auf das logische, rationale und analytische Denken, das sich in der linken Hirnhälfte abspielt, größerer Wert gelegt. Erst seit kurzem wird uns die Bedeutung der rechten Hemisphäre bewußt. Sie steuert Kreativität, Inspiration und Phantasie. Es ist nicht nur wirksamer, mit dem ganzen Gehirn zu denken, sondern es macht das Leben auch lebenswerter.

Obwohl das Gehirn offenbar unbegrenzt viele Daten speichern kann, besteht im Informationszeitalter die Gefahr der Übererregung. Wenn wir versuchen, uns überall zurechtzufinden, füllt sich der Geist mit wirbelnden Gedanken und innerem Geplapper, das wir nicht mehr abschalten können.

Wenn wir geistig erschöpft sind, können wir nicht klar denken und uns nicht ausreichend konzentrieren; wir werden vergeßlich, und es fällt uns schwer, Entscheidungen zu treffen. Wenn der Geist sich im Aufruhr befindet, sind auch Denken und Handeln gestört.

Der berühmte Psychoanalytiker R. D. Lang wies darauf hin, daß wir auch dann in Verwirrung geraten, wenn wir mit einer Behauptung oder einer angeblichen Tatsache konfrontiert sind, die unser Instinkt bezweifelt. Der Verdacht, daß jemand uns belügt und betrügt, kann uns geradezu verrückt machen, meint Lang.

Auch Emotionen wie Wut oder Furcht untergraben unsere Fähigkeit, klar und vernünftig zu denken. Emotionen sind ein Teil unseres uralten Erbes, und wahrscheinlich teilen wir sie mit unseren fernen Ahnen. Der Psychologe Carl Gustav Jung hielt das »kollektive Unbewußte« für die Summe der Hoffnungen und Ängste der gesamten Menschheit.

Es ist ganz natürlich, Emotionen aller Art zu empfinden. Allerdings sind einige von ihnen, zum Beispiel Wut und Furcht, gesellschaftlich verpönt, vielleicht weil sie uns an unsere primitive Herkunft erinnern oder einfach nur, weil sie Unbehagen hervorrufen. Wir unterdrücken sie und lernen bereits als Kinder, daß es falsch ist, die Beherrschung zu verlieren oder in Tränen auszubrechen. Sigmund Freud und C. G. Jung glaubten, daß unterdrückte Emotionen nicht verschwinden, sondern in der Psyche bleiben und sich in Träumen melden. Ohne Ventil stauen sie sich auf, bis der Druck so groß wird, daß wir »explodieren«.

Negative Emotionen schaden uns weniger, wenn sie flüchtig sind.

Wenn sie jedoch Teil unseres Verhaltens werden, verwüsten sie langsam und heimtückisch das System.

Wir erben viele Verhaltensmuster von den Eltern. Als kleine Kinder imitieren wir ihre Reaktionen und ihren Umgang mit Emotionen. Außerdem übernehmen wir von ihnen unsere Einstellung zu uns selbst, zu anderen und zur Welt als Ganzem. Ihre Auffassungen und Meinungen beeinflussen ohne Zweifel auch unsere Einstellung zum Leben. Man glaubt, daß alle Erfahrungen, auch die kindlichen, an die wir uns nicht mehr erinnern, im Unterbewußtsein gespeichert sind und unser Verhalten und unsere Reaktionen auf Situationen und andere Menschen beeinflussen.

Dieser Einfluß kann ein Vorteil sein, wenn wir aufwachsen, weil er uns ein Gefühl der Sicherheit gibt. Später sind diese übernommenen Ansichten und Einstellungen jedoch nicht unbedingt hilfreich – sie können uns sogar behindern, und wir müssen sie neu bewerten.

Vor Tausenden von Jahren erkannten weise Männer, daß wir nur dann die Realität sehen, wenn unser Geist klar, ruhig und frei von Gedankenballast ist. Sie schufen Meditationstechniken, um den Geist zu beruhigen und die schädigende Wirkung der Emotionen abzuwehren. Sie lehrten, daß wir uns von negativen Emotionen befreien können, indem wir aus scheinbar negativen Situationen positive Schlußfolgerungen ziehen. Schließlich ist das, was wir für wirklich halten, nur in unserem Geist wirklich.

Anzeichen für geistige und emotionale Störungen

- Verwirrung, unklares Denken
- Hartnäckige, unerwünschte Gedanken
- Vergeßlichkeit
- Konzentrationsmangel
- Das Gefühl, von Emotionen aller Art überwältigt zu sein
- Emotionale Ausbrüche
- Stimmungsschwankungen
- Das Gefühl, sich auf einer emotionalen Achterbahn zu befinden und die Emotionen nicht mehr beherrschen zu können

Fallgeschichte: Streß

Elisabeth hatte aus ihrer eigenen Firma einen wachsenden Konzern gemacht. Obwohl sie beruflich überaus erfolgreich war, fühlte sie sich in ihren Beziehungen immer ausgenutzt. Sie verlor ihre Selbstachtung und machte sich ständig Sorgen. Sie war verwirrt, fühlte sich überlastet und schlief schlecht. Ihr unruhiges Gefühlsleben begann ihre Arbeit zu beeinträchtigen. Sie konnte sich nicht mehr konzentrieren, und es fiel ihr schwer, Entscheidungen zu treffen. Ihre Firma war bedroht.

Ich verordnete

- Paw Paw (Aus B) gegen das Gefühl der Überforderung
- Scleranthus (B), um ihre Entscheidungsfreude und den Glauben an ihre Intuition zu stärken
- Streß/Tension (Him A) gegen die Verspannung und den nervösen Streß
- Scarlet Monkeyflower (Fes), Montbretia (NZ) und Ettringite (Peg, Gem) gegen ihre Beziehungsprobleme
- Lehua (Haii), um ihre Sinnlichkeit und die Freude an ihrer Weiblichkeit zu stärken und ihr dadurch Selbstachtung zu geben
- Russian Kolokoltchik (Aus L), damit sie unerfreuliche Situationen besser bewältigen konnte

Elisabeth gewann ihre Kraft und innere Ruhe zurück. Sie nahm sich Zeit für sich selbst, und ihr Selbstwertgefühl verbesserte sich, als sie erkannte, daß sie keine Beziehungen brauchte, in denen sie ohne Erfolg versuchte, dem Partner alles recht zu machen. Später fühlte sie sich zu einem Mann hingezogen, der sanft und gütig und doch auf seine Art stark war. Er behandelte sie mit dem Respekt, den sie verdiente und den sie sich wünschte. Ihre Firma und ihre neue Beziehung blühen immer noch.

Spirituelle Harmonie

Die meisten Menschen glauben, daß wir mehr sind als ein Körper mit Verstand. In Wörterbüchern wird »Geist« als Lebenskraft, Seele oder unsterblicher Teil des Menschen definiert. Wir können ihn weder messen noch wissenschaftlich analysieren. Dennoch hat dieser schwer zu fassende Teil von uns einen tiefgreifenden Einfluß auf unser Verhalten, unseren Glauben und unsere Beziehungen. Der Geist ist die wahre Person, und er macht jeden Menschen einzigartig. Dagegen gilt die Seele als ein Funken der Schöpfung, als Teil jener universellen Seele, die unser Ursprung ist. Sie ist das Sein, die Existenz, die uns mit allen lebenden Wesen verbindet.

Spirituelle Harmonie läßt sich am besten als Selbstbewußtsein beschreiben. Wenn Sie wissen, wer Sie sind, warum Sie sind und was Ihr Lebensziel ist, fühlen Sie sich wohl; Sie besitzen vitale Energie im Überfluß und fühlen sich sicher und in der Welt »zu Hause«. Spirituelle Harmonie zeigt sich darin, daß Ihre Persönlichkeit (das Ich) sich im Einklang mit den tieferen Schichten Ihres Selbsts – der Seele – befindet und mit ihnen zusammenarbeitet.

Doch unser Instinkt weiß auch von einer Spiritualität, die sich nicht definieren läßt. Dies ist die höchste Form der Existenz, die gewöhnlich knapp jenseits der Bewußtseinsschwelle liegt. Geist und Seele scheinen uns viel Freiheit zu geben; doch zum Glück empfangen wir Warnsignale, wenn wir zu weit von unserem Lebensweg abweichen. Wenn wir diese Signale mißachten, müssen wir dafür büßen.

Es ist bemerkenswert, daß wir das Leben voller Energie und Dynamik beginnen. Als Kinder haben wir oft eine klare Vorstellung davon, was wir vom Leben erwarten. Vielleicht ist der Kontakt zwischen dem Ich und dem Geist oder der Seele in diesen frühen Jahren enger. Als Erwachsene lassen sich viele von uns auf Beziehungen, Berufe oder Umweltbedingungen ein, die ein Gefühl der Leere hinterlassen. Wir finden keine Erfüllung im Leben und sehnen uns danach, einen Sinn zu finden. Vom spirituellen Standpunkt aus haben wir uns verirrt.

Vor über fünfzig Jahren begriff Dr. Edward Bach die körperlichen Krankheiten als unmittelbare Folge von Störungen, deren Ursache Konflikte zwischen Seele/Geist und Intellekt/Ich sind. Er schrieb:

Der Mensch hat eine Seele, sein wahres Selbst. Sie führt, schützt und ermutigt uns immer zu unserem höchsten Nutzen. Die Seele weiß, welche Umgebung und welche Bedingungen am besten geeignet sind, Tugenden zu entwickeln, die uns fehlen, und alles auszulöschen, was an uns fehlerhaft ist. Solange unsere Seele und unsere Persönlichkeit miteinander harmonieren, herrschen Freude und Frieden, Glück und Gesundheit. Weicht die Persönlichkeit jedoch von dem Weg ab, den die Seele ihr weist – der Grund können unsere weltlichen Wünsche oder die Überredungskunst anderer sein –, entsteht ein Konflikt. Dieser Konflikt löst Krankheiten aus ... die sich niemals heilen lassen, es sei denn durch spirituelle und seelische Mittel.

Wir können also körperliche, seelische und geistige Krankheiten als einen Versuch der Seele betrachten, unsere Aufmerksamkeit zu erregen und uns klarzumachen, daß wir zu weit von unserem Weg abgewichen sind. Dann haben wir die Chance, etwas zu unternehmen, um die innere Harmonie wiederherzustellen.

In schwierigen Zeiten fragen sich die meisten Menschen, warum das Leben so hart und leidvoll ist. Eine Erklärung lautet: Wir sind hier, um bestimmte Lektionen zu lernen, und das ist nur durch Erfahrung möglich. Manche Religionen lehren, daß die Seele sich immer wieder in verschiedenen physischen Körpern inkarnieren kann, um Wissen zu erwerben, das nur in der materiellen Existenz zu erwerben ist. Unter anderem müssen wir lernen, mitfühlend zu sein und zu lieben, ohne einen Lohn zu erwarten. Die Idee der Reinkarnation besagt, daß das Leben uns einige Herausforderungen in den Weg legt, die wir überwinden müssen; und jedesmal müssen wir uns entscheiden, wie vor vorgehen. Unsere Entscheidungen formen ständig den Rest unseres Lebens. Wir schaffen unser Schicksal selbst. Nie haben zwei Seelen denselben Weg zurückgelegt; jede wählt ihren Weg selbst.

Der Gedanke des Karma gehört zum Glauben an die Reinkarnation. Im wesentlichen geht es darum, daß wir »ernten, was wir säen«. Mit anderen Worten: Was Sie in der Vergangenheit getan und gedacht haben, beeinflußt Sie jetzt, und was Sie jetzt denken und tun, hat Einfluß auf Ihre Zukunft. Wir erschaffen ständig unser eigenes gutes oder schlechtes Karma.

Wenn Sie eine Phase des Leidens und der Schmerzen durchmachen, bezahlen Sie vielleicht eine alte Schuld. Wenn Sie eines jener Glückskinder sind, die immer zur rechten Zeit am rechten Ort auftauchen, ernten Sie möglicherweise die Früchte vergangener guter Taten. Das ist eine Art universelle Gerechtigkeit.

Wenn jemand Ihnen Unrecht tut, ist es am besten, wenn Sie ihm oder ihr verzeihen. Sie wissen ja, daß die Gerechtigkeit in angemessener Zeit hergestellt wird, wenn nicht in diesem Leben, dann im nächsten. Groll, Haß, Feindseligkeit und Verachtung binden Sie an den Menschen, den Sie nicht leiden können. Eines Tages müssen Sie diese karmischen Fesseln lösen.

Philosophen und Weise, die in allen Zeitaltern über das Ziel der Menschheit nachgedacht haben, kommen zu dem Schluß, daß wir leben, um Geist und Materie zu läutern. Rama Taph, ein nubischer Pharao der zweiten Dynastie, sagte einst, der besondere Zweck des Menschen sei es, den Kopf im Himmel, aber die Füße fest auf der Erde zu haben. Um ein vollkommenes menschliches Wesen zu werden, müssen wir sowohl Geist wie auch Materie sein. Wir müssen beide harmonisch miteinander verbinden, und zwar auf unsere eigene, einzigartige Weise.

Mitunter bemühen wir uns so sehr, die spirituelle Harmonie zu finden, daß wir uns buchstäblich selbst im Wege stehen. Das gleiche Problem entsteht, wenn wir die Suche zu ernst nehmen, den ganzen Prozeß zu sehr komplizieren und die Einfachheit in allen Dingen übersehen. Wir sollten das Leben als Abenteuer betrachten, das es dem Geist ermöglicht, Herausforderungen zu begegnen, Grenzen zu überschreiten und Weisheit und Vision zu erwerben. Wir brauchen diese spirituelle Suche nicht ernst zu nehmen – es macht Spaß, unsere wahre Natur zu entdecken. Das Leben und diese Reise wären langweilig ohne die notwendige Prise Humor. Erlernen Sie die Kunst, das Leben auf heitere Weise ernst zu nehmen!

Der Erfolg gibt uns innere Kraft, den Glauben an unsere Fähigkeit, alles zu erreichen, was wir erreichen wollen, die Überzeugung, ein Ziel zu haben, und ein Gefühl der Harmonie mit anderen Menschen, Tieren und der ganzen Natur. Darum ist der Erfolg so schön.

Anzeichen für eine spirituelle Disharmonie

- Das Gefühl, mit sich selbst und dem Leben nicht mehr zurechtzukommen
- Fehlende Erfüllung

– Ein Gefühl der Leere und der Unsicherheit
– Der Eindruck, daß Ihr Leben nicht so ist, wie Sie es sich wünschen
– Das Gefühl, die Dinge nicht mehr im Griff zu haben; der Wunsch, das Leben und andere Menschen zu manipulieren
– Mangelnde Flexibilität und Anpassungsfähigkeit
– Ein Gefühl der Richtungslosigkeit
– Ein Gefühl, spirituell verarmt oder ausgelaugt zu sein
– Das Gefühl, den Kontakt zur Natur verloren zu haben

Fallgeschichte: Schock

David war ein wohlhabender Geschäftsmann, der plötzlich sein ganzes Geld bei einem Börsenkrach verlor. Er war erschüttert, und sein Leben kam ihm sinnlos vor. Geld hatte ihm ein Gefühl der Sicherheit gegeben, und nun sah er keinen Grund mehr weiterzuleben. In seiner Ehe begann es zu kriseln. Er schien gelähmt, ziellos und erschöpft zu sein. Manchmal hatte er Selbstmordgedanken und suchte Trost im Alkohol.

Ich verordnete ihm

– Notfalltropfen (Aus B) gegen den Schock
– Fringed Violet und Waratah (Aus B) gegen Verzweiflung und Selbstmordneigung
– Okenite (Peg Gem), damit er mit dem Wandel in seinem Leben besser zurechtkam
– Grüße an Aachen (PVi), damit er die großen Herausforderungen und Ängste bewältigen konnte, die mit diesem evolutionären Prozeß verbunden waren, und um ihn zu beruhigen, zu stabilisieren und auf seinem Weg nach vorne zu unterstützen
– Shooting Star (Ask), damit er sein Lebensziel erkennen konnte
– Fuchsite (Peg Gem), um ihm ein klares Bild von sich selbst und seiner Aufgabe in der Zukunft zu geben.

David hörte auf, Alkohol als emotionale Krücke zu benutzen. Er wurde positiv und dynamisch und spürte neue spirituelle Energie. Er erkannte, daß Geld ihn nicht glücklich gemacht hatte und daß er lebte, um gemeinnützige Arbeit zu verrichten, vor allem zugunsten der Umwelt. Dabei konnte er sich in der Welt bewegen, die er am besten kannte, nämlich unter Geschäftsleuten und in der Hochfinanz. Er bekam eine sehr gut bezahlte Stellung in diesem Bereich und verfügte wieder über genügend Geld, um anderen zu helfen. Durch sein Beispiel hat er einen Bewußtseinswandel in den Menschen ausgelöst, mit denen er arbeitet. Sie haben eingesehen, daß geschäftliche Aktivitäten sowohl einträglich als auch ethisch vertretbar sein können.

– 8 –

Hinweise für Ärzte und Therapeuten

Mit Blütenessenzen können Ärzte und Therapeuten – einerlei, ob sie der Schulmedizin folgen oder ergänzende Medizin praktizieren – ihren Patienten helfen, sich selbst zu helfen.
Wie viele andere Naturheilmittel sind Essenzen hervorragend geeignet, Streß abzubauen. Sie bewirken aber noch mehr, weil sie uns die eigentlichen Ursachen der emotionalen Störungen und deren körperliche Folgen bewußt machen.
Sie helfen also den Patienten zu verstehen, warum sie sich nicht so wohl fühlen, wie sie könnten.

Für den Patienten kann es überaus wertvoll sein, wenn ein Mensch mit größerer Erfahrung ihm hilft, sich seiner negativen Verhaltensmuster und emotionalen Reaktionen bewußt zu werden, und ihm dann geeignete Hilfsmittel gibt. Vor über fünfzig Jahren schrieb Dr. Edward Bach:

Die Ärzte der Zukunft werden zwei große Ziele haben... erstens, dem Patienten mehr Selbsterkenntnis zu vermitteln und ihm zu zeigen, welche grundlegenden Fehler er macht, welche Charaktermängel er beheben sollte und welche Persönlichkeitsmerkmale er beseitigen und durch Tugenden ersetzen sollte. Zweitens, ihm Arzneien zu verabreichen, die ihm körperliche Kraft geben und dem Geist helfen, ruhig zu werden, seinen Blickwinkel zu erweitern und nach Vollkommenheit zu streben und dadurch der gesamten Persönlichkeit Frieden und Harmonie zu geben. Solche Heilmittel gibt es in der Natur.

Damit meint Bach natürlich die Blütenessenzen, die ihn berühmt gemacht haben.

Wer diese Arzneien verordnet, muß für den Patienten ein genau gestimmtes Instrument, ein Rezeptor, Resonator und Reflektor sein. Jeder Arzt und Therapeut sucht nach besseren Wegen, seine Patienten zu behandeln, und diese Methoden ändern sich, je nach den Bedürfnissen der Hilfesuchenden. Es ist wichtig, daß Sie flexibel, anpassungsfähig und schöpferisch bleiben, wenn Sie diagnostizieren und Blütenessenzen verordnen. Die folgenden Hinweise können ein praktischer Leitfaden sein, wenn Sie mit Essenzen arbeiten möchten.

So stellen Sie ein Repertoire aus Blütenessenzen zusammen

Ideal wäre es, wenn Sie etwa hundert Essenzen ständig vorrätig hätten. Um die wirksamsten Essenzen zu finden, müssen Sie sich mit den großen »Essenzenfamilien« vertraut machen, die Sie im enzyklopädischen Teil finden. Lesen Sie langsam alles durch, und markieren Sie alle Essenzen, die für Störungen bestimmt sind, mit denen Sie es am häufigsten zu tun haben.

Wenn Sie sich auf die Behandlung bestimmter Symptome spezialisiert haben, z. B. auf Frauenkrankheiten, lohnt sich ein Blick auf die Liste der Beschwerden im Kapitel 6. Daraus können Sie die geeignetsten Arzneien für Beschwerden aller Art entnehmen.

Selbst wenn Sie genügend Essenzen vorrätig haben, sollten Sie sich über Ergänzungen der Sortimente auf dem laufenden halten.

Die Diagnose

Ich arbeite seit zehn Jahren mit Blütenessenzen, und meiner Erfahrung nach erhält man nicht immer ein klares Bild der tieferliegenden Probleme, wenn man offen mit dem Patienten redet und über die Wirkungsweise der Essenzen Bescheid weiß. Ich habe festgestellt, daß ein Pendel mir hilft, die richtigen Essenzen auszuwählen. Das Pendel als diagnostisches Instrument verhindert, daß meine

Meinungen und Ideen die Auswahl ungünstig beeinflussen, und macht die Prozedur somit wesentlich objektiver. Mit etwas Erfahrung kann fast jeder lernen, mit einem Pendel umzugehen.

Ehe Sie eine Diagnose stellen, ordnen Sie die Fläschchen mit den Essenzen in ordentlichen Reihen vor sich an, so daß sie griffbereit sind. Dann bitten Sie den Patienten, der Reihe nach einen Finger auf die Flaschen zu legen. Legen Sie Ihre Hand sanft auf die Hand des Patienten, um eine Verbindung mit ihm herzustellen. Wenn Sie in der anderen Hand ein Pendel halten, werden Sie sehen, daß es sich zu bewegen beginnt und klar und deutlich »ja« oder »nein« sagt, sobald Sie den Patienten berühren.

Nehmen Sie die ausgewählten Arzneien aus der Reihe, und stellen Sie sie beiseite. Das sind die Essenzen, die der Patient selbst mit Ihrer Hilfe ausgesucht hat. Sie sind für den Patienten eine Art Spiegel oder die Fortsetzung seiner Hand.

Es ist durchaus angemessen, bis zu 15 Essenzen auszuwählen. Die wahre Kunst besteht darin zu begreifen, was sie Ihnen und dem Patienten sagen wollen. Meiner Erfahrung nach ist eine Arznei entweder für die Vergangenheit oder für die Gegenwart oder für die Zukunft bestimmt.

- Vergangenheit: Kindheit und frühe Traumata
- Gegenwart: unmittelbar aufsteigende Emotionen; körperlicher und seelischer Zustand des Patienten zum Zeitpunkt der Behandlung
- Zukunft: Schutz vor bestimmten geistigen und emotionalen Zuständen (oder deren Verhinderung), die in Vergangenheit und Gegenwart wurzeln und sich später als schwerwiegende Blockaden äußern können.

Um herauszufinden, wie viele Tropfen von jeder Essenz der Patient benötigt, benutzen Sie wieder das Pendel. Zählen Sie langsam von eins bis drei. Das Pendel sagt »ja«, wenn die richtige Zahl erreicht ist. Diese Zahl verrät Ihnen zudem, welcher Lebensphase Sie die betreffende Essenz zuordnen müssen:

- Essenzen für die Vergangenheit: jeweils 3 Tropfen
- Essenzen für die Gegenwart: jeweils 2 Tropfen
- Essenzen für die Zukunft: jeweils 1 Tropfen

Mit der Zeit werden Sie feststellen, daß eine Arznei ganz natürlich aus der anderen folgt und sich mit ihr verbindet. Auf diese Weise können Sie sich allmählich ein Bild von Ihrem Patienten machen. Die Vergangenheit ist der Ausgangspunkt; die gegenwärtigen Probleme leiten in die Zukunft über. Es ist Aufgabe Ihrer Einsicht und Intuition, die Funktionen der einzelnen Essenzen und ihren Zusammenhang zu erkennen.

Emily litt immer wieder an Migräne und nervösen Magenstörungen. Damals arbeitete sie als Computertechnikerin in London und fühlte sich sehr gestreßt. Während einer diagnostischen Sitzung wählte ich für sie folgende Essenzen aus:

– Vergangenheit:
  Star of Bethlehem (B) gegen den langwierigen, allmählichen Schock. Emily meinte, das beziehe sich auf ihre Kindheit. Sie hatte sich immer sehr bemüht, ihrem autoritären Vater zu gefallen; aber es war ihr nie ganz gelungen. *Vervain* (B) zur Beseitigung des belastenden Verhaltensmusters, das sie in der Kindheit aufgebaut hatte. Sie war energisch und sehr verspannt, und sie neigte dazu, sich zu überfordern.
– Gegenwart:
  Indian Pink (Fes) gegen den Umweltstreß
  Chamomile (Cal, Fes) gegen die Auswirkungen von Streß auf Nerven und Magen
  Amethyst (Gem) gegen den Streß, der die Migräne auslöste
  Illawarra Flame Tree (Aus B), um Selbstachtung, Selbstvertrauen und innere Kraft zu fördern
  Environmental Stress Remedy (Him A), um sie vor der Strahlung aus dem Computer zu schützen, die eine Mitursache der Kopfschmerzen war
– Zukunft:
  Chicory (B) gegen das Selbstmitleid, das ihre Genesung hemmen konnte

Manchmal schwingt das Pendel weiter, um Ihnen mitzuteilen, daß vier Tropfen einer Essenz notwendig sind. Das deutet auf Streß hin, dessen Ursache in einem vergangenen Leben liegt und der das jetzige Leben negativ beeinflußt. Damit müssen Sie sich befassen, bevor eine Heilung möglich ist.

Traumata aus früheren Leben sind oft die Ursache irrationaler Ängste, die nicht auf die Kindheit zurückgehen. Angst vor dem Wasser kann zum Beispiel darauf zurückzuführen sein, daß der Betreffende in einem früheren Leben ertrunken ist.

Die Essenz, von der Sie vier Tropfen benötigen, kann auch für ein Geburtstrauma bestimmt sein. Ein solches Trauma löst manchmal Tagträumereien und die Flucht in eine Phantasiewelt aus. Wenn die Nabelschnur während der Geburt den Hals zusammenschnürte, können Schluckbeschwerden die Folge sein, und vielleicht lehnt der Betroffene es ab, Krawatten, Schals und ähnliche Dinge zu tragen, die eng am Hals anliegen.

Was sagen Sie dem Patienten, und was sagen Sie ihm nicht?

Sie verordnen Blütenessenzen, um dem Patienten zu helfen, seine streßfördernden Denk- und Verhaltensweisen zu erkennen und die Verantwortung für seine Gesundheit und sein Glück selbst zu übernehmen. Das ist die erste Phase der Genesung. Darum ist es äußerst wichtig, daß Sie Ihren Patienten während der Behandlung informieren und beteiligen.

Erklären Sie ihm kurz, wofür die Essenz gedacht ist, zum Beispiel gegen einen Schock in der Vergangenheit. Wenn der Patient entspannt ist und Ihnen vertraut, liefert er Ihnen vielleicht fehlende Informationen und erzählt Ihnen, worin das Trauma bestand.

Sie können diese Enzyklopädie oder die Liste der Beschwerden benutzen, um mit dem Patienten über die Anwendungsgebiete jeder Essenz zu sprechen.

Es ist nicht ratsam, mit einem Patienten während der ersten Beratung über Reinkarnation und vergangene Leben zu sprechen. Es kann sein, daß er diesen Gedanken aus religiösen Gründen ablehnt oder sich dabei unwohl fühlt. Respektieren Sie seine Meinung. Es kann sein, daß er mit der Zeit aufgeschlossener wird.

Es ist jedoch unerläßlich, daß Sie dem Patienten die Energiesysteme des Körpers – Aura, Chakras und subtile Körper – kurz erklären, damit er versteht, wie Streß sich darauf auswirkt (siehe Kapitel 2).

Blütenessenzen und andere Therapien

Sie können Blütenessenzen zusammen mit ergänzenden oder schulmedizinischen Therapien anwenden, weil sie völlig ungefährlich sind und keinerlei Nebenwirkungen haben. Sie sind eine ideale Ergänzung zu allen natürlichen Therapien, vor allem zu Aromatherapie und zur Akupressur. Sie verstärken die Wirkung, indem sie Symptome lindern und die Heilung beschleunigen.

Blütenessenzen und Aromatherapie

Blütenessenzen und aromatische Öle ergänzen sich gut. Da beide aus der Pflanzenwelt stammen, passen sie besonders gut zusammen. Während aromatische Öle nur aus duftenden Pflanzen bereitet werden, kann man Blütenessenzen auch aus anderen Pflanzen herstellen, so daß Sie mit einer viel größeren Zahl von Pflanzen arbeiten können.

Selbst wenn aromatische Öle und Blütenessenzen von der gleichen Pflanze stammen, werden Sie feststellen, daß sie oft unterschiedliche Wirkungen haben. Überschneidungen sind allerdings möglich. Das liegt daran, daß die feinstofflichen Eigenschaften nicht die gleichen sind. Im allgemeinen haben Essenzen eine höhere Schwingung und sind ätherischer als Öle. Aromatische Öle beeinflussen vor allem den Körper; sie können aber auch einige seelische Wirkungen haben. Blütenessenzen wirken hauptsächlich auf das Denken und die Gefühle ein, und diese Wirkungen »sickern« dann in den physischen Körper. Das bedeutet, daß Sie mit bestimmten Essenzen Wirkungen erzielen können, die kein aromatisches Öl hervorrufen kann. Das Gegenteil ist jedoch auch richtig. Darum ist die Kombination beider Arzneien noch wirksamer und weitreichender.

Wenn Sie nach Blütenessenzen suchen, um aromatische Öle zu ergänzen, sollten Sie immer jene Essenzen wählen, die für den Patienten am wichtigsten sind. Es ist unerheblich, ob die Arzneien von der gleichen oder von einer ganz anderen Pflanze stammen. Geben Sie ein oder zwei Tropfen der Essenz in ein Massageöl. Dadurch verleihen Sie dem Gemisch eine feinstoffliche Qualität, die die Wirkung des Öls ergänzt und somit die Therapie vervollständigt.

Blütenakupressur

Dies ist eine Therapie, die sich noch in der Entwicklung befindet und sich als sehr hilfreich erwiesen hat. Bei vielen Menschen verläuft die Genesung schneller und intensiver, wenn sie geeignete Blütenessenzen auf bestimmten Akupunkturpunkten in die Haut einreiben.

Dr. Vasudeva und Dr. Kadambii Barnao (Australian Living Flower Essences) sowie Dr. Atul und Dr. Rupa Shah (Himalayan Aditi Flower Essences) haben auf diesem Gebiet Pionierarbeit geleistet. Sie untersuchen, welche Essenzen auf wichtigen Akupunkturpunkten am wirksamsten sind. Aufgrund ihrer Befunde haben Dr. Vasudeva und Dr. Kadambii Barnao »Blüten-Aku-Karten« angefertigt, die Sie bei den Lieferanten erwerben können.

Meiner Erfahrung nach sind Blütenessenzen besonders wirksam, wenn man sie zusammen mit Shen Tao benutzt. Shen Tao gilt als die »Mutter der Akupunktur«, und es unterscheidet sich insofern von der traditionellen Methode, als es sowohl die Haupt- als auch die Nebenmeridiane erreicht. Die Nebenmeridiane sind das Reservoir, die Hauptmeridiane die Flüsse. Sie haben einen sehr großen Einfluß auf das gesamte subtile System und daher auch positive Wirkungen auf Körper, Seele und Geist. Häufig sind die wichtigsten Punkte beim Shen Tao und bei der Akupressur identisch.

Nützliche Akupressurpunkte

Der Akupunkt »Hegu« oder »Hoku« ist angeblich am besten geeignet, um Schmerzen zu lindern. Sie finden ihn oben auf dem »Schwimmhäutchen« zwischen Daumen und Zeigefinger. Dort können Sie Essenzen anwenden, die Schmerzen lindern oder entspannen.

Bei Kopfschmerzen und anderen Schmerzen empfiehlt Living Essences of Australia entweder Dampiera, um geistige oder körperliche Verspannungen zu beheben, oder Menzies Banksia, um »mit den Schmerzen zu gehen«, anstatt gegen sie anzukämpfen und sie dadurch zu verstärken.

Im Shen Tao wird dieser Punkt – er heißt »angrenzendes Tal« – auch bei der Behandlung von Erkältungen, Verstopfung, Laryngitis (Entzündung des Kehlkopfs und der Stimmbänder), Migräne und Arthritis benutzt.

Der »Shenmen«-Akupunkt am Ohr ist hervorragend geeignet, um Streß zu lindern und die Entspannung zu fördern. Sie finden ihn oben an der Spitze des Ohres knapp innerhalb des Randes. Hier können Sie vier Essenzen von Living Essences of Australia anwenden:

- Pink Fairy Orchid gegen Umweltstreß, z. B. Lärm
- Hybrid Pink Fairy (Cowslip) Orchid. Lindert Streß, dessen Ursache Überempfindlichkeit gegen andere ist. Besonders nützlich, um prämenstruelle körperliche und seelische Spannungen zu lindern
- Yellow Flag Flower. Hilft, wenn Streß das Leben glanzlos gemacht hat
- Purple Flag Flower (Bush Iris). Lindert Streß, der sich im Körper aufgestaut hat. Wirkt wie ein Sicherheitsventil gegen Überdruck

Im Shen Tao wirkt der »Daling«-Punkt Wunder, wenn es gilt, Emotionen zu beruhigen. Sie finden ihn an der Unterseite des Handgelenks in der Mitte der Gelenkfalte. Verwenden Sie hier Essenzen, die auf Ihren jeweiligen emotionalen Zustand abgestimmt sind.

Der »Baihui«-Akupunkt ist vorzüglich geeignet, um das Denken zu klären und den Geist zu erfrischen. Ziehen Sie zwischen den oberen Spitzen der Ohrläppchen eine Linie über den Scheitel. Der Punkt liegt in der Mitte der Linie. Hervorragend geeignet sind hier Lotos (Him A) oder Leafless Orchid (Aus L). Sie sorgen nach starken emotionalen oder körperlichen Belastungen wieder für ein Energiegleichgewicht. Tragen Sie etwa eine Stunde lang alle fünfzehn Minuten von jeder Essenz einen Tropfen auf, und Sie werden die belebende Wirkung bald spüren.

Der Punkt »Glänzendes Meer« klärt nicht nur das Denken, sondern hilft auch gegen Ödeme, unregelmäßige Perioden und Gelenkbeschwerden. Er befindet sich hinten am inneren Knöchel unmittelbar hinter dem Sprungbein.

Blütenessenzen und Schulmedizin

Viele Allgemeinärzte sind sich darüber im klaren, daß Streß für die Beschwerden ihrer Patienten mitverantwortlich ist – aber sie wissen nicht, was sie dagegen tun sollen. Beruhigungsmittel und ähnliche Medikamente mögen über ein vorübergehendes Tief hinweghelfen; aber sie sind nicht geeignet, Streß abzubauen. Außerdem dämpfen sie die Sinne und unterdrücken die Streßreaktion. Zudem haben Beruhigungsmittel unerwünschte Nebenwirkungen und können süchtig machen. Wer sie plötzlich absetzt, leidet oft an unangenehmen Entzugserscheinungen. Sie können Ihren Patienten ohne Bedenken Blütenessenzen geben, damit sie mit dem Streß besser fertig werden und zugleich seine Ursachen beseitigen. Viele aufgeschlossene Ärzte haben bereits Essenzen wie Star of Bethlehem (B) als Mittel gegen Schocks aller Art in ihre Verordnungsliste aufgenommen.

Als Blütentherapeut werden Ihnen häufig Menschen begegnen, die sich Beruhigungsmittel, Antidepressiva und andere stimmungsverändernde Medikamente abgewöhnen möchten, sich aber vor den Entzugserscheinungen fürchten. Blütenessenzen können ihnen helfen, sich von ihrer Abhängigkeit zu befreien; sie lindern Nebenwirkungen und beseitigen Ungleichgewichte im System, die bei längerer Einnahme von Medikamenten entstehen.

So helfen Sie sich selbst

Als Arzt oder Therapeut laufen Sie Gefahr, unter den Problemen Ihrer Patienten zu leiden. Wenn Sie sich nicht davor schützen, kann seelische Erschöpfung die Folge sein. Aus diesem Grund habe ich eine spezielle »Praktikermischung« zusammengestellt, um den Energiepegel anzuheben und vor Erschöpfung zu schützen:
- Delph (AK)
- Fringed Violet (Aus B)
- Leafless Orchid (Aus L)
- Lotos (Haii)

– Rose Gallica Officialis (Peg – nicht in der Enzyklopädie aufgeführt)
Nehmen Sie von jeder Essenz 2 Tropfen.

Beweise für die Wirkung der Essenzen

Manche Menschen behaupten, Blütenessenzen hätten nur eine Placebo-Wirkung, mit anderen Worten: Sie helfen, weil wir daran glauben.

Das erklärt jedoch nicht, warum Essenzen schon viele Male Tieren, Babys und Kleinkindern geholfen haben, die bestimmt nicht wissen, daß das Heilmittel ihre Beschwerden lindern soll.

Um die Placebo-Hypothese wissenschaftlich zu untersuchen, führte Dr. Michael Weisglas 1979 bei Bach Flower Remedies einen Doppelblindversuch durch. Weder er noch seine Versuchspersonen (die an Depressionen litten) wußten zunächst, wer eine Essenz und wer das Placebo eingenommen hatte. Die Ergebnisse belegten, daß jene, die die Arzneimischung bekommen hatten, sich besser fühlten, sich selbst besser verstanden und akzeptierten, mehr Humor besaßen und schöpferischer waren, während die Placebo-Gruppe keine wesentlichen Veränderungen bemerkte.

Dr. Weisglas schloß daraus, daß die Wirkung der Essenzen nicht davon abhängt, ob der Benutzer an sie glaubt.

Ich experimentiere seit mindestens fünf Jahren selbst mit vielen Blütenessenzen. Erst kürzlich habe ich sämtliche Bachblütenessenzen, die Orchideen vom Amazonas und die meisten kalifornischen Essenzen getestet, aber auch viele andere. Während meiner Seminare verabreiche ich gewöhnlich zehn Menschen eine ihnen unbekannte Essenz und bitte sie, ihre Wirkung zu beschreiben. Die Aussagen sind unweigerlich richtig!

Dr. Atul und Dr. Rupa Shah (Himalayan Aditi Flower Essences) kombinieren in ihrer Klinik in Delhi Blütenessenzen mit anderen natürlichen Therapien, zum Beispiel Homöopathie, Akupunktur, Aromatherapie und Kristalltherapie. Sie berichten von großen Erfolgen bei der Behandlung von Beschwerden aller Art, zum Beispiel bei geistiger Zurückgebliebenheit, Kindheitsproblemen, Tumoren, Unfruchtbarkeit, Schwangerschaftsproblemen, Arthritis und Störungen, deren Ursache Streß und Spannungen sind, etwa Reizdarm, Schlaflosigkeit und Bluthochdruck. Sie haben außerdem festgestellt, daß Blütenessenzen hervorragend geeignet sind, Süchte zu überwinden. Um ein objektives Urteil zu erhalten, bitten die Shahs oft andere Ärzte, den Zustand ihrer Patienten und die erzielten Fortschritte zu bewerten.

Ein neuer Forschungszweig befaßt sich mit den Veränderungen im Energiefeld des Körpers nach der Einnahme verschiedener Essenzen. Ich bat Harry Oldfield, mit seinem Elektroscanner (der die Aura fotografiert) zu untersuchen, was geschieht, wenn ich meinem Energiefeld bestimmte Blüten und ihre Essenzen zuführe. Wie sich zeigte, haben Blütenessenzen tatsächlich eine meßbare Wirkung. Weitere Forschungen auf diesem Gebiet dürften sich also lohnen.

– 9 –
Schluß

Die Medizin der Zukunft

Es ist Zeit, daß wir die Verantwortung für unsere Gesundheit selbst übernehmen. Das ist vielleicht die schwerste Lektion, die wir lernen müssen. Es ist eben viel einfacher, einer äußeren Ursache die Schuld an unserer schlechten Gesundheit und Unzufriedenheit zuzuschieben.

Wir fühlen uns so, wie wir leben, wie wir denken und handeln, wie wir auf andere Menschen und Ereignisse reagieren.

Wer immerzu ängstlich, reizbar, frustriert oder deprimiert ist, sollte diese Signale beachten und in sich hineinsehen, um die wahren Ursachen seiner Beschwerden zu finden.

Blütenessenzen helfen Ihnen, mehr über sich selbst herauszufinden und sich selbst besser zu verstehen, so daß Sie wieder die Verantwortung für Ihre Gesundheit, Ihr Glück und Ihre Erfüllung übernehmen können. Dadurch gewinnen Sie enorm an spiritueller Energie. Es ist schön zu wissen, daß Sie in der Lage sind, für sich selbst zu sorgen. Wenn Ihr Selbstvertrauen und Ihre innere Kraft zunehmen, haben Sie Ihr Leben und Ihr Schicksal besser in der Hand, und Sie fühlen sich tief im Inneren sicher, ohne auf andere angewiesen zu sein.

Auf der Suche nach innerer Harmonie wird uns bewußt, daß unser Wohlbefinden untrennbar mit dem Wohlbefinden der ganzen Natur verbunden ist. Wenn wir also nicht für unseren Planeten und alle lebenden Wesen sorgen und sie nicht respektieren, müssen wir die Folgen tragen. Wir können es uns nicht mehr leisten, uns selbst als getrennt von der Umwelt zu betrachten.

Als Rasse scheinen wir dieses Pflichtgefühl verloren zu haben.

Wir bedrohen die Existenz des Lebens auf Erden. Das World Conservation Centre in Cambridge, England, berichtete, daß von den 270 000 Pflanzenarten auf der Erde 41 000 bedroht sind. Allein in Großbritannien kämpfen 27 000 Blütenarten ums Überleben – das sind erstaunliche zehn Prozent der gesamten irdischen Population.

Überlebende einiger Naturvölker, zum Beispiel der Indianer und der australischen Ureinwohner, die seit langer Zeit in Harmonie mit der Natur leben, betrachten die Erde als Geschenk des Schöpfers, die wir hegen, pflegen und für künftige Generationen erhalten müssen. Indianer denken immer »sieben Generationen« voraus, bevor sie etwas tun, was den Lauf der Natur stören könnte. Die weisen Männer oder spirituellen Führer dieser Völker sind derart beunruhigt darüber, wie wir unseren Planeten behandeln, daß sie ihr Schweigen gebrochen haben und nun bereit sind, ihre Weisheit und ihr Wissen mit uns zu teilen.

Es war ein dramatisches Ereignis, als Alan Ereira 1988 in Kolumbien einen Dokumentarfilm drehte und dabei auf die verlorene Stadt Taironas und auf die Kogi stieß, die Nachfahren der einstigen Bewohner dieses erstaunlichen Ortes. Die Kogi-Priester, Mamas genannt, brachen ihr selbstauferlegtes vierhundertjähriges Schweigen und baten Ereira, eine Botschaft zu filmen, eine dringende Warnung, bei der es um die Zerstörung des Planeten ging: *»Ihr tötet die Erde, und wir müssen euch sagen, wie ihr damit aufhören könnt!«*

Die Kogi leben, verborgen in der Sierra Nevada de Santa Marta, im fernen Nordzipfel Kolumbiens. Sie nennen ihre Heimat »das Herz der Welt«. Man könnte die Sierra durchaus als Garten Eden beschreiben. Sie ist wie der Planet im Kleinformat und hat die gesamte Vielfalt von Landschaften und Klimata zu bieten. An ihrer üppigen karibischen Küste wachsen tropische Regenwälder, und es gibt hohe Berge und sogar einige Wüsten. Jedes Tier und jede Pflanze lebt in diesem äquatornahen Gebiet in einer ökologischen Nische.

Vor langer Zeit war die Sierra von den Taironas bewohnt. Diese Indianer kleideten sich in Gold und lebten in herrlichen Städten zwischen Feldern und Obstgärten. Die spanischen Eroberer rotteten sie im 16. Jahrhundert fast völlig aus. Einigen Überlebenden gelang es, hinauf in die Berge zu fliehen, wo sie sich, verborgen vor der übrigen Welt, niederließen. Die Kogi sind direkte Nachkommen dieser Menschen und ein lebender Beweis dafür, daß Harmonie mit der Natur weder unrealistisch noch überholt ist. Sie sind intelligent und empfindsam und tragen weiße Kleider. Sie gehen barfuß, um mit der Erde verbunden zu bleiben. Die westliche Gesellschaft betrachten sie als primitiv und ordinär, und uns nennen sie »jüngere Geschwister«.

Nach dem Schöpfungsmythos der Kogi war am Anfang die Mutter. Sie ist Geist, sie ist Wasser, sie ist die Kraft, die Dinge lebendig macht – sie ist Aluna. Die Mutter stellt sich vor alles, was möglich ist, alles, was sein kann.

Aluna gebar neun Töchter oder Welten, aber nur eine von ihnen konnte Leben hervorbringen – die Erde. Dann schuf sie Menschen, damit sie sich um die Erde kümmerten. Aber dann wurde der »jüngere Bruder« im Herzen der Welt erschaffen. Er war so gefährlich, daß er nicht unter den Kogi leben durfte; darum wurde ihm Wissen über Maschinen gegeben, und er zog weit weg übers Meer.

Die Kogi glauben, daß die ganze Welt sterben muß, wenn der jüngere Bruder ins Herz der Welt zurückkehrt.

In den letzten zwanzig Jahren sind die Kogi Zeugen dessen geworden, was sie für die Rückkehr des jüngeren Bruders halten. Sie haben Siedler in die Sierra kommen sehen, die sie zwangen, immer weiter hinauf auf die Berge zu gehen. Sie schauen zu, welche Verwüstungen diese Eindringlinge dem Land zufügen, indem sie Bäume fällen und die Erde aufwühlen. Das alles bestätigt ihre Überlieferung.

Die Kogi sehen sich selbst als ältere Brüder, als Hüter oder Gärtner der Erde, die für den Schutz der Natur verantwortlich sind. Die Philosophie der Harmonie ist die Grundlage ihres Tuns. Die Mamas der Kogi, die Priester, die Erleuchteten, arbeiten mit Aluna zusammen, um alles im Gleichgewicht zu halten. Sie betrachten sich als Wächter des Planeten mit der Aufgabe, die Spiritualität der Menschheit lebendig zu halten. Sie glauben, daß wir nicht nur unsere Gesundheit gefährden, wenn wir nicht in Harmonie mit uns selbst leben, sondern auch das Gleichgewicht der Welt. Wenn das geschieht, wird die Lebenskraft gefährlich, und man kann sie gar nicht mehr lenken. »Ihr werdet neue Krankheiten erleben, die ihr nicht heilen könnt«, sagen die Kogi. Sie wissen nichts über Aids oder BSE oder die anderen Krankheiten, an denen Menschen, Tiere und Pflanzen leiden; aber da sie Kontakt mit den tieferen Instinkten der Welt haben, wissen sie, daß neue Krankheiten entstehen.

Wir brauchen unsere Blicke nicht weit schweifen zu lassen, um zu erkennen, daß die Kogi die Wahrheit sagen. Überall auf der Welt verändert sich die natürliche Landschaft, und die Folgen sind schwerwiegend. Felder und Büsche, Wälder und Urwälder werden zerstört, um neue Häuser, Straßen und andere »Errungenschaften« zu bauen. Wir lassen diese Veränderungen zu, weil wir immer materialistischer werden. Jetzt müssen wir den Preis für unsere Gier bezahlen, und Streß und Unweltverschmutzung fordern ihren Tribut.

Vielleicht halten wir uns für machtlos angesichts der globalen Tragödie. Doch ebenso wie wir imstande sind, uns um das eigene Wohlbefinden zu kümmern, können wir auch wieder die Verantwortung für den Planeten übernehmen. Wenn ein Mensch seine Einstellung ändert und neue Lösungen für persönliche und globale Probleme zu sehen beginnt, löst er einen Dominoeffekt aus, einen Wandel im kollektiven Bewußtsein der übrigen Menschheit.

Die Kogi halten den Tod des Planeten nicht für unvermeidlich. Sie glauben, daß uns noch andere Möglichkeiten offenstehen.

Blütenessenzen wurden in einer Zeit wiederentdeckt, wo wir sie am dringendsten brauchten; denn die Zukunft unseres Planeten ist bedroht. Nur wenn wir an uns selbst erfahren, wie die Essenzen uns helfen, unsere Einstellungen zu ändern und unsere Kraft wiederzugewinnen, wissen wir den Wert und die Bedeutung unserer Umwelt wirklich zu schätzen.

Blütenessenzen helfen uns, das innere Gleichgewicht zu finden, indem sie unser Wohlbefinden fördern, obwohl heutzutage viele andere Methoden versagen. In dieser Hinsicht können sie die wahren Heilmittel der Zukunft sein.

Nützliche Anschriften

Clare G. Harvey
Middle Piccadilly Natural
Healing Centre
Holwell, nr. Sherborne
Dorset DT9 5LW, England
Tel.: (01963) 23468 u. 23774
Fax: (01963) 23764

The Hale Clinic
7 Park Crescent
London W1N 3HE, England
Tel.: (0171) 6373377
Clare liefert Blütenessenzen, steht für Beratungen zur Verfügung und gibt zweijährige Kurse für Ärzte und Therapeuten.

Europa

In Deutschland, Österreich und in der Schweiz erhalten Sie Bach-Blütenessenzen in den meisten Apotheken, in Österreich und in der Schweiz auch in Drogerien und anderen Läden.

Bach-Blüten
Bach Flower Remedies Ltd.
6 Suffolk Way
Abingdon
GB-Oxon OX14 5JX

Bailey Essences
7/8 Nelson Road
Ilkley
West Yorks. LS29 8HN,
England
Tel.: (01943) 432012
Fax: (01943) 432011

Findhorn Flower Essences
»Mercury«
Findhorn Bay
Findhorn, Forres
Morayshire IV36 0TY,
Scotland
Tel.: (01309) 690129
Fax: (01309) 690933

Green Man Tree Essences
2 Kerswell Cottages
Exminster
Exeter
Devon EX6 8AY, England
Tel.: (01392) 832005

Healing Herbs
The Flower Remedy
Programme
P.O.Box 65
Hereford HR2 OUW, England
Tel.: (01873) 890218
Fax: (01873) 890314

Diese Essenzen erhalten Sie in Deutschland in Apotheken, in Österreich und in der Schweiz auch in Drogerien und anderen Läden.

IUG (Ivan U. Ghyssaert) Kenya
Gem Realisations S.A.
Mont-de-Plain
C.P. 67
CH-1605 Chexbres
Tel.: (021) 9462390
Fax: (021) 9463230

IUG-Essenzen Deutschland
Isabell und Peter Schott-Ghyssaert
Heinrichstr. 27
40239 Düsseldorf
Tel./Fax: (0211) 628815

Korte Phi Essenzen
Hauptstr. 9
D-78267 Aach
Tel.: (07774) 7004
Fax: (07774) 7009

Laboratoire Deva Elixirs Floreaux
B.P.3
F-38880 Autrans
Tel.: 76953587
Fax: 76953702

Asien, Australien
Neuseeland

Aum Sanjeevini-
Himalaya-Blütenessenzen
Himalayan Aditi Flower
Essences
Complementary Medicine
Research Centre
15 (E), Jaybharat Society
3rd Road, Khar (W)
Bombay 400 052, Indien
Tel.: (0091-22) 6486819
Fax: (0091-22) 2862320

Australian Bush Flower
Essences
45 Booralie Rd., Terrey Hills
NSW 2084 Australia
Tel.: (0061-2) 9450-1388
Fax: (0061-2) 9450-2866

Living Essences of Australia
Box 355
Scarborough
Perth, W. Australia 6019,
Australien
Tel.: (0061-89) 4435600
Fax: (0061-89) 4435610

New Perception Flower
Essences
P.O. Box 60–127
Titirangi
Auckland 7, Neuseeland
Tel.: (0064-9) 8177775

USA und Kanada

Alaskan Flower Essences
Project
P.O. Box 1369
Homer, AK 99603, USA
Tel.: (907) 235-2188
Fax: (907) 235-2777

Aloha Flower Essences
P.O. Box 2319
Kealakekura, HI 96750, USA
Tel./Fax: (808) 3282529

Desert Alchemy
P.O. Box 44189
Tucson, AZ 85733, USA
Tel.: (520) 325-1545
Fax: (520) 325-8405

Flower Essence Services
P.O. Box 1769
Nevada City, CA 95959, USA
Tel.: (530) 2659163
Fax: (530) 2650584
Produzent und Lieferant der FES Quintessentials

Master's Flower Essences/Yoga Flower Remedies
14618 Tyler Foote Road
Nevada City, CA 95959, USA
Tel.: (530) 4787655
Fax: (530) 4787652

Pacific Essences
P.O. Box 8317
Victoria, V8W 3R9, Kanada
Tel.: (604) 348-5560
Fax: (604) 595-7700

Pegasus Products
P.O. Box 228
Boulder, CO 80306, USA
Tel.: 970-667-3019
Fax: 970-667-3624
Hier erhalten Sie auch die in diesem Buch erwähnten Pegasus-Edelsteinessenzen (Peg Gem).

Perelandra Inc.
Box 3603
Warrenton, VA 22186, USA
Tel.: (540) 9372153
Fax: (540) 9373360

Petite Fleur Essences Inc.
8524 Whispering Creek Trail
Fort Worth, Texas, USA
Tel.: (817) 2935410
Fax: (817) 2933213

Seminare über Blüten- und Edelsteinessenzen für Ärzte und Therapeuten

Australien

Living Essences of Australia
Box 355
Scarborough
Perth, W. Australia 6019, Australien
Tel.: (0061-89) 4435600
Fax: (0061-89) 4435610

Europa

Blütenessenzakademie
Homburger Landstr. 767
60437 Frankfurt/Main
Tel.: (069) 95000080
Fax: (069) 95000081
Vermittelt vor allem Spezialist(inn)en für die PHI-Blütenessenzen von Andreas Korte.

Beatrice Cäcilia Müller
Annette von Droste-Hülshoff-Weg 2a
88709 Meersburg
Tel.: (07532) 5007
Fax: (07532) 7009
Seminare und Beratung, Bach-Blüten, Australische Bush-Blüten, Kalifornische Blüten, TCM.

Janis Jaye Olszewska
Kiefernweg 7
72555 Metzingen
Tel.: (07123) 42715
Perelandra

Christine Kellenberger
Platz 234
CH-9432 Platz-Walzenhausen
Tel.: (071) 8885792
Fax: (071) 8885705
Bach-Blüten, kalifornische Blüten

Renate Ziegler
Alte Dorfstr. 3a
22397 Hamburg
Tel.: (040) 6054248

Healing Herbs – The Flower Remedy Programme
P.O. Box 65
Hereford HR2 0UW, England
Tel.: (01873) 890218
Fax: (01873) 890314

Middle Piccadilly Natural Healing Centre
Holwell, nr. Sherborne
Dorset DT9 5LW, England
Tel.: (01963) 23468 u. 23774
Fax: (01963) 23764

Marion Bielby
17 Bristol Road
Auguston
Ilkeston, Derbyshire DE7 5HZ, England
Tel.: (01159) 323373

Anne Mari Clarke
61 Granville Road
Limpsfield
Oxted, Surrey RH8 0BY, England
Tel.: (01883) 715977

Margaret Gallier
19 Maxwell Drive
Hazelmere, Bucks, HP15 7BX, England
Tel.: (01491) 715745

Christine Parr
30 Glencoe Road
Bushey, Herts. WD2 3DS, England
Tel.: (0181) 9305851

Sue Sem
31 Burr Close
London E1, England
Tel.: (01705) 462250

Gail Shaw
93 Station Road
Hayling, Islands, Hants. PQ 11 QEE, England
Tel.: (01705) 462250

Qi-Gong-Schule
Flat 315 Dawson Place
London W2 4TM, England
Tel.: (0171) 229-7187

Erik Pelham
Kirlian-Fotograf und Deva-Analytiker
Cooks Farm, Tothill
Alford, Lincs. LN13 0NJ, England
Tel.: (01507) 450382

USA und Kanada

Alaskan Flower Essence Project
P.O. Box 1369
Homer, AK 99603, USA
Tel.: (907) 2352188
Fax: (907) 2352777

Flower Essence Society
P.O. Box 459
Nevada City, CA 95959, USA
Tel.: (530) 2659163
Fax: (530) 2650584

Master's Flower Essences/Yoga Flower Remedies
14618 Tyler Foote Road
Nevada City, CA 95959, USA
Ausbildungs- und Forschungsinstitut, bietet Fernkurse an.

Perelandra Inc.
Box 3603
Warrenton, VA 22186, USA
Tel.: (540) 9372153
Fax: (540) 93723360
Zweijährige Ausbildung

Berufsorganisationen

The British Complementary Medicine Association (BCMA)
The Administrator
St. Charles Hospital
Exmoor Street
London W10 6DZ, England
Tel.: (0181) 9641206
Eine Organisation für ergänzende Medizin

The International Federation for Vibrational Medicine (IFVM)
Middle Piccadilly
Holwell nr. Sherborne
Dorset DT9 5LW, England
Tel.: (01963) 23774
Fax: (01963) 250031

Bezugsquellen Deutschland, Österreich und Schweiz

Blütenessenzen Rita Bitterli
Postfach 254
Dorfplatz 4
CH-4654 Lostorf
Tel.: (062) 2982024
Fax: (062) 2982881
Essenzen aus aller Welt

Chrüter-Drogerie Egger
Unterstadt 28
CH-8200 Schaffhausen
Tel.: (004152) 6245030
Fax: (004151) 6246457
Blütenessenzen und Edelsteinelixiere aus aller Welt

Brigitte Fuhrt
Birkenstr. 27
D-85567 Grafing
Tel.: (08092) 31377
Fax: (08092) 88176
Bach-Blüten

Christine Kellenberger
Platz 234
CH-9432 Platz-Walzenhausen
Tel.: (004171) 8885792
Fax: (004171) 8885705
Bach-Blüten, nordamerikanische Essenzen

LF-Naturprodukte
Treenering 105
D-24852 Eggebek
Tel.: (04609) 91020
Fax: (04609) 910234
Internet: www.lfnatur.com
Email: services@lfnatur.com
Blütenessenzen und Edelstein-elixiere aus aller Welt

Mandala
Mag.-Eduard-Angerer-Weg 72
A-6380 St. Johann/Tirol
Tel.: (05352) 61053
Fax: (05352) 61054
Diverse Essenzen

Gabriele Mulle
Institut für Blütentherapie
Grünmarkt 16
A-4400 Steyr
Tel.: (07252) 42679
Fax: (07252) 41822
Blütenessenzen und Edelstein-elixiere aus aller Welt

Naturwaren Stocker
Gutenberggasse 17
A-1070 Wien
Tel./Fax: (01) 5230330

Niemitz-Apotheke
Frau und Herr Popella
Georgsplatz 16
D-20099 Hamburg
Tel.: (040) 324223
Fax: (040) 336503
Bach-Blüten, Perelandra; auch Blütenessenzberatung

S.C.C.I. Société de Conseil Commercial International S.A.R.L.
B.P.75 Cedex
F-67162 Wissembourg
Info-Tel. für BRD:
(07225) 77420
Info-Fax aus BRD:
(0033) 88542509

Empfohlene Literatur

Deutsche Titel (z. T. vergriffen)

Dirk Albrodt, Gesund durch Blütenessenzen, Handbuch Kalifornischer Blütenbehandlung, Chieming: Laredo

Edward Bach, Gesammelte Werke. Von der Homöopathie zur Bach-Blütentherapie, Grafing: Aquamarin ³1991

Edward Bach, Blumen, die durch die Seele heilen, München: Hugendubel 1980

Edward Bach, Heile dich selbst: die 38 Bachblüten, München: Goldmann 1998

Julian Barnard, Blüten für die Seele, Wessobrunn: Integral 1987

Julian und Martine Barnard, Das Bach-Blüten-Wunder, München: Heyne 1989

Götz Blome, Mit Blumen heilen, Freiburg: Bauer ⁷1996

David Bohm, Die implizite Ordnung, München: Goldmann 1987

Barbara Ann Brennan, Lichtarbeit, München: Goldmann 1993

Philip Chancellor, Großes Handbuch der Bach-Blüten; Grafing: Aquamarin ²1992

Peter Damian, Astrologie und Bach-Blüten, Grafing: Aquamarin ⁵1993

Patricia Davies, Aromatherapie und Chakren, München: Droemer/Knaur 1993

Patricia Davies, Aromatherapie von A–Z, München: Droemer/Knaur 1990

Larry Dossey, Wahre Gesundheit finden, München: Droemer/Knaur 1991

Nevill und Susan Drury, Handbuch der heilenden Öle, Aromen und Essenzen, Aitrang: Windpferd 1989
Jane Dye, Aromatherapie für Mutter und Kind, Aarau: AT Verlag 1995
René M. Gattefossé, Gattefossés Aromatherapie, Aarau: AT Verlag 1994
Monnica Hackl, Bach-Blütentherapie für Homöopathen, Stuttgart: Sonntag [2]1993
Stephen W. Hawking, Eine kurze Geschichte der Zeit, Reinbek: Rowohlt 1991
Beate Helm, Die Heilkräfte der kalifornischen Blütenessenzen, Grafing: Aquamarin 1990
Patricia Kaminski und Richard Katz, Blütenessenzen-Repertorium, Chieming: Laredo 1991
Patricia Kaminski und Richard Katz, Handbuch der kalifornischen und englischen Blütenessenzen, Aarau: AT Verlag 1996
Andreas Korte et al., Orchideen, Edelsteine und ihre heilenden Energien, Freiburg: Bauer [2]1995
Julia Lawless, Illustrierte Enzyklopädie der Aromaöle, Bern/München: Scherz 1996
Jacob Liberman, Die heilende Kraft des Lichts, Bern/München: Scherz 1995
Ilse Maly, Bach-Blüten als Chance und Hilfe, Salzburg: Maly 1991
Sue Minter, Der heilende Garten, Köln: DuMont 1995
Hiroshi Motoyama, Chakra-Physiologie, Freiburg: Aurum 1980
Danièle Ryman, Heilen mit Aroma-Ölen, München: Droemer/Knaur 1993
Mechthild Scheffer, Bach-Blütentherapie. Theorie und Praxis, München: Hugendubel [26]1996
Gregory Vlamis, Heilende Energien der Bachblüten, Grafing: Aquamarin [2]1989
Nora Weeks, Edward Bach, Entdecker der Bach-Blütentherapie, München: Hugendubel 1988
Ian White, Die australischen Busch-Blütenessenzen, Chieming: Laredo 1994
M. Small Wright, Perelandra-Blütenessenzen, München: Droemer/Knaur 1990

Englische Titel (keine deutsche Ausgabe bekannt)

Jillie Collings, The Ordinary Person's Guide to Extraordinary Health (Aurum Press, 1993)

John und Farida Davidson, Harmony of Science and Nature (Wholistic Research Company, 1986)

Richard Gerber, Vibrational Medicine (Bear and Co., 1988)

Kate Greenaway, Language of Flowers (F. Warne, 1977)

Eliana Harvey und Mary Jane Oatley, Akupressure – Shen Tao (Hodder & Stoughton, 1994)

Liz Hodgkinson, Reincarnation – The Evidence (Piatkus, 1989)

Steve Johnson, Flower Esssences of Alaska (Alaskan Flower Essence Project, 1992)

Anodea Judith, Wheels of Light (Llewellyn, 1987)

Cynthia Athina Kemp, Cactus and Company – Patterns and Quality of Desert Alchemy Flower Essences (Desert Alchemy, 1993)

Harry Oldfield und Roger Coghill, The Dark Side of the Brain (Element Books, 1988)

Sabina Pettitt, Energy Medicine – Pacific Flower and Sea Essences (Pacific Essences, 1993)

A Practitioner's Research Guide to Hawaiian Tropical Flower Essences (Aloha Essences, 1993)

Rupa und Atul Shah, Aditi Himalaya Essences (Aditi, 1993)

Rudolf Steiner, Cosmic Memory: Atlantis and Lemuria (Harper & Row, 1981)

Ruth White, Working with your Chakras (Piatkus, 1993)

Christine Wildwood, Flower Remedies for Women (Thorsons, 1994)

Wichtiger Hinweis

Die Blütenessenzen-Methode ist ein Weg zur Selbstharmonisierung der Persönlichkeit. Sie eröffnet die Möglichkeit, selbst gegen unerwünschte Gemütsstimmungen, wie beispielsweise Verzagtheit, Beeinflußbarkeit oder Unsicherheit, die ihre Ursachen in charakterlichen Unzulänglichkeiten haben, vorzugehen. Die Blütenessenzen entfalten ihre Wirkung also im seelischen Bereich. Mit der Heilung oder Linderung körperlicher Beschwerden kann die Blütenessenzen-Methode nur bedingt in Zusammenhang gebracht werden. Wenn in dem vorliegenden Buch in der Medizin gebräuchliche Begriffe wie beispielsweise Heilung, Therapie, Patient oder Diagnose verwendet werden, so ist dies nicht im Sinne der Schulmedizin, sondern vorrangig im auf den seelischen Bereich übertragenen Sinn zu verstehen.